エナメル質・象牙質・補綴物の
プロフェッショナルケア
歯面研磨から歯面修復へのパラダイムシフト

加藤正治 著

クインテッセンス出版株式会社　2010

Tokyo, Berlin, Chicago, London, Paris, Barcelona, Istanbul, Milano, São Paulo, Moscow, Prague, Warsaw, New Delhi, Beijing, and Bukarest

クインテッセンス出版の書籍・雑誌は，歯学書専用
通販サイト『歯学書.COM』にてご購入いただけます．

PCからのアクセスは…

歯学書　検索

携帯電話からのアクセスは…
QRコードからモバイルサイトへ

推薦の辞

　PMTC、すなわちProfessional Mechanical Tooth Cleaningがわが国に紹介され、歯科医・歯科衛生士のあいだに急速に普及したのは1990年代のことである。以来、専門家による機械的な歯面清掃は多くの歯科医院でメインテナンスの手段として定着し、その効用を疑う者はほとんどいない。本書の著者である加藤正治先生は、この常識に疑問を抱き、臨床の結果を顕微鏡下で根気強く観察するとともに、"歯面修復"という大胆な発想で歯磨剤メーカーの全面的協力をも引き出して、これまでにない新しいプロフェッショナルケアの方法を確立・実践してこられた。その全容をまとめた本書が上梓されることは、加藤先生の卒後8年間をともに過ごさせていただいた者にとって、このうえない喜びである。

　加藤先生が私の医院に勤務された1990年は、接着歯学が臨床に定着してさまざまな形で花開きつつある時期であった。私の医院では早くから接着を臨床に取り入れるだけでなく、象牙質への接着強さと耐久性の向上を目指した臨床研究にも力を入れていたが、加藤先生にお手伝いいただくようになってからは、補綴修復におけるトラブルの原因究明とその対策をはじめ、いくつもの研究の遂行に中心的な役割を担っていただいた。医院の研究スタッフがこぞって眼を輝かせ、文字どおり寝食を忘れて取り組んでくれたのも、加藤先生の人柄と探究心に負うところが大きかった。その成果は、歯科臨床の現場に流布されている多くの"常識の嘘"を喝破し、補綴修復におけるトラブルの原因の多くが細菌と咬合力に起因することを示した『補綴修復イノベーション―細菌と咬合力を重視した生物学的アプローチ―』（柏田聰明・加藤正治・森田誠／著）に結実したが、この書籍を世に問うことができたのも、加藤先生のがんばりがあったからこそと感謝している。

　このたびの加藤先生の著書では、「患者まかせのセルフケアからセルフケアをコントロールするプロフェッショナルケアへ」「歯面研磨から歯面修復へ」「初期う蝕には高濃度フッ化物を塗布からナノケアの応用へ」等々、多くの"発想の転換"の必要性が語られている。そのいずれもが、いわば"常識の嘘"に対する新たなエビデンスに基づく挑戦である。サブタイトルにある「パラダイムシフト」は、科学史家トーマス・クーンが『科学革命の構造』で提唱した概念で、ある集団に共有されている思考の枠組みが別の枠組みにとって代わられることをいうが、かつて加藤先生とともに臨床研究で追求したことが、まさにこれであったと思う。校正刷りを読ませていただき、それを独自のより広いフィールドで展開されていることを知り、目頭が熱くなった。

　一律的なPMTCから、的確な診断に基づくパーソナライズド・プロフェッショナルケアへの転換の勧めと、その具体的な方法を記した本書は、予防・治療に携わるすべての歯科医療関係者必読の書となるであろう。読者の方々には、じっくりと読み、ご自身の臨床に積極的に取り入れていただくことを願っている。

2010年6月
柏田聰明
恵愛歯科／東京医科歯科大学臨床教授

はじめに

　筆者が自院を開設した1998年は、大きな予防の研究会が設立され、まさに予防時代の幕開けであった。そして多くの人が、これからの歯科は予防中心に発展すると予感した。たしかにこの間、一定の成果が得られ、「予防をやっている」のは当たりまえというほどまでに予防分野は普及した。しかし十数年の歳月が経過した現在、真に「予防できている」といえる医療機関はどのくらいあるだろうか。

　時を同じくして急速に広まった「PMTC」と「メンテナンス」は、目新しいことばとともに予防の代名詞のように浸透していったが、その誤った解釈により、歯面研磨のマイナス面が多々浮き彫りになってきたことも事実である。時代はマニュアル化社会・マニュアル世代であるという世相を反映してか、本来医療としてあるべき方向性とは裏腹に、考える手間が省かれた画一的な手法によって、健康とは正反対の方向へ導かれている現場も数多く存在している。たまたま筆者は大学の理工学教室在籍中に、接着試験片の作製にあたり牛歯を粗研磨から鏡面研磨まで確実に仕上げていく工程を何度も経験していた。そのときの感覚からすると、繰り返し行われる安易な「PMTC」や「メンテナンス」には疑問を抱かざるを得ないのである。マニュアルだけに則った仕事はそれ以下にはならないが、それ以上にもならない。発展は期待できないのである。そこで本書は、「よく観察すること」、「考えや発想を研究で確かめること」、「研究成果を臨床にフィードバックすること」を意識した構成にした。

　筆者が開業医でありながら臨床研究の一端に携わることができたのは、8年半ものあいだ勤務医としてお世話になった東京医科歯科大学臨床教授であられる柏田聰明先生のおかげである。臨床の魅力と物事に対する考えかたや本質の追究のしかたを教えていただき、今の自分の臨床に対する姿勢の基盤を築いてくださった。やがて開業して気がつくと、学び得た臨床研究の手法を再び実践している自分がいた。幸い開業後まもなく、優秀で好奇心旺盛なスタッフにも恵まれた。なかでも歯科技工士であり歯科衛生士でもある相澤真奈美氏には多くの発想とアイデアをいただき、率先して実験計画を立てて研究を進めてもらう傍ら、協力企業との外交面でも活躍いただいた。スタッフとともに常に進化しながら医院を築いてきた結果が、この1冊の書籍になったといっても過言ではない。

　サブタイトルに注目していただきたい。本書はこれまでのプロフェッショナルケアの成書とはまったく異なる視点で取り組んだものである。数々の発想の転換により、「歯面はこんなに表情が変わる」ということを伝えたい一心で、執筆を進めてきたものである。本書を手に取られた方々が、プロケアのあらたな魅力を感じ、パラダイムシフトによりこれからの予防のありかたを考えるきっかけにしていただけたら幸いである。

加藤正治
高輪歯科DCC

CONTENTS

序　Personalized Professional Care を目指して

　　時代は健康志向・健康支援型歯科医院へ …………………………………………………… 12
　　Personalized Professional Care への転換 ……………………………………………… 12
　　患者の個性を特徴づける要素 ………………………………………………………………… 13
　　本書の目指すプロケアとは …………………………………………………………………… 14
　　　　本書に登場する"顕微鏡"を理解する　15　／　本書に登場する"サイズ"を理解する　16

第1部　プロケアのターゲットを探る

Chapter 1　エナメル質の表面観察 …………………………………………………………… 20
　　バイオフィルム下の状況を知る ……………………………………………………………… 20
　　ナノサイズで見る汚染物質＆バイオフィルム付着部のエナメル質 ……………………… 21
　　臨床的な視点で見る脱灰病変 ………………………………………………………………… 23
　　脱灰病変は春先の雪のごとくナイーブである ……………………………………………… 24
　　研磨によるエナメル質のダメージ …………………………………………………………… 26
　　エナメル質表面に沈着したステイン ………………………………………………………… 27

Chapter 2　象牙質の表面観察 ………………………………………………………………… 28
　　臨床的視点で見る根面う蝕 …………………………………………………………………… 28
　　インスツルメンテーションによる象牙質のダメージ ……………………………………… 29
　　臨床的視点で見る知覚過敏 …………………………………………………………………… 30
　　臨床的視点で見るステイン沈着 ……………………………………………………………… 30

Chapter 3　補綴物の表面に見られるプロケア・セルフケアの弊害 ……………………… 31
　　メタル材料表面に見られるプロケア・セルフケアの弊害 ………………………………… 31
　　セラミックス材料表面に見られるプロケア・セルフケアの弊害 ………………………… 33
　　レジン系材料表面に見られるプロケア・セルフケアの弊害 ……………………………… 35
　　義歯表面に見られるプロケア・セルフケアの弊害 ………………………………………… 37

CONTENTS

第2部　ケアペーストを実感する

Chapter 1　歯磨剤を知る …… 40
　セルフケアはプロケアでコントロールする …… 40
　歯磨剤の研磨力を把握する──清掃力を考える …… 41
　歯磨剤の院内処方がセルフケアコントロールのカギ …… 43
　院内処方の観点から考えるセルフケア時の歯磨剤の位置づけ …… 44

Chapter 2　PMTCペーストを知る …… 46
　位相差顕微鏡に見るPMTCペースト内の研磨材 …… 46
　PMTCペーストの研磨力を見る …… 50
　　アルミ板簡易テストにて相対的な比較も可能　52

Chapter 3　研磨面に見るプロケアとセルフケアの連携 …… 54
　セルフケアペーストを位相差顕微鏡で見てみると… …… 54
　位相差顕微鏡で見るプロケア＆セルフケア後の研磨面 …… 55

第3部　エナメル質のプロケア・新コンセプト

Chapter 1　過度な歯面研磨がもたらすエナメル質表面へのダメージ …… 58
　研磨によってエナメル質表面はどれだけのダメージを受けるか …… 58
　エナメル質表面についた傷の修復 …… 60

Chapter 2　ナノケア　─歯面研磨から歯面修復へのパラダイムシフト─ …… 62
　研磨から修復、除去からつきにくく、落としやすく …… 62
　エナメル質表面性状の改善 …… 63
　初期う蝕病変の再石灰化の促進 …… 66
　　Evidence　ナノ粒子ハイドロキシアパタイト再石灰化効果　66

Chapter 3　エナメル質へのナノケアの臨床応用　─応用ステップとマテリアル─ …… 68
　STEP 1　歯面へのダメージを最小に抑えた清掃 …… 71
　STEP 2　歯面に付着した有機質の完全な除去・殺菌と酸の中和 …… 74
　STEP 3　歯面にナノレベルのリン酸カルシウム製剤の供給 …… 75
　STEP 4　ミネラルの供給をより確実にするPOs-Ca配合ガムの活用 …… 77
　リン酸カルシウム製剤使用時の注意点 …… 80
　　ナノケア臨床応用までの経緯　70　／　デンタルフロスの使用時に考慮したい隣接面の微小なう窩　73

Chapter 4　エナメル質への臨床応用例①　傷ついたエナメル質へのアプローチ …… 81
　Case 1　エナメル質の傷の修復 …… 81

CONTENTS

Chapter 5　エナメル質への臨床応用例②　初期脱灰病変へのアプローチ ……… 83
　白濁の種類を見極める ……… 83
　Case 2　ブラキシズムを伴う清掃不良による脱灰への対応 ……… 84
　Case 3　清掃不良による萌出期の白濁への対応① ……… 86
　Case 4　清掃不良による萌出期の白濁への対応② ……… 88
　　　幼若永久歯の白濁は特別扱いを！　89

Chapter 6　エナメル質への臨床応用例③　ステインへのアプローチ ……… 90
　「ついたら落とす」から「つきにくくする」への発想の転換 ……… 90
　タバコ由来のステインの厚みを減じる方法 ……… 91
　Case 5　PMTCによるステイン除去とナノケアによる対応の比較 ……… 93
　Case 6　食物由来のステイン沈着への対応 ……… 95
　Case 7　叢生によるステイン沈着への対応① ……… 97
　Case 8　叢生によるステイン沈着への対応② ……… 98
　Case 9　先天的に歯面の凹凸・粗造感が大きい歯面への対応 ……… 99
　Case 10　喫煙による強固な舌側ステイン沈着への対応 ……… 100
　Case 11　除去できないステイン ……… 101

Chapter 7　エナメル質への臨床応用例④　ディボンディング後の対応 ……… 102
　ディボンディング後に行うナノケアによるエナメル質のケア ……… 102
　Case 12　矯正治療後のディボンディング歯面への対応 ……… 103
　Case 13　ディボンディング後のセメント残留歯面への対応① ……… 105
　Case 14　ディボンディング後のセメント残留歯面への対応② ……… 106

Chapter 8　エナメル質への臨床応用例⑤　ホワイトニング治療への応用 ……… 107
　ホワイトニング治療に応用するナノケアによるエナメル質のケア ……… 107
　Case 15　ホワイトニング後の対応① ……… 109
　Case 16　ホワイトニング後の対応② ……… 111

Chapter 9　エナメル質のプロケア　掲載Case別　セルフケア処方一覧 ……… 112

第4部　象牙質のプロケア・新コンセプト

Chapter 1　露出根面のプロフェッショナルケアの考えかた ……… 120
　露出根面のプロフェッショナルケアのコンセプト ……… 120
　象牙質とエナメル質の違いを理解することが大切 ……… 120

Chapter 2　露出根面へのナノケア　―象牙質のエナメル質化― ……… 122
　ナノケアによる象牙細管の封鎖とその効果の検証 ……… 122

知覚過敏症への対応 ……………………………………………………………………………… 127
　　POs-Ca 配合ガムによる象牙質再石灰化の促進 ………………………………………………… 127

Chapter 3　露出根面へのナノケアの臨床応用ステップ ……………………………………… 128

Chapter 4　象牙質への臨床応用例①　ステインの沈着抑制 ……………………………… 130
　　Case 1　ステイン沈着抑制 ……………………………………………………………………… 130

Chapter 5　象牙質への臨床応用例②　バイオフィルム付着抑制・根面う蝕予防 ………… 131
　　Case 2　歯頸部根面う蝕への対応 ……………………………………………………………… 131
　　Case 3　歯周治療中および治療後の根面う蝕への対応（前歯部隣接面） ………………… 132
　　Case 4　歯周治療後の根面う蝕への対応（大臼歯部隣接面〜根分岐部） ………………… 134

Chapter 6　象牙質への臨床応用例③　知覚過敏症への対応 ……………………………… 136
　　Case 5　上顎小臼歯（頬側歯頸部）の知覚過敏症への対応 ………………………………… 136
　　Case 6　歯周治療後の上顎前歯知覚過敏症への対応 ………………………………………… 138
　　Case 7　下顎大臼歯歯頸部の知覚過敏症への対応 …………………………………………… 139

Chapter 7　象牙質のプロケア　掲載 Case 別　セルフケア処方一覧 ……………………… 140

第5部　補綴物の非侵襲的プロケア

Chapter 1　補綴物の PMTC は必要か？ ………………………………………………………… 146

Chapter 2　検証　チタンに与えるプロケアの影響 …………………………………………… 147
　　プロケアによるチタンへの傷 …………………………………………………………………… 147
　　チタンへのフッ化物の影響 ……………………………………………………………………… 150

Chapter 3　検証　メタルに与えるプロケアの影響 …………………………………………… 152
　　噴射式歯面清掃器がメタルに与えるダメージ ………………………………………………… 152
　　SPM 観察から考察するメタルへの影響 ………………………………………………………… 153

Chapter 4　検証　セラミックス材料に与えるプロケアの影響 ……………………………… 156
　　プロケアによるセラミックス破損の可能性 …………………………………………………… 156
　　プロケアによるツヤの消失 ……………………………………………………………………… 156

Chapter 5　検証　レジン系材料へのプロケアの影響 ………………………………………… 158
　　コンポジット系材料の組成と研磨 ……………………………………………………………… 158

CONTENTS

  不用意な研磨はプラーク・バイオフィルムの付着を助長する …………………………… 160

Chapter 6　補綴物の非侵襲的プロケアの実際 ……………………………………………………… 164
  補綴物にやさしい清掃方法とは ……………………………………………………………… 164
  振動エアスケーラー用ソニックブラシによる低侵襲な清掃法 …………………………… 165
  義歯のプロケアでは、音波歯ブラシを積極的に活用する ………………………………… 167
  補綴物の隣接面にはマイクロファイバーフロスを使用する ……………………………… 167
  セルフケア時の歯磨剤選択が補綴物に与える影響 ………………………………………… 168
  プロケアとしてセルフケア時の歯磨剤をコントロールする必要性 ……………………… 169
  Case 1　ハイブリッドセラミックスへの低侵襲な PTC 実施例 …………………………… 172
  Case 2　口腔内でのハイブリッドセラミックス再研磨症例 ……………………………… 173
  Case 3　口腔内でのオールセラミックス再研磨症例 ……………………………………… 174

第6部　細菌をターゲットとしたメンテナンスの実践

Chapter 1　細菌叢の動向をメンテナンスに活かす ………………………………………………… 178
  細菌をターゲットとしたメンテナンス ……………………………………………………… 178
  細菌叢の変化を指標にする …………………………………………………………………… 178
  過度な咬合負担のコントロールも細菌叢の好転に寄与する ……………………………… 179
  参考症例 1　細菌叢の変化を指標に行ったメンテナンス症例 …………………………… 180
  参考症例 2　位相差顕微鏡で原虫が確認された患者への対応症例 ……………………… 181
  参考症例 3　ブラキシズムを伴う歯周疾患への対応症例 ………………………………… 182

Chapter 2　ナノ粒子ハイドロキシアパタイト製剤の除菌効果の応用 …………………………… 183
  う蝕細菌（レンサ球菌）に対する nanoHAP の吸着効果 ………………………………… 183
  歯周病関連細菌に対する nanoHAP の吸着効果 …………………………………………… 185

Chapter 3　nanoHAP とドラッグリテーナーを活用したプロケア＆セルフケアの実践 ……… 186
  プロケアとセルフケアにドラッグリテーナーをプラスする ……………………………… 186
  Case 1　歯周治療後のインプラント・アタッチメント義歯装着患者への応用 ………… 187
  Case 2　セラミックスジャケットクラウン装着患者への応用 …………………………… 189
  Case 3　歯周治療後の前歯叢生を伴うインプラント装着症例への応用 ………………… 190

Chapter 4　メンテナンスにおけるナノケア　掲載 Case 別　セルフケア処方一覧 ………… 192

付録
Supplement 1　ナノケアに関する FAQ ………………………………………………………… 196
Supplement 2　索引＆逆引き索引 ……………………………………………………………… 198

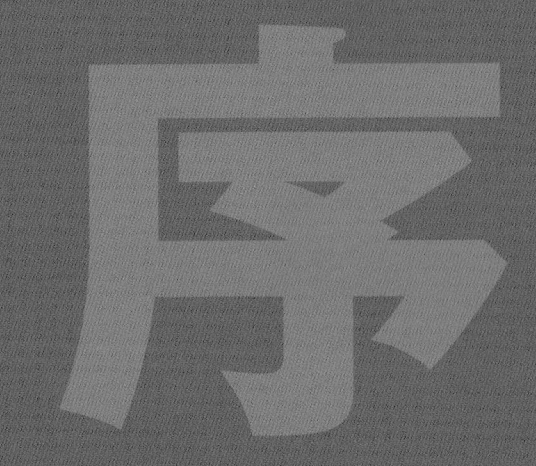

序
Personalized Professional Care を目指して

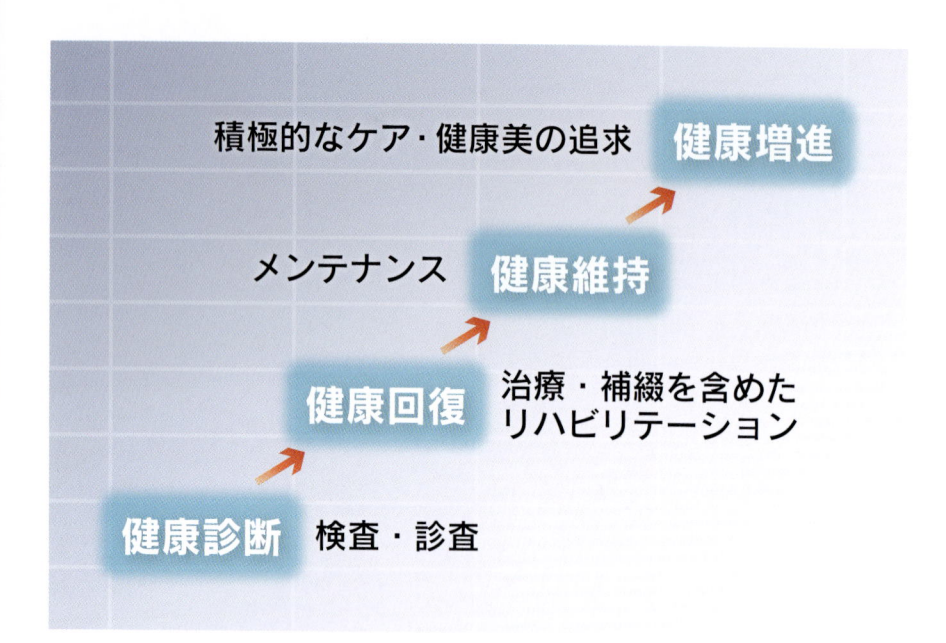

図1 健康志向・健康支援型歯科医院のイメージ。従来のメンテナンス（健康維持）から、より積極的なケアによる健康増進が、今後求められる歯科医療のありかたではないだろうか。

時代は健康志向・健康支援型歯科医院へ

　従来の歯科治療においては、患者は治療を希望して来院し、治療が終了したら患者との関係も終了、という単純な図式であった。しかし、予防の重要性が説かれ、"健康"に対する価値が高まってきた現在では、歯科医院の役割も変化してきている。

　"健康"をキーワードに、現在の歯科医院のありかたをイメージすると、図1のように表わされるであろう。これは健康志向・健康支援型の歯科医院である。

　健康診断にあたる部分は、臨床検査が当てはまるであろう。検査の結果、治療が必要になった際は、健康回復のステージになり、ここには治療と補綴を含めたリハビリテーションが当てはまる。そして、健康を取り戻した後の健康を維持するために必要なステージが、メンテナンスに相当する部分である。

　しかし、今後歯科領域に求められるものは、ゼロからマイナスにならないようにするイメージであるいわゆる維持に留まらず、目標を徐々に高く定め、現状より望ましい状態を獲得していく健康増進のステージであろう。このステージは、積極的なケアプランを実践することで実現可能であると筆者は考えている。

Personalized Professional Care への転換

　近年、オーダーメイド医療という言葉が浸透し、歯科においても個々の口腔に応じたオーダーメイドのプロフェッショナルケア（以後、プロケアと略）が提唱されるようになってきた。しかし現実には、どの患者に対しても同じ内容のケアを毎回繰り返している現場も少なくない。

　たとえば、これまでプロケアやメンテナンスといえば、
・どのように汚れを落とすか
・傷をつけないようにするにはどうしたらよいか
が話題の中心であった。しかし予防の隆盛とともに広がった安易なPMTCによって、患者の口腔内は私たちの想像以上にダメージを受けている事実を認識しているであろうか。器材の選択肢も広がったことから、PMTCの臨床応用の際には十分な知識と的確な手法を持ち合わせる必要があるが、現実ではさまざまな材料に対して毎回マニュアル化された画一的なPMTCを繰り返すだけであり、健康を保証できるだけのプロケアは実践されていない。むしろ、インスツルメントは凶器となり、健康とは逆の方向へ導いているかもしれない。いいかえれば、プロとして、天然歯や人工材料に対する正しい理解をよりいっそう深めなければならない時代である。

　そもそもオーダーメイド医療とは、Personalized Medicineと表わされ、「個性に応じた個別対応の医療」を意味している。今日の歯科医療においても、さまざまな視点で患者の個性を踏まえた歯科医療を提案していく必要があることから、あえてオーダーメイドではなくパーソナライズドを意識したプロフェッショナルケア（Personalized Professional Care）を実践していきたいと筆者は考えている。

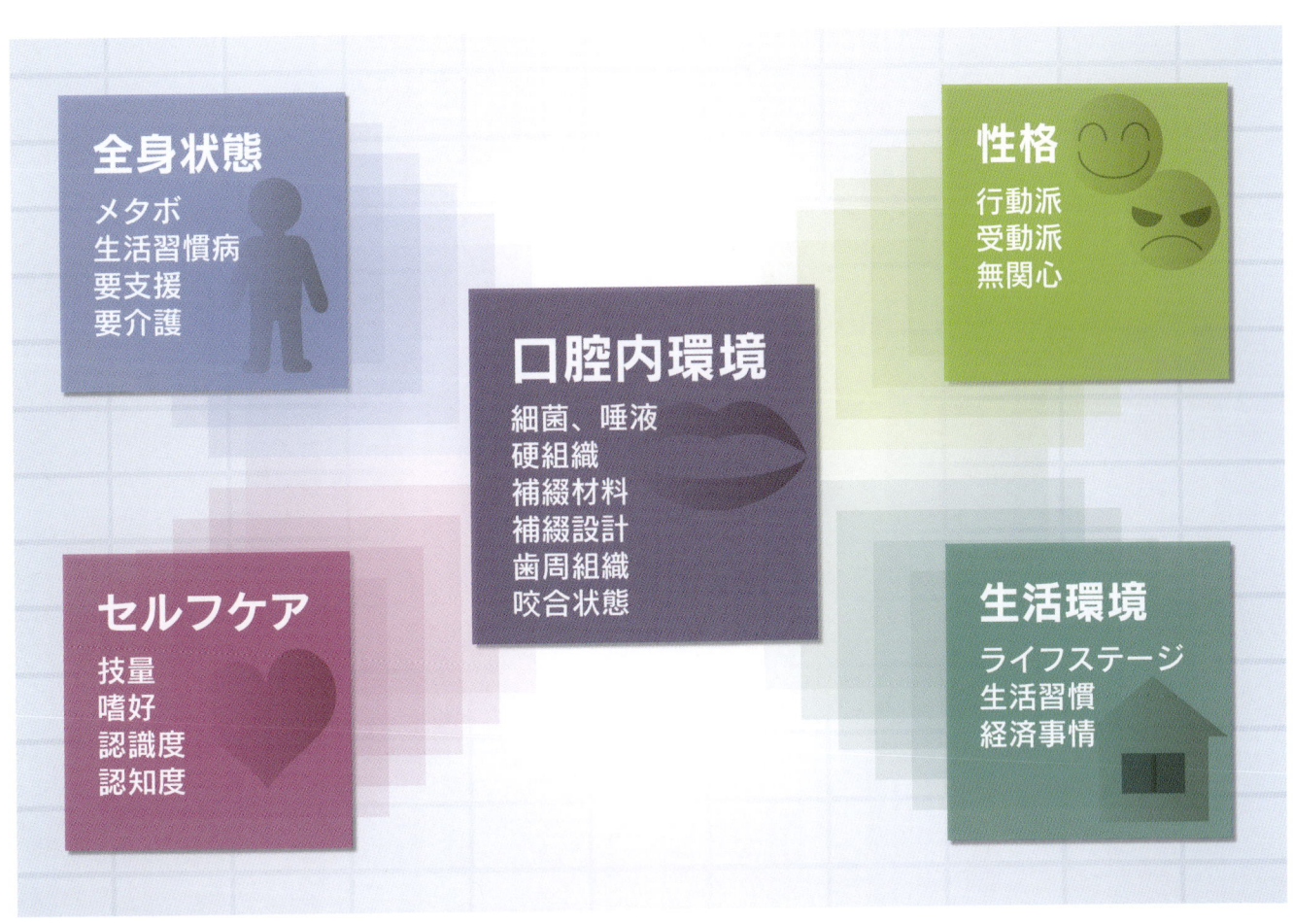

図2 患者の個性を特徴づける主な要素。診療室で把握できる口腔内環境の背景には、全身状態や生活環境も個性を特徴づける大きな要素である。セルフケアの状況や性格なども、プロケアを組み立てるうえで重要な要素となる。

患者の個性を特徴づける要素

　パーソナライズドと表されるように、患者の個性を特徴づける要素としては図2に示すようなものがある。
　まず第一に全身状態である。最近ではメタボリックシンドロームに対する関心が高まり、生活習慣病と歯科疾患との関わりも注目されている。また、健常者と要介護者ではケアの次元がまったく異なってしまうことから、通院が前提の現在の予防ではケアが行き届かない点がたくさんあることを認識しなければならない。
　口腔内環境に目を向けると、細菌、唾液、硬組織、補綴材料、歯周組織などの要素がある。特に前二者は、リスクを評価する上で重要な要素となっている。
　身体的な要素以外では、生活環境も個性を特徴づける要素となっている。ライフステージや、生活習慣、経済事情などがここに含まれる。
　最後に、セルフケアもプロケアでコントロールすべき大切なポイントであり、常にプロケアと連動させて考え、バランスをとることが必要である。つまり、技量や嗜好も踏まえた柔軟な対応が求められるであろう。

本書を読み進めるにあたっての5つのキーフレーズ

1. **患者依存性の高い予防からの脱却 —— セルフケアの処方という発想**
   TBIは大切であるが、患者まかせの予防に限界を感じることは少なくない。セルフケアをコントロールすることがプロケアの役目であるとすれば、時にはプロケアのウエイトを増して対処したり、確実に実践できる手法を工夫・提案することが必要である。

2. **予防もスピードが勝負 —— バイオフィルム対策と効果的な除菌**
   健全と疾患の瀬戸際では、プロケアにおいてスピード感を持って対処することで危機を切り抜けられることも多い。そのためには、リスクや疾病の進行スピードを把握して、それを上回る効果を得なくてはならない。

3. **効率のよい予防法の模索 —— 再石灰化は脱灰よりもはるかに時間がかかる**
   脱灰は容易に進行するが、再石灰化は条件が整わないと起こりにくい。効果を阻害するものは何かを考えて、常に効率のよい予防法を模索する必要がある。

4. **ゼロからプラスへ（健康美）——「付いたら落とす」から「付きにくく、落ちやすく」へ発想の転換**
   予防の目標は固定してしまうものではなく、少しずつ高めていくことで、患者自身の健康に対する意識も向上することが期待できる。結果として、健康増進を目指したケアへの価値が認められるのではないだろうか。

5. **健常なうちに（有病者、要支援・要介護者になる前に）**
   —— 高齢者の歯周病・根面う蝕対策とシンプルなケア法の導入
   通院が前提の予防スタイルでは、通えなくなったときに終わってしまうという宿命がある。また、加齢とともに歯根露出や大型補綴物の装着により、ケアの難易度は上昇するという現実がある。しかし、少しでも脱灰しにくい歯質を作り上げる、あるいは要介護になっても継続できるケア方法を、健常者のうちに将来を見据えて導入することが、今後不可欠となるだろう。

図3 筆者の取り組みから見えてきた5つのキーフレーズ。これは本書が目指すキーフレーズでもある。

本書の目指すプロケアとは

本書では、Personalized Professional Careの実践を根底に据え、臨床の場で見られるトラブルを実体顕微鏡像や興味深いデータと照らし合わせながらプロケアの功罪を検証し、多角的な視点から今後の方向性を探ってみたい。

本書の内容は、数々の発想の転換により従来の予防とは異なる視点で取り組んだ結果、得られた成果を中心にまとめている。現状維持のメンテナンスから、積極的なアプローチである健康増進を目指して取り組んできた結果、押さえておくべきポイントが見えてきた。それは図3に示す5つのフレーズで表わされるが、これは本書のキーフレーズでもある。この5つのキーフレーズを念頭に置きながら、本書を読み進めていただければ幸甚である。

本書に登場する"顕微鏡"を理解する

本書では、歯面や補綴物の表面の状況などを把握するため、各種顕微鏡を用いている。本書を正しく理解するためには、使用した顕微鏡についても理解する必要がある。

位相差顕微鏡

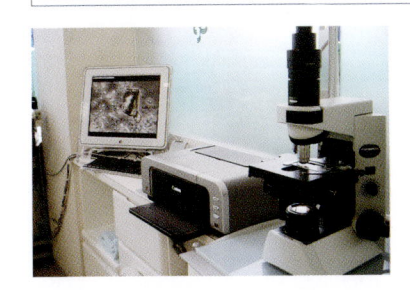

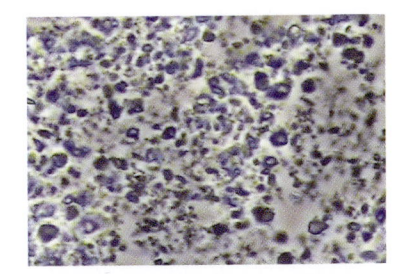

細菌や血液成分を観察するのに適した顕微鏡。歯周ポケットの細菌叢を観察し、内科的歯周治療を行う際の参考になる。メンテナンス時に感染状況を臨床的に把握する際にも活用できる。また、細菌だけでなく、PMTCペースト、歯磨剤などの観察も可能である。

実体顕微鏡

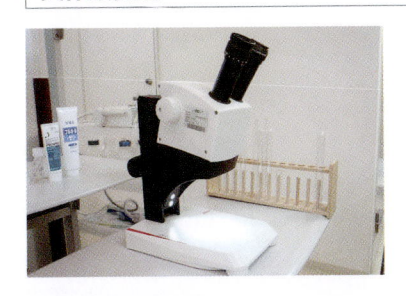

光が透過しない試料の観察に適している。抜去歯や補綴材料の表面観察が可能である。数十倍から数百倍までの観察に適している。肉眼やルーペでは観察できないものでも、実体顕微鏡像を知っていると、実際のケアで起きる現象がイメージしやすい。

走査型電子顕微鏡　Scanning Electron Microscope (SEM)

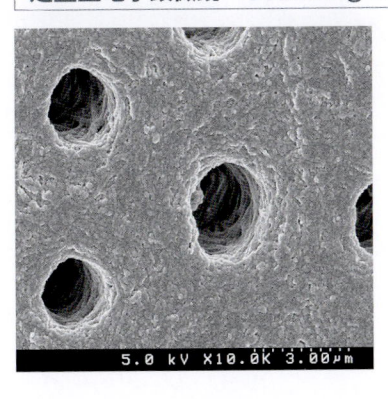

走査型電子顕微鏡はSEMともよばれ、試料の表面構造を観察するときに用いられる電子顕微鏡である。走査型電子顕微鏡の特徴は、試料を薄片化する必要がなく、電子銃から電子ビームを試料表面上で走査させて発生した二次電子を検出して画像化することである。歯科領域では、数千倍から数万倍の像が観察できるため、細菌や歯質の構造を観察することができる。ただし、同一部位をステップを追って観察することはできない。（写真提供：サンギ中央研究所）

走査型プローブ顕微鏡　Scanning Probe Microscope (SPM)

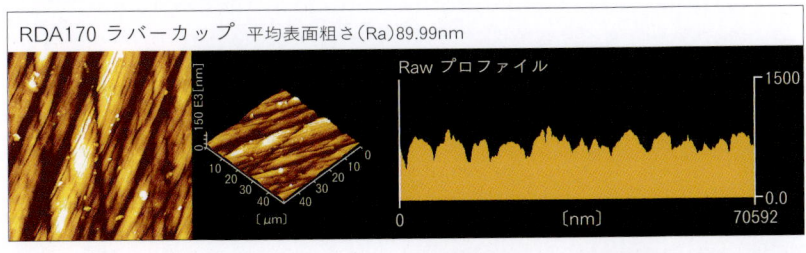

RDA170 ラバーカップ　平均表面粗さ(Ra)89.99nm

走査型プローブ顕微鏡は、鋭く尖った探針（プローブ）を測定試料の表面にナノメートルレベルで近接させ、プローブと試料表面のあいだに働く物理量を検出することによって、試料の表面状態や物理量分布を測定する装置の総称である。表面性状の観察、表面粗さの測定が可能で、ナノレベルの変化が観察でき、同一部位をケアの処理ごとにステップを追って観察できる。

本書に登場する"サイズ"を理解する

PMTCペーストや歯磨剤、対象となる歯質や補綴材料、そして細菌を理解する上で、サイズの感覚を持っていることはきわめて重要である。プロケアの理解を深め、プラス思考のケアを組み立てていくためには不可欠であろう。

RDA　Radioactive Dentin Abrasion：象牙質研磨力の評価値

RDAとは
・象牙質研磨力の評価値
・相対的象牙質摩耗値
・削れる量を表しており、傷の深さではない

PMTCペーストや歯磨剤に表記されているRDAとは、周知のとおり象牙質に対する研磨力の評価値である。これは相対的象牙質摩耗値であり、削り取られる量を表しているが、傷の深さやダメージを表しているわけではない。したがって、研磨粒子の設計によってはRDAが大きくても深い傷を残さないものや、逆にRDAが小さいのに大きな傷がついてしまうものもある。ゆえに、あくまで参考とし、この数値だけで評価することは危険である。実際、歯質に深い傷をつけないが研磨効果の高い製品も登場してきている。
エナメル質の研磨力を評価する値としてREAもあるが、表示あるいは測定している製品は少なく、比較する際は実用的ではない。

Ra　算術平均粗さ／中心線平均粗さ

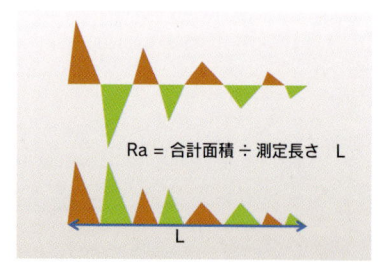

Ra = 合計面積 ÷ 測定長さ　L

研磨した面を観察する際に用いられる値として表面粗さがある。これまで表面粗さの規格としてJIS B 0601-1982で定義されていた代表的なパラメータ中心線平均粗さRaと最大高さRmaxは、測定器の性能の向上・測定器のデジタル化、国際的なISO規格との整合性を図る理由などから、現在はJIS B 0601-2001において算術平均粗さRa、最大高さRzとして規定されている。測定機器の進歩や規格の変更があるために、どの規格やパラメータに沿って求めたものか注意が必要である。代表的なパラメータであるRaは、簡略化すると、粗さ曲線から断面の山の部分と谷の部分の面積が等しくなるように線を引き、その合計面積を測定長さで割った数値として得られる。この算出法は、部分的に大きな傷があっても影響を受けにくい特徴がある。

Rz　最大高さ：臨床上の研磨量を示す評価値

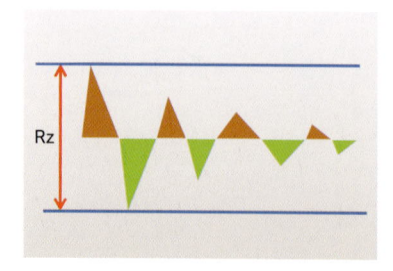

上記Raに対し、山の最頂部と谷の最低部との差を最大高さと呼び、Rzとして表す。この値は、測定範囲に大きな傷が存在すると、その値を読み込んでしまう特徴がある。これは、理論的には傷をすべて研磨によって消した鏡面研磨を達成する場合の削除量に相当するため、臨床上の研磨量を意味していることになる。もし谷の部分を埋め立てることができたなら、削除量は少なくてすむであろう。

平均表面粗さの計測方法

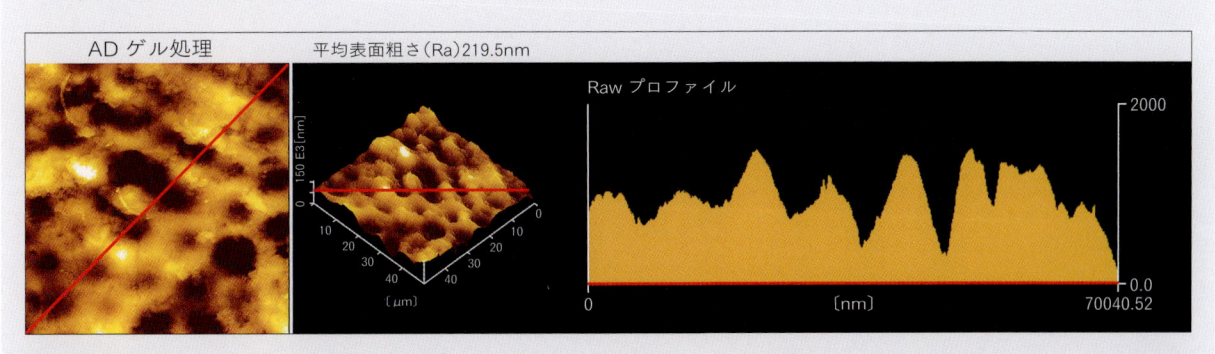

表面粗さにはさまざまな算出法があるため、同一の基準に沿った算出法でなければ比較できない。本書でSPM観察データとして表記している表面粗さは、算術平均粗さ（中心線平均粗さ）を測定面に対して適用できるように、三次元に拡張した平均表面粗さである。平均表面粗さは基準面から指定面までの偏差の絶対値を平均した値として算出されるため、より正確に表面性状を反映した数値としてとらえることができる。なお、図中に示されるRawプロファイルは50μm四方の観察部位に対して対角線（図中赤線）を引き、これを基準長さとして断面を読み込んだもので、プローブで探った凹凸の代表的なイメージとしてとらえることができる。なお、この図ではRa（平均表面粗さ）は219.5nmであった。

ナノ nano

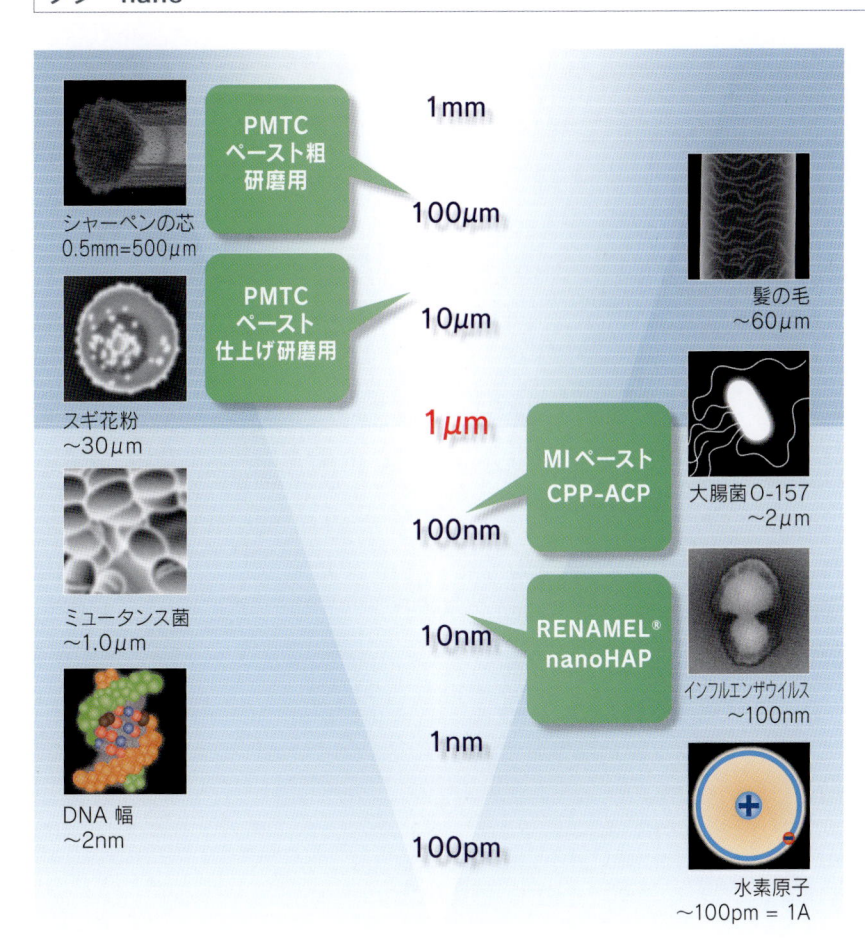

本書では、ミクロよりも小さいサイズを扱うことが多いため、ナノ（nano）レベルまで理解しておきたい。

1ナノ（1nm）は1/100万mm、すなわち1μmの1/1000である。ナノの世界にも、数ナノから数百ナノまで幅（レンジ）があるため、それらは1桁ナノ、2桁ナノ、3桁ナノと呼ばれることもある。歯科医療従事者にとって身近なミュータンス菌は1μmといわれている。PMTCペースト粗研磨用は大きいもので100μm近くあり、PMTCペースト仕上げ研磨用は数十μm付近である。これに対し、リン酸カルシウム製剤であるMIペーストやRENAMEL®の粒子は1μmのミュータンス菌よりも小さく、それぞれ3桁ナノ、2桁ナノとなっている。

第1部

プロケアのターゲットを探る

Chapter 1

エナメル質の表面観察

バイオフィルム下の状況を知る

硬組織・軟組織の健康を維持する上で、バイオフィルムの攻略がキーポイントとなることは多い。

ブラッシングで軟らかいプラークは落とせても、バイオフィルムは歯面に強固に付着しているため、バイオフィルム下の状況の識別は困難をきわめることを、プロフェッショナルケア（以下、プロケアと略）を担当するわれわれは十分に認識するべきである。

バイオフィルムの下がどのような状態になっているかを常に考えながら、処置を決定していくことが必要不可欠となる（図1、図2）。

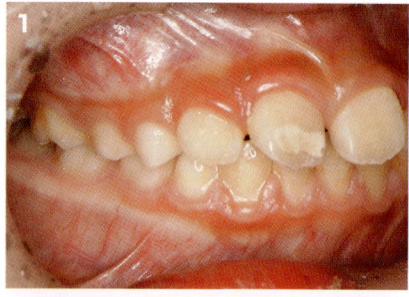

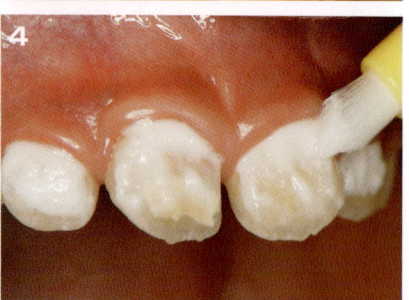

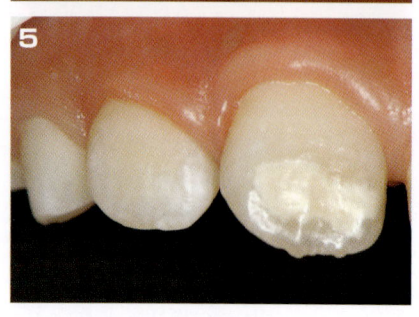

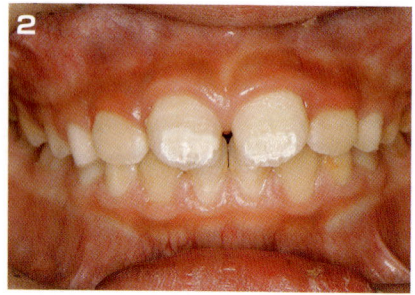

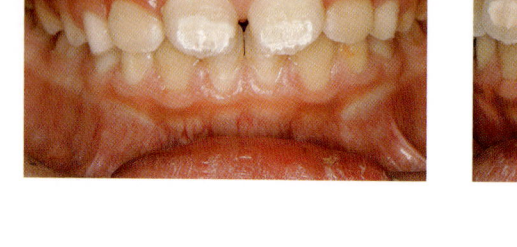

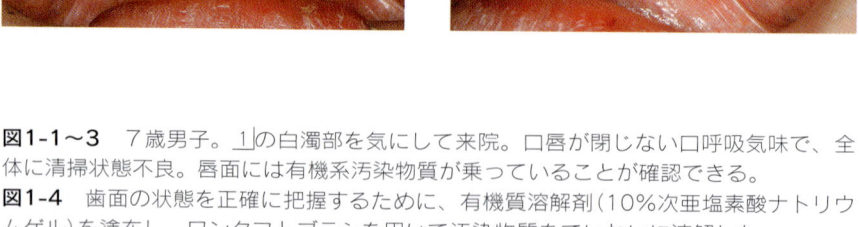

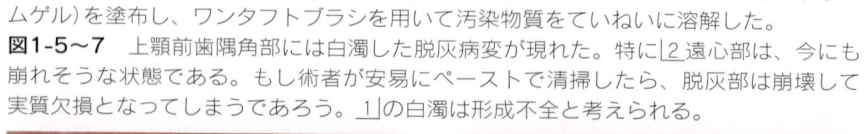

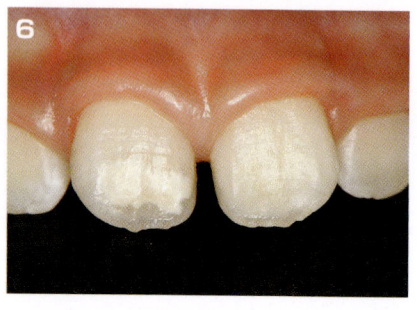

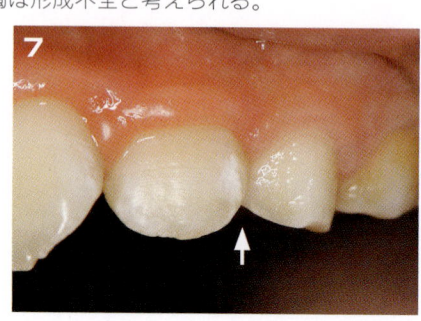

図1-1～7　バイオフィルム下の脱灰病変 ①

図1-1～3　7歳男子。1|の白濁部を気にして来院。口唇が閉じない口呼吸気味で、全体に清掃状態不良。唇面には有機系汚染物質が乗っていることが確認できる。

図1-4　歯面の状態を正確に把握するために、有機質溶解剤（10％次亜塩素酸ナトリウムゲル）を塗布し、ワンタフトブラシを用いて汚染物質をていねいに溶解した。

図1-5～7　上顎前歯隅角部には白濁した脱灰病変が現れた。特に2|遠心部は、今にも崩れそうな状態である。もし術者が安易にペーストで清掃したら、脱灰部は崩壊して実質欠損となってしまうであろう。1|の白濁は形成不全と考えられる。

図2-1、2　バイオフィルム下の脱灰病変 ②

図2-1　7歳男子。アデノイドによる口呼吸がある。

図2-2　萌出途中の上顎中切歯は、有機質溶解剤にて汚染物質を取り除くと白濁が広がっており、脱灰の深度も大きくなってきていることが確認できる。萌出期のエナメル質は成熟しておらず、エナメル質形成期に由来する表層の凹凸も大きいため、反応性に富むといわれている。リスクがあり、脱灰スピードが速いケースでは、適切な時期にプロケアを施していく必要がある。

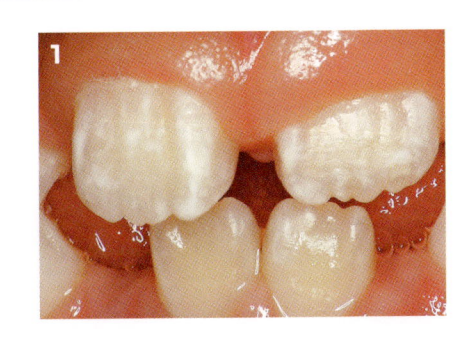

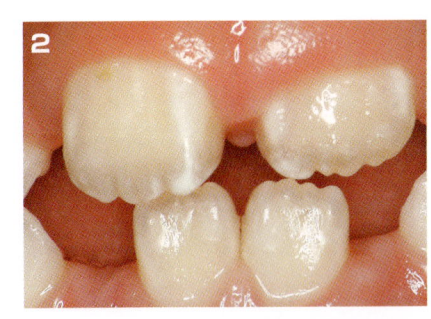

☞詳細は第3部で解説

図3-1　バイオフィルム付着面の観察 ①　観察部位の設定（次ページに続く）

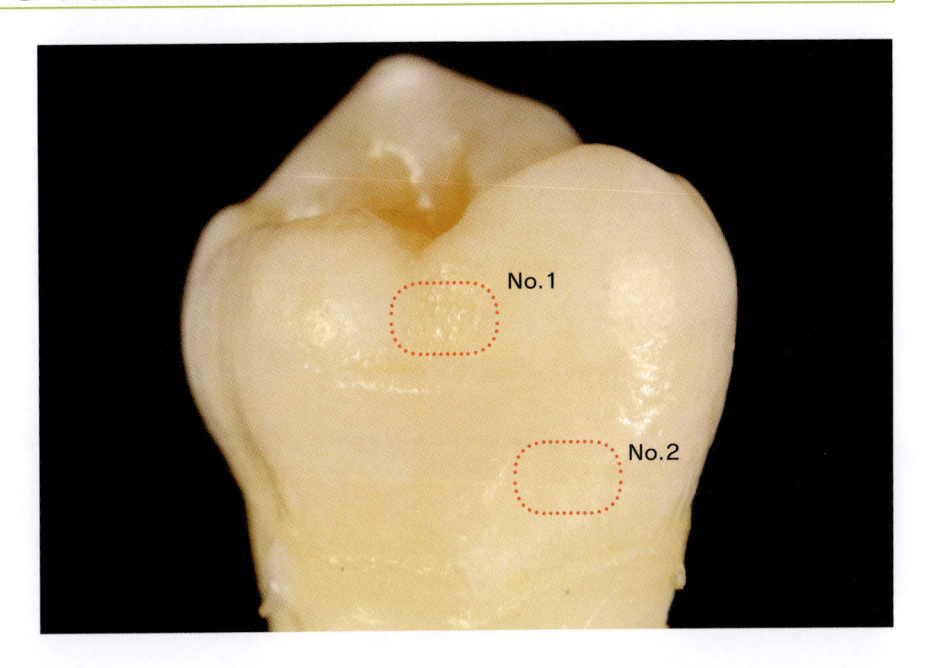

図3-1　バイオフィルム付着面のSPM観察部位（SPM観察結果は次ページ図3-2、3にて解説）。No.1は抜歯前に萌出していた面、No.2は埋伏していた面である。

ナノサイズで見る汚染物質＆バイオフィルム付着部のエナメル質

　バイオフィルム付着面について臨床的な理解を深めるために、抜去歯を用いてSPM観察を行った。

　図3-1のNo.1部は抜歯前に萌出していた部位で、拡大すると肉眼的にバイオフィルムの存在を確認することができる。一方No.2部は抜歯前には埋伏していた部位で、口腔内にさらされていなかった部位であるため、肉眼的には汚染物質の付着は認められず、ペリクルも形成されていない可能性もある。

　次ページ掲載の**図3-2**は、No.1部のSPM像である。バイオフィルム除去前の状態は本来の歯質が覆い隠されており、バイオフィルム自体の表面性状もさまざまであるため、表面粗さも測定部位により一定しない。しかし有機質溶解剤でバイオフィルムを溶解すると、本来の歯面の構造が現れ、エナメル小柱を反映した像が観察された。

　同様に次ページ掲載の**図3-3**は、No.2部のSPM像である。埋伏していた部位の観察では、処理前でもエナメル質表層の構造を認めることができ、またもともと表層に汚染物質がほとんど付着していないと考えられるため、有機質溶解処理後も同様な像を示した。表面粗さも処理前と処理後で大きな差は認められなかった。

　これは、エナメル質に何かを作用させたいときには、その作用を阻害する可能性のある歯面に付着したバイオフィルムを確実に除去する必要があることを示しているだろう。

図3-2、3　バイオフィルム付着面の観察 ②　SPM観察結果（次ページより続く）

観察部位 No.1（萌出面）

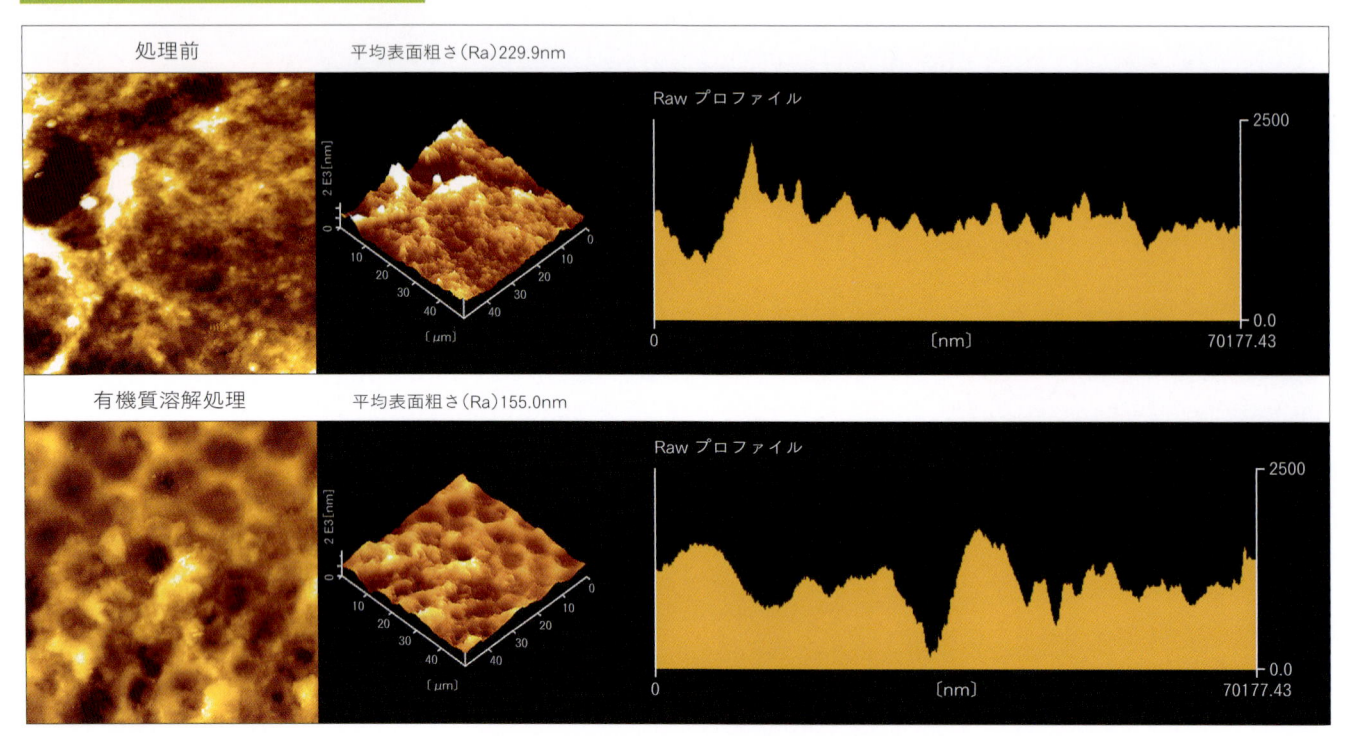

処理前　　平均表面粗さ(Ra)229.9nm

有機質溶解処理　　平均表面粗さ(Ra)155.0nm

図3-2　観察部位No.1（萌出面）。上段は有機質溶解処理前の状態で、本来の歯質の上にバイオフィルムが付着している。バイオフィルムの表面性状もさまざまであることがわかる。下段は有機質溶解処理後の歯面の状態で、エナメル小柱を反映した本来の像が観察できる。

観察部位 No.2（埋伏面）

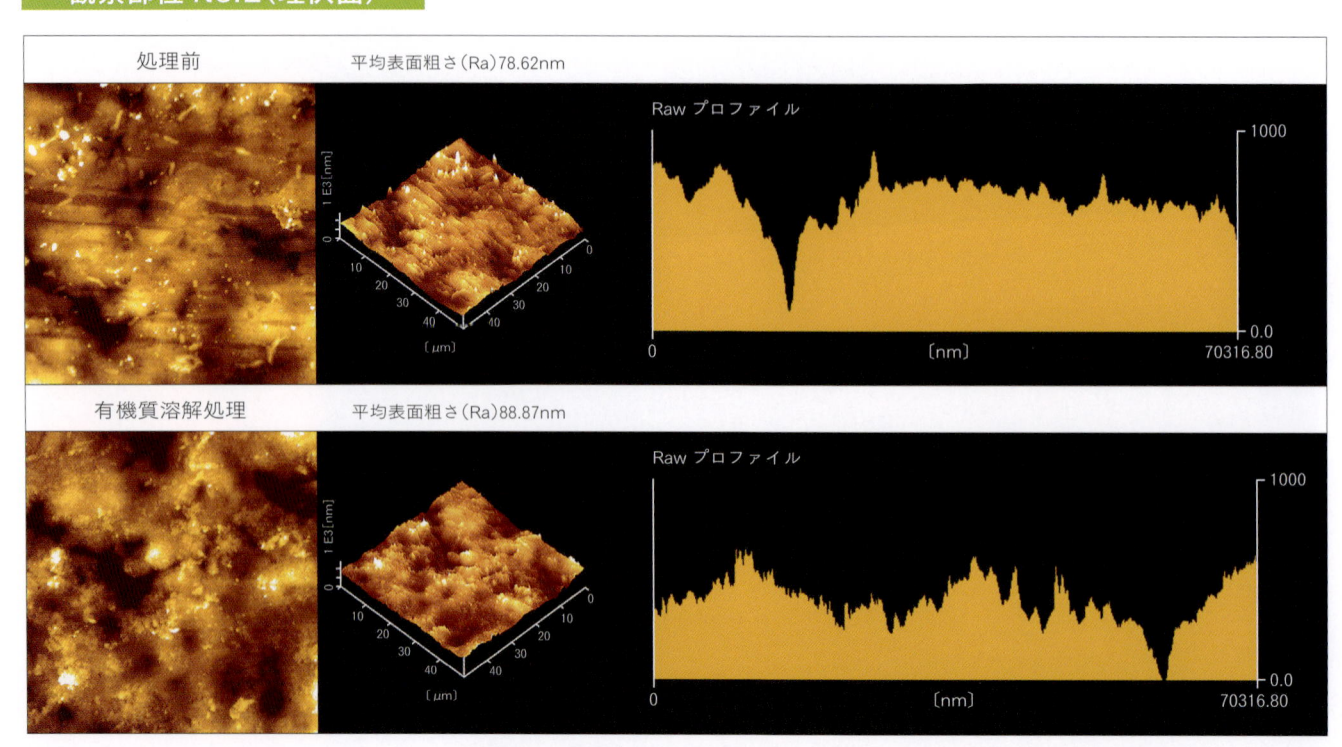

処理前　　平均表面粗さ(Ra)78.62nm

有機質溶解処理　　平均表面粗さ(Ra)88.87nm

図3-3　観察部位No.2（埋伏面）。上段は有機質溶解処理前の状態だが、エナメル質表層の構造を認めることができる。下段は有機質溶解処理後の歯面の状態だが、処理前と同様な像を示している。埋伏していたことにより、表層に汚染物質がほとんど付着していなかったと考えられる。（**図3-2**よりも縦軸を増幅して表示）

臨床的な視点で見る脱灰病変

バイオフィルムの下に隠れている脱灰病変の状態を把握できれば、実質欠損を伴う前の、いわゆる初期う蝕に対しても適切な処置が可能となる。タイミングを逃さずケアを実施すれば、究極のMI（ミニマルインターベンション）と位置づけられるであろう[1]。

汚れに隠されている歯面の状況が確認できるまで、ハードな清掃器具の使用を避けることや、リスクから危険な部位や時期を予測して、適切なケアを適切な時に行うように心がけたい。

図4-1〜3　脱灰進行中の臨床像（11歳女児）

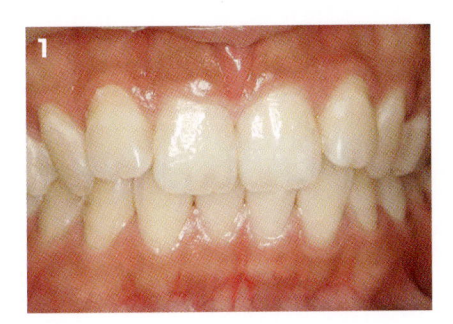

図4-1　われわれが救済することができる脱灰病変は、脱灰進行中であることが多い。

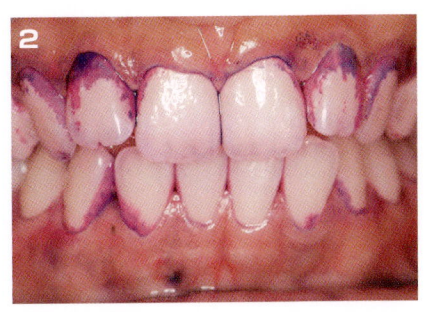

図4-2　脱灰進行中の部位は、多くの場合、染め出しによって濃染する部位である。

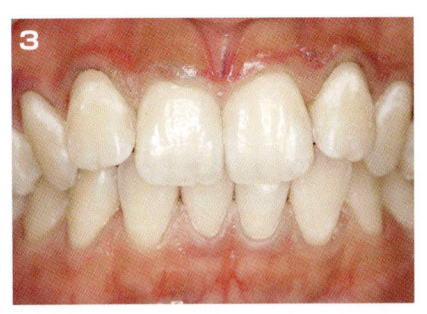

図4-3　非侵襲的に手用ブラシや有機質溶解剤を併用して染色部の汚染物質を取り除くと、脱灰病変はツヤを失った白濁部として観察される。

図5-1〜3　矯正治療中の脱灰病変（10歳女児）

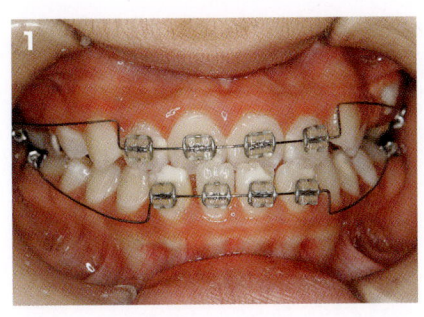

図5-1　初診来院時。他院にて被蓋改善のための矯正装置を装着していた。

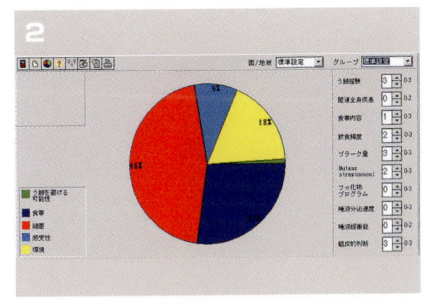

図5-2　サリバテストの結果、きわめてハイリスクと診断され、カリオグラムを用いた分析においても、う蝕を避ける可能性は限りなくゼロに近かった。

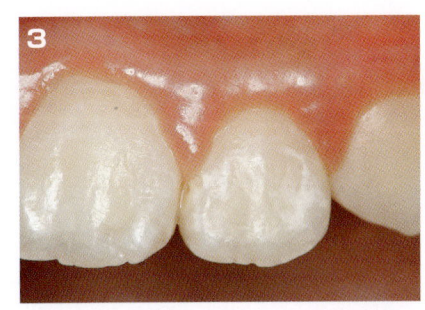

図5-3　ブラケット除去後、再来院時。脱灰による白濁がみられ、隣接面にはすでに充填の必要なう窩ができていた。慢性的な清掃不良であったことがわかる。矯正装置が入ることは、それだけでハイリスクとなる可能性があり、矯正前のリスク診断や、矯正中のリスクコントロールのためのプロケアが不可欠である。

図6-1、2　萌出間もない上顎7番の脱灰病変（13歳男子）

図6-1、2　上顎7番頬側から咬合面にかけて、すでにエナメル質の崩壊が始まっている。上顎7番が萌出する年齢は、保護者の目から離れる年代である。しかし以前から来院している患者であれば、リスクを把握した上で、萌出時期にあわせてプロケアを提案できたかもしれない。脱灰病変のケアはタイミングが大切である。

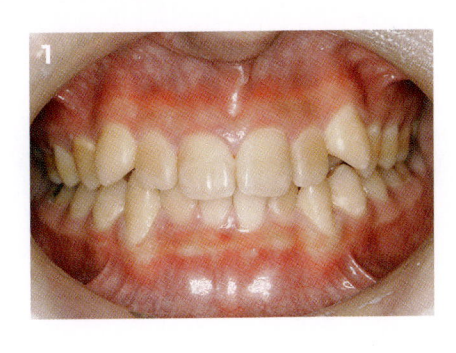

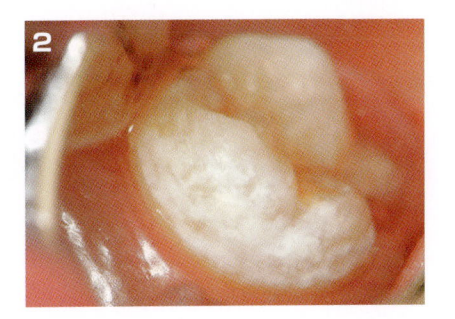

図7-1〜3　実体顕微鏡で観察する脱灰病変

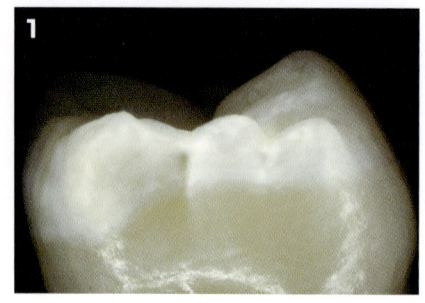

図7-1　抜歯後間もない上顎8番を観察対象とした。白濁部は遠心の歯肉から萌出していた。白濁部と健全部との境界は歯肉縁と一致している。

図7-2　実体顕微鏡で100倍で観察した像。エナメル質表層の形態はまだ崩れていないが、脱灰が深く進行しているようすがわかる。

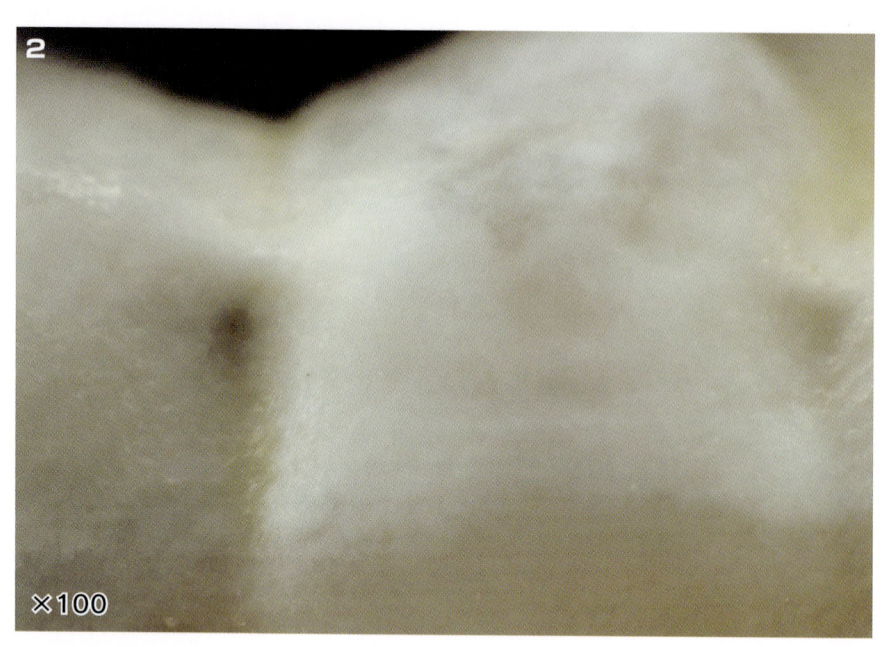

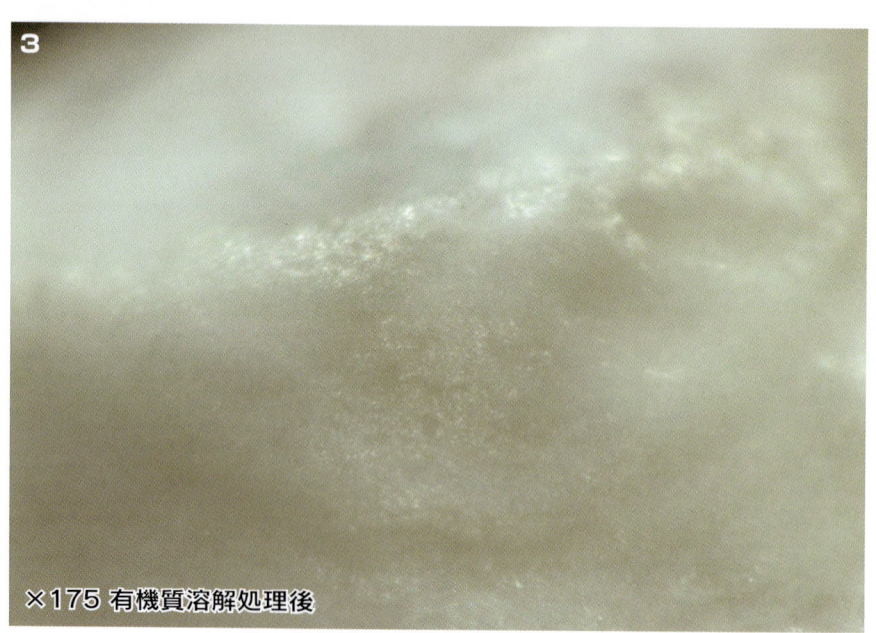

×100

図7-3　有機質溶解剤による処理後、実体顕微鏡で175倍で観察した像。微細な表面性状が観察できる。エナメル質表層に凹凸が認められ、内部からミネラルが抜け出て結晶が疎になっている。春先の溶けかかったザクザクした雪の固まりのようである。外形はかろうじて保たれているが、強度の低下は容易に想像がつく。

×175　有機質溶解処理後

脱灰病変は春先の雪のごとくナイーブである

臨床的に肉眼で観察できる白濁のような初期脱灰病変は、拡大するとどのようになっているのであろうか？　白濁として観察される初期う蝕の観察は、肉眼や2.5倍程度のルーペでは限度があるため、実体顕微鏡を用いて観察してみた（**図7-1〜3**）。

観察に用いた歯は、抜歯後間もない上顎8番（**図7-1**）で、白濁部は遠心の歯肉から萌出し口腔内にさらされていた部分であり、清掃不良のため脱灰が進行していったと考えられる。白濁部と健全部との境界は歯肉縁の位置と一致している。

図7-2は、実体顕微鏡で100倍にして観察した像である。エナメル質表層の形態はまだ崩れていないが、脱灰が深く進行しているようすがわかる。し

かし、わずかに汚染物質の付着や着色も見られるため、有機質溶解剤で取り除くことにした。

図7-3は、さらに実体顕微鏡で175倍まで拡大したものである。10％次亜塩素酸ナトリウムで表面の有機質を溶解すると、微細な表面性状が観察できる。エナメル質表層に凹凸が認められ、内部からミネラルが抜け出て結

24

図8-1〜3　脱灰病変に対するインスツルメンテーションの影響

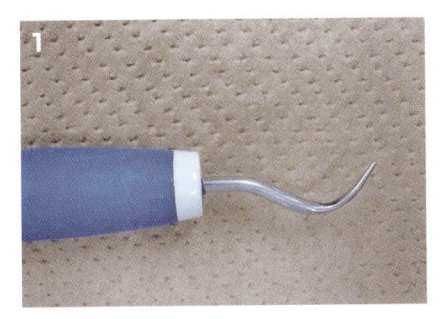

図8-1　脱灰面にあてた超音波スケーラー。10段階の3程度のパワーであてている。

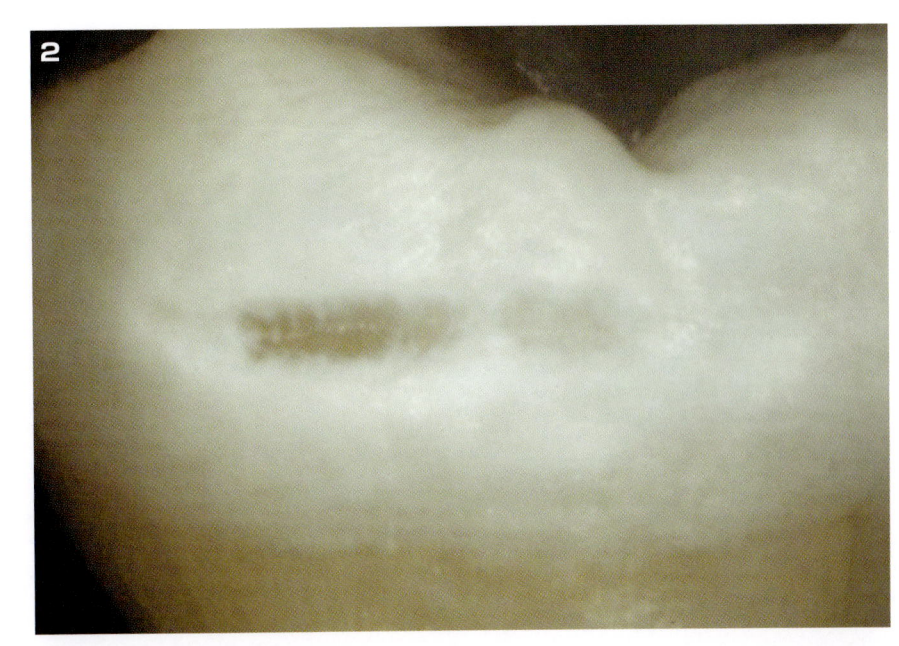

図8-2　脱灰部は、いとも簡単に崩壊してしまった。

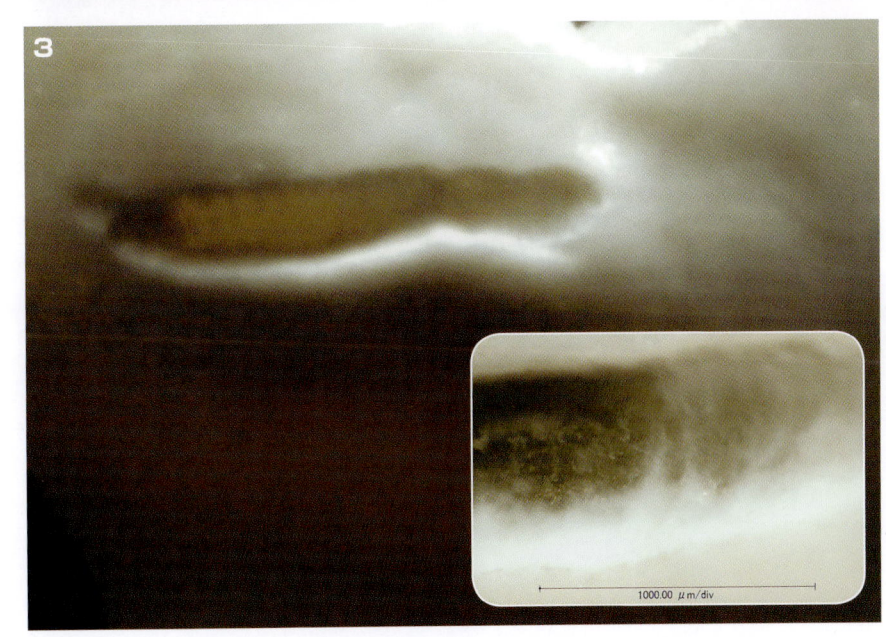

図8-3　超音波スケーラーのパワーを最大にすると、タービンで切削したかのように脱灰エナメル質は失われる。白濁部の深さは500μmにも及んでいたことがわかる。

晶が疎になっているようすが確認された。まるで、春先の溶けかかったザクザクした雪の固まりのようである。外形はかろうじて保たれているものの、強度の低下は容易に想像がつく。では、**図7-1〜3**の部位に、不用意に器具があたるとどうなるであろうか？
　一般的な超音波スケーラー（**図8-1**）を用い、10段階目盛りの3程度のパワーで脱灰部位にあててみたところ、いとも簡単に脱灰部位は崩壊してしまった（**図8-2、3**）。
　これは、有機質に覆われて隠れているかもしれない白濁部への不用意なインスツルメンテーションは要注意であることを示している。プラークに覆い隠されているような部位への超音波スケーラーの使用は、日常臨床で十分想定できる場面であることからも、術者としては、常に「この汚れの下はどうなっているか」を考えて、処置を進める姿勢が求められるだろう。

図9-1、2　臨床的およびナノサイズの視点で見るエナメル質のダメージ

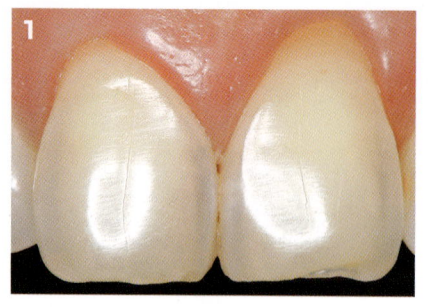

☞詳細は第3部で解説

図9-1　歯科医院受診のたびに受けていたという、いわゆるクリーニングと、誤ったセルフケアにより、エナメル質は薄くなり無数の研磨傷が肉眼で確認できる。内部の象牙質の色調が透過してしてきているが、患者本人は黄ばみと勘違いしていた。

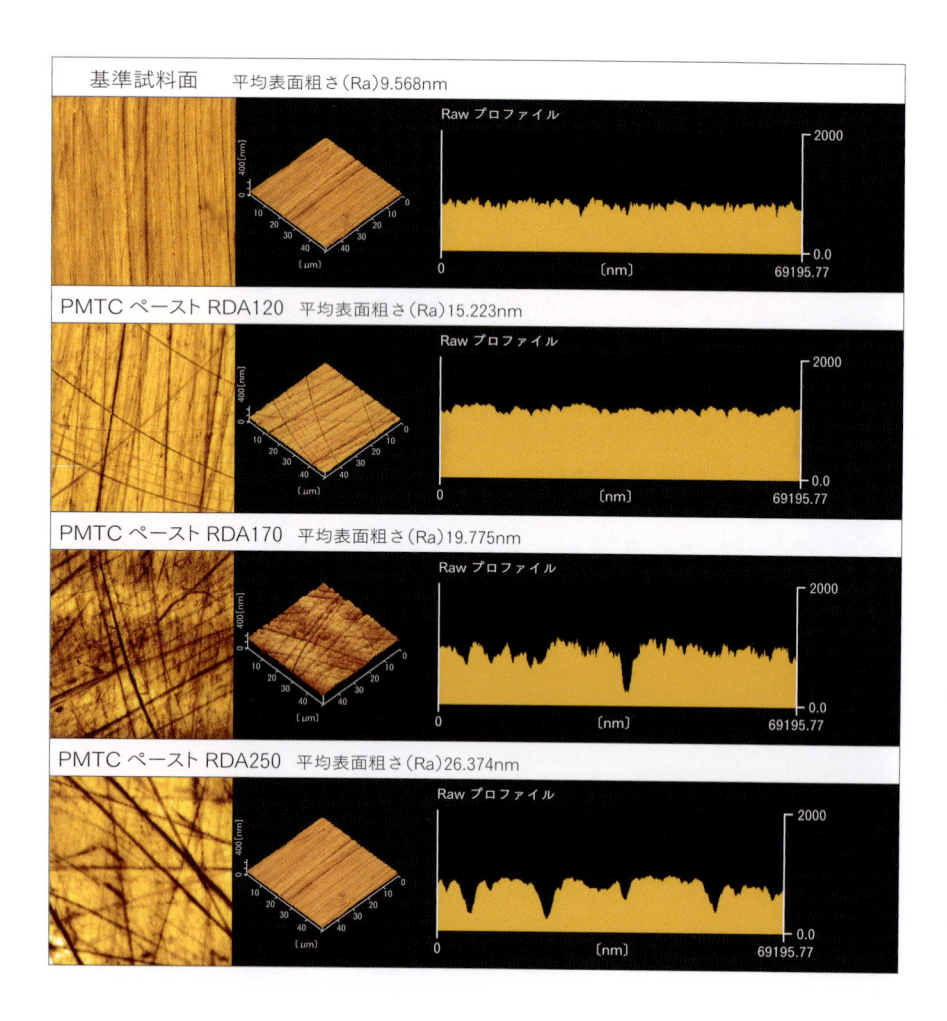

基準試料面　平均表面粗さ(Ra)9.568nm

PMTCペースト RDA120　平均表面粗さ(Ra)15.223nm

PMTCペースト RDA170　平均表面粗さ(Ra)19.775nm

PMTCペースト RDA250　平均表面粗さ(Ra)26.374nm

図9-2　プロケアにおいて、天然歯エナメル質に対してレギュラータイプの研磨材を用いると、無数の研磨傷が残り、表面粗さは**2倍以上**になる。上段から基準歯面、RDA120、RDA170のPMTCペーストでの研磨面。下段は、強力なステイン除去用のRDA250での研磨面。RDA250では、さらに深い傷が残り、表面粗さは**3倍**にもなる。（データ提供：サンギ中央研究所）

研磨によるエナメル質のダメージ

　脱灰病変はタイミングよくプロケアを行うことが大切であることは述べたが、定期的な予防行為、すなわちクリーニングやメンテナンスの名のもとに誤ったプロケアやセルフケアが繰り返されると、いくら再石灰化の道が残されているとはいえ、研磨によるダメージで健康歯質が失われているケースを見かける（**図9-1、2**）。

　清掃を超えた研磨による歯質の損失スピードは、再石灰化スピードと比べ、オーダーが異なることを十分認識しなければならないだろう。

　ホワイトニングの普及とも相まって審美志向が高まることは決して悪いことではないが、プロが正しい認識を持ち、正しい情報を伝えていかなければならない。

図10-1、2　エナメル質表面に沈着したステインの臨床像

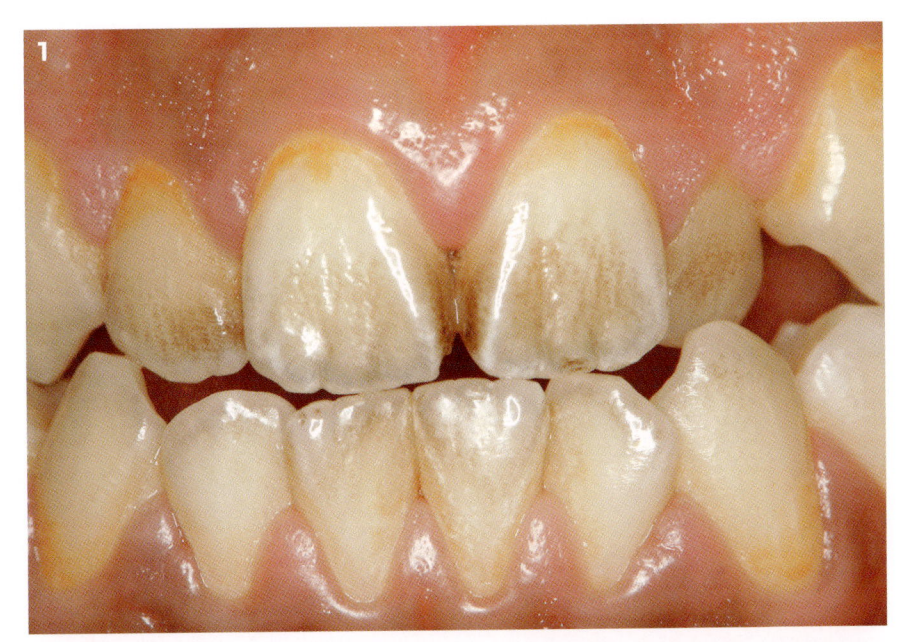

図10-1　通常のステインと同時に、古いバイオフィルム上に着色しているケースでは、脱灰病変と同様に付着物の下がどうなっているか注意を払う必要がある。

図10-2　喫煙1日1箱の男性。タバコ由来のタール系の着色は、機械的な除去が必要になることが多く、機械的なダメージを繰り返さないことが大切である。

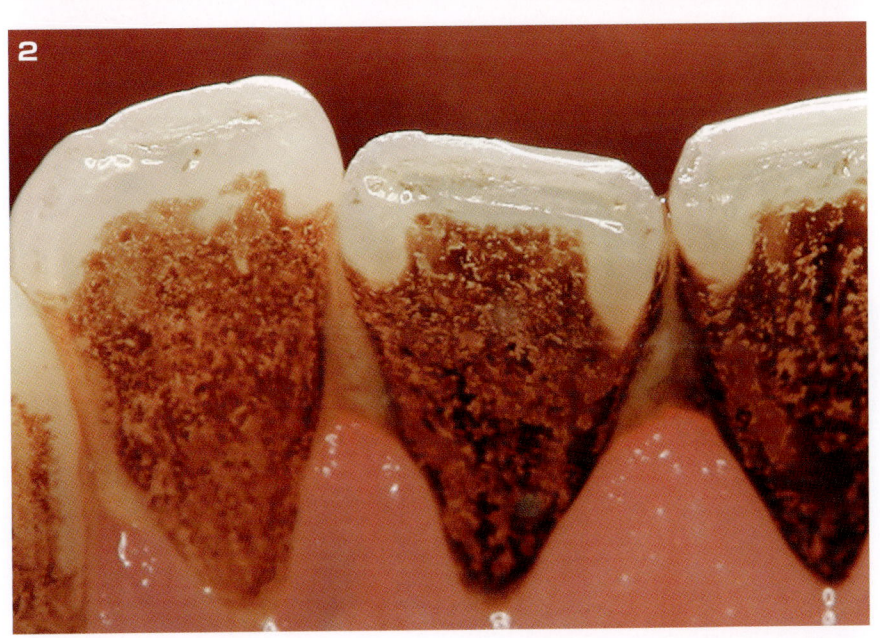

☞図10-1、2の詳細は第3部で解説

エナメル質表面に沈着したステイン

　ステイン沈着は、表面の凹凸の影響を受ける。肉眼で観察できるほど大きな凹凸は、ステイン除去に用いる器具の選択にも関わってくるであろう。

　ステイン除去の是非は症例によって賛否両論あるが、審美的問題以外にも、状況によって汚染物質が堆積する足掛かりになることがある。**図10-1**のように、通常のステインと同時に古いバイオフィルムに着色しているような場合もある。このようなケースでは、脱灰病変と同様に、付着物の下がどうなっているか注意を払う必要がある。

　下顎前歯舌側のステインは、もっとも処置を繰り返すことの多い部位であろう。この部位のステインは、歯石と一体化していたり、歯質のカルシウムと反応していたりすると、単純に有機質溶解剤で溶かすことはできない。特にタバコに由来するタール系のものは機械的な除去が必要になることが多く（**図10-2**）、エンドレスにダメージの大きいクリーニングを繰り返すことにならないように導きたい。

Chapter 2

象牙質の表面観察

臨床的視点で見る根面う蝕

　1本の天然歯でも、エナメル質と象牙質ではまったく性質が異なることは、臨床でも感じ取ることができる。本来歯肉に覆われていた歯根が、歯肉退縮により露出し、セメント質を失うと、エナメル質という鎧を持たない無防備な歯根象牙質が現れる(**図11**)。

　加齢や唾液分泌量の減少、歯周治療後に発生する根面う蝕は大きな課題である。たとえば上顎4番近心の根面の凹部は、根面う蝕の好発部位であり、歯根形態によっては歯間清掃器具を用いていても発症予防が困難であることが多い(**図12-1**)。なお、近心あるいは遠心隣接面の根面う蝕は、充填処置が困難であるばかりか容易に歯髄に到達する。根管治療が必要になると、歯冠の多くを失うことも珍しくないことから、リスクを把握し、予防するか進行停止させるような積極的なケアが求められる(**図12-2**)。

　初期治療と同時に、硬組織のケアも並行して行うことを考えたい。

図11　くさび状欠損部、クラウンマージン部に生じた根面う蝕

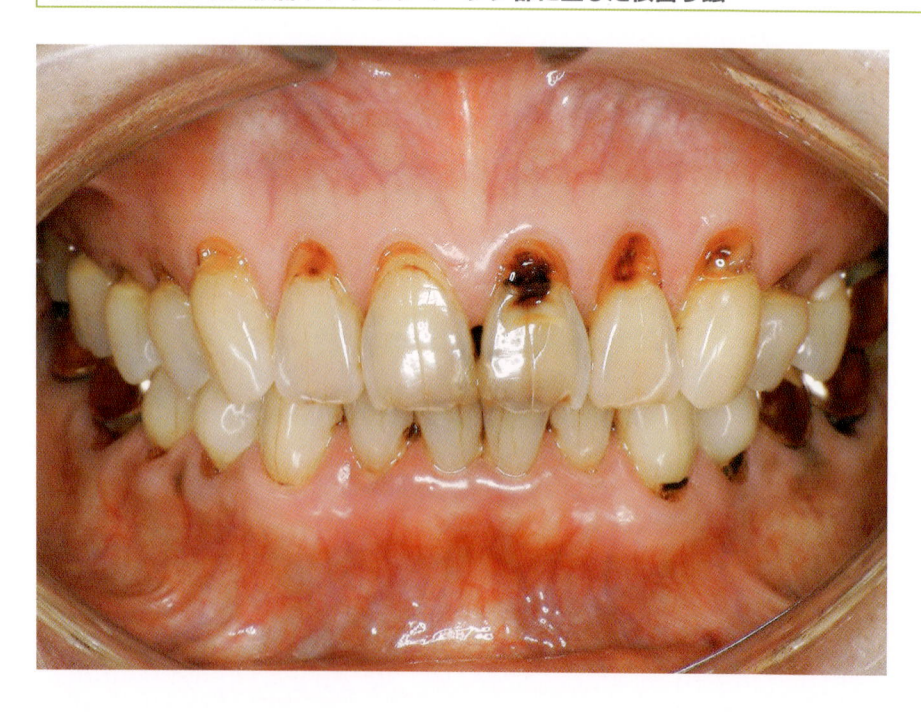

図11　歯肉退縮にともない歯根が露出している。加齢や唾液分泌量の減少が影響し、くさび状欠損部やクラウンマージン部に根面う蝕が進行している。エナメル質との明らかな違いを感じる症例である。定期的来院者であれば、こうなる前に事態を予測して、適切なケアを提供できる可能性がある。

図12-1、2　歯周治療後の根面う蝕の臨床像

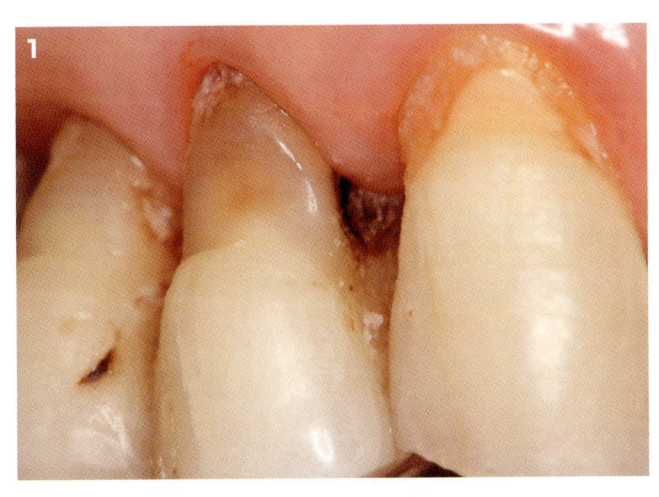

図12-1　根面う蝕の好発部位である上顎4番近心根面の凹部。歯根形態によっては、歯間清掃器具の使用が困難である。初期治療中から根面ケアが必要であったと考えられる。

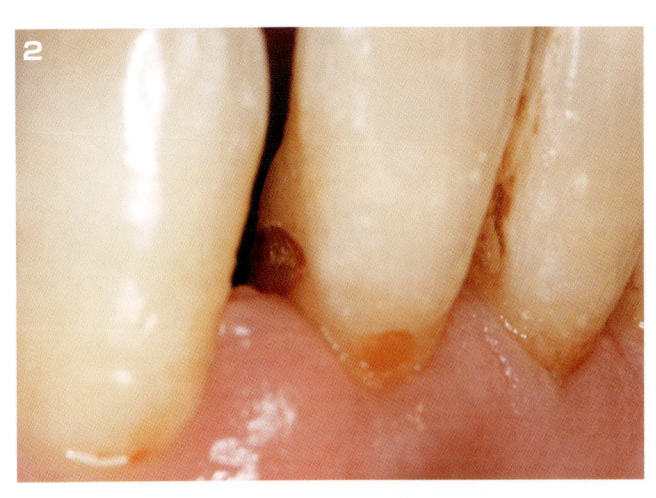

図12-2　隣接面の根面う蝕は、充填処置が困難であるばかりか、歯髄への到達が早く、根管治療が必要になる場合が多い。

☞図12-1、2の詳細は第4部で解説

図13-1、2　インスツルメンテーションによる根面へのダメージ

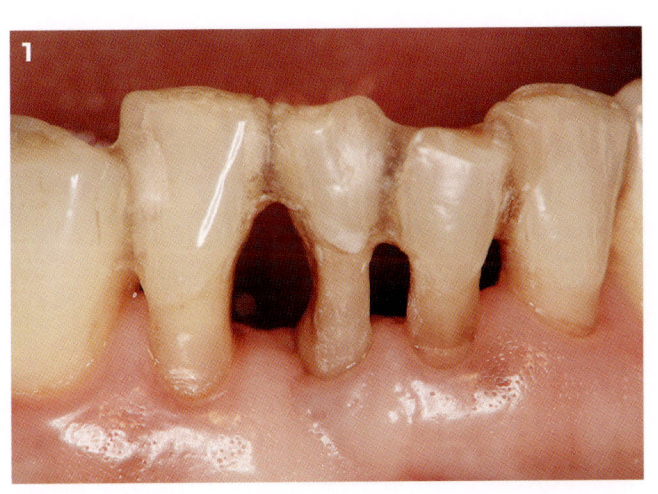

図13-1　歯石ならびに着色がつきやすいからと、定期的にメンテナンスを受けていた症例。歯根は削られて、やせ細ってしまった。

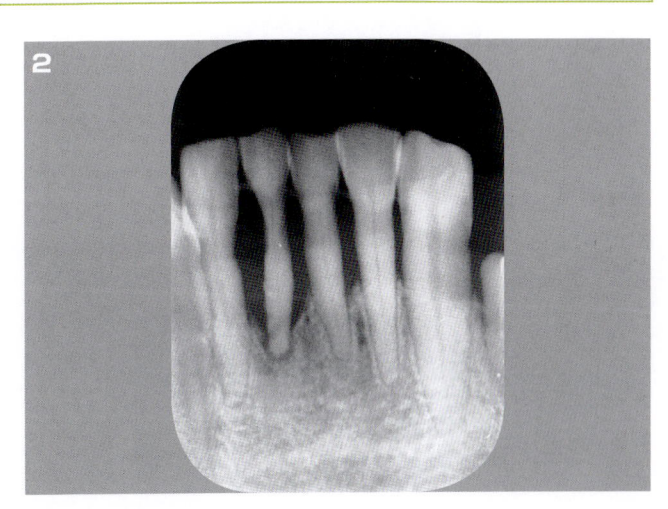

図13-2　同症例のデンタルエックス線写真。

インスツルメンテーションによる象牙質のダメージ

　歯面の沈着物や付着物の除去、あるいはう蝕や歯周疾患のリスク軽減のために、継続的な受診によって健康を維持していくことがメンテナンスの目的でもあるが、歯根露出した症例においては、器具操作による歯根へのダメージを考え合わせる必要がある（図13-1、2）。
　露出した根面のケアは、デリケートな扱いが要求される。歯根面の象牙質はきわめて摩耗しやすく、知覚過敏の危険性もあることから、キュレットなどの器具による侵襲を極力与えないようにし、最小限の研磨にとどめるように配慮することが大切である。部位によっては直視では操作できないところもあるため、歯根形態を常にイメージできるかが重要なカギとなる。

図14 4┃の歯肉退縮による知覚過敏症例

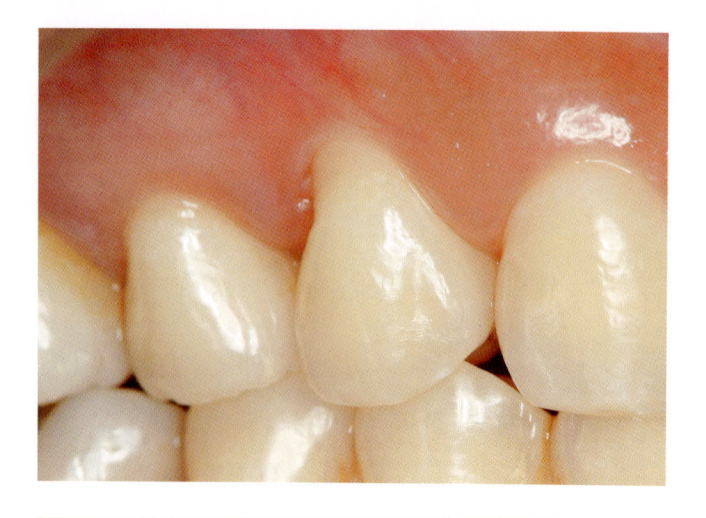

図14 4┃歯肉退縮による知覚過敏症を呈していた症例。咬合調整と歯頸部根面ケアによって、症状は消退した。

☞図14の詳細は第4部で解説

図15 露出根面部の象牙質とレジンにステインの沈着がみられる症例

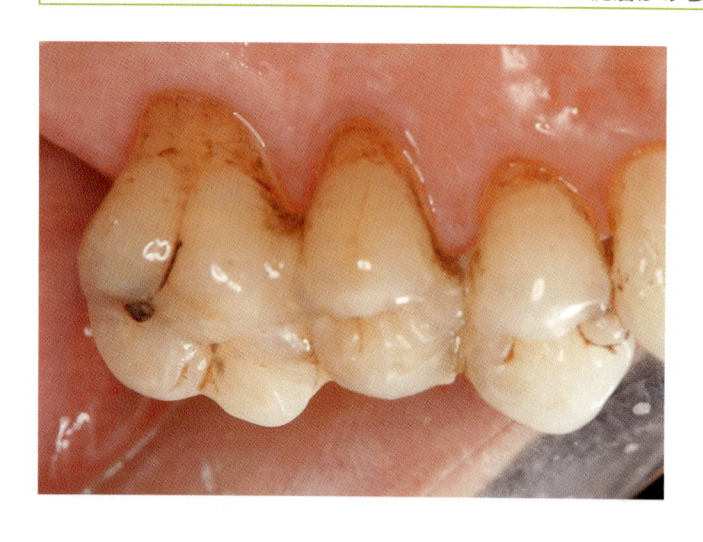

図15 歯根露出部の象牙質と暫間固定のレジンにステインの沈着が認められる。ステイン除去のために根面を荒らしてしまったり、PMTCペーストでエナメル質と一括研磨してしまうだけでは、いい結果は続かないであろう。

☞図15の詳細は第4部で解説

臨床的視点で見る知覚過敏

　知覚過敏症は、歯頸部や歯根が露出している症例で多く見られる（図14）。知覚過敏症は、その名の示すとおり、あくまで症状を表していると考えると、その原因があるはずである。

　歯頸部や歯根が露出したからといって必ずしも知覚過敏を引き起こすわけではないことから、しみるところを安易に封鎖すると考えるのではなく、原因除去をまず心がけるべきであろう。

　誤ったプロケアやセルフケアによって引き起こされる場合もあるため、原因の究明とケア方法の検討は常に同時に行うことが望ましい。

臨床的視点で見るステイン沈着

　象牙質とエナメル質の違いは、ステインの沈着にも現れる。エナメル質にはあまり沈着しないのに、象牙質にばかりステインが沈着するケースを見かけることは多い。

　図15は、歯根露出部の象牙質と暫間固定のレジンにステインの沈着が認められる。歯頸部で清掃不良になりやすい部位であるが、明らかにエナメル-象牙境で両者の違いがはっきりと観察できる。ステイン除去のために根面を荒らしてしまったり、PMTCペーストでエナメル質と一括研磨してしまうだけでは、いい結果は続かないであろう。

　象牙質には、象牙質の特徴をふまえたケアを考える必要がある。また、ステインが沈着しにくい根面を作り出していく方向に導きたいものである。

Chapter 3

補綴物の表面に見られるプロケア・セルフケアの弊害

メタル材料表面に見られるプロケア・セルフケアの弊害

　メタル材料は、補綴治療において大きなウエイトを占めている。
　補綴物全般にいえることであるが、ラボにて鏡面研磨され歯科医院に納められた技工物は、ひとたび口腔内に装着された瞬間から、補綴物として過酷な口腔内環境にさらされることとなる。
　日々のブラッシングによっても徐々に傷がついていくが、プロケアによってそれを加速するようなことがあってはならない。
　図16-1は、7 6 に連結冠が装着されていた症例で、7 はインプラントが支台となっていた。クラウン表面は、肉眼で観察しても研磨が繰り返されたことは察しがつくほど、研磨傷で曇ってしまっている。7 インプラントはオッセオインテグレーションが完全に失われていたため、切り離して撤去となった。その摘出されたインプラントを観察すると、上部構造のメタルにはプロケアによる無数の傷がつき、鏡面加工されているはずのチタン部分も傷んでしまっている（図16-2）。
　金属は傷つくことで粗造になり（次ページ図17-1～3）、さらに腐食しやすくなる。またアレルギーの観点からも注意が必要となる。

図16-1、2　インスツルメンテーションにより著明な傷がついているメタルクラウンならびにインプラント

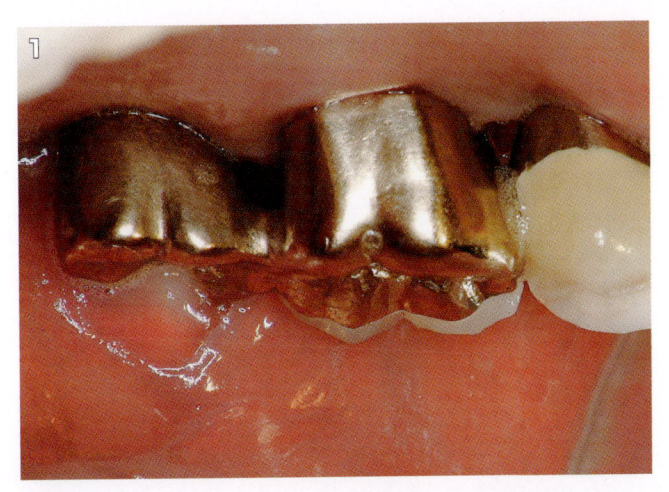

図16-1　7 インプラント支台の7 6 連結冠。肉眼で観察しても研磨が繰り返されたことは察しがつくほど、研磨傷で曇ってしまっている。

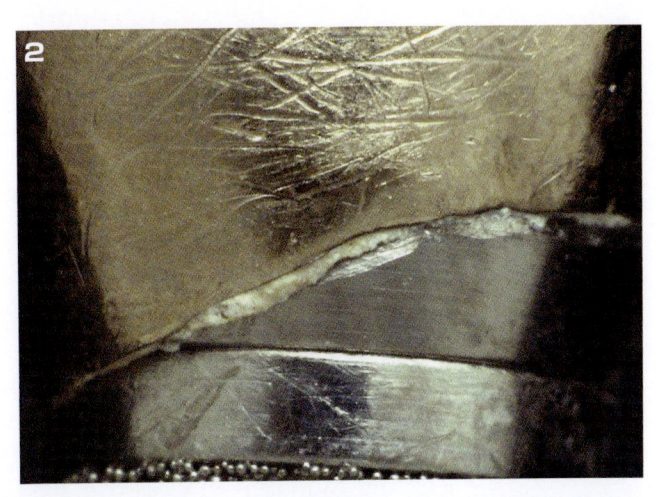

図16-2　完全にオッセオインテグレーションを失っていたことから、インプラントは撤去された。そのインプラントの歯肉縁付近やアバットメントにも、インスツルメントによる傷が確認できる。

図17-1～3　12％金銀パラジウム合金のクラウンに見られる噴射式歯面清掃器使用後の粗造な表面

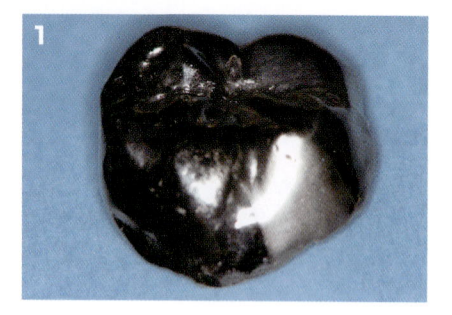

図17-1～3　12％金銀パラジウム合金のクラウンの一部に、ジェットポリッシャータイプの歯面清掃器を至近距離からあてたものである。本来歯質に対して用いるべきものであるが、全顎的にしかも定期的に用いられるケースもあると考えられ、特に従来の炭酸水素ナトリウムのパウダーは硬いため、補綴物への使用は問題がある。天然歯においても使用後は仕上げペーストの使用が推奨されているが、補綴材料に至っては回復できないため、禁忌と考えてよい。

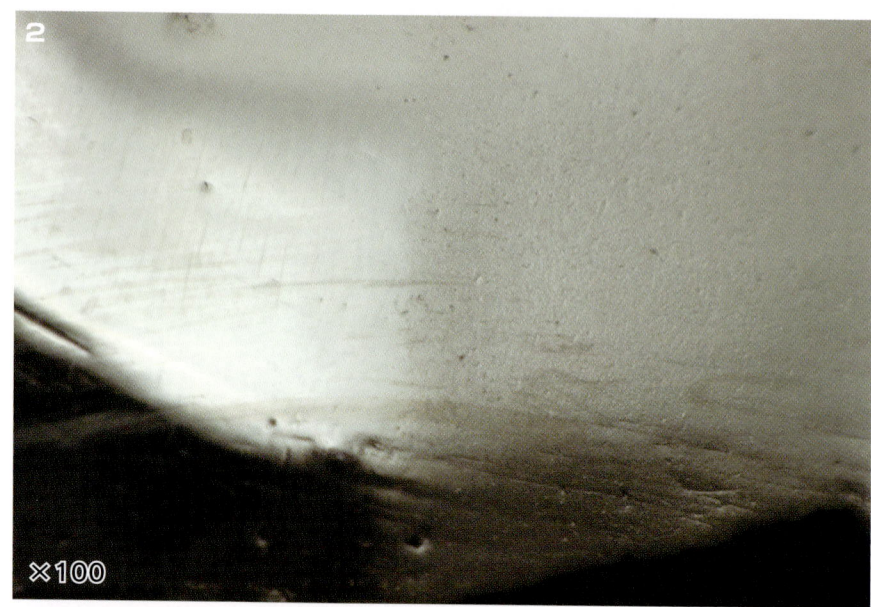

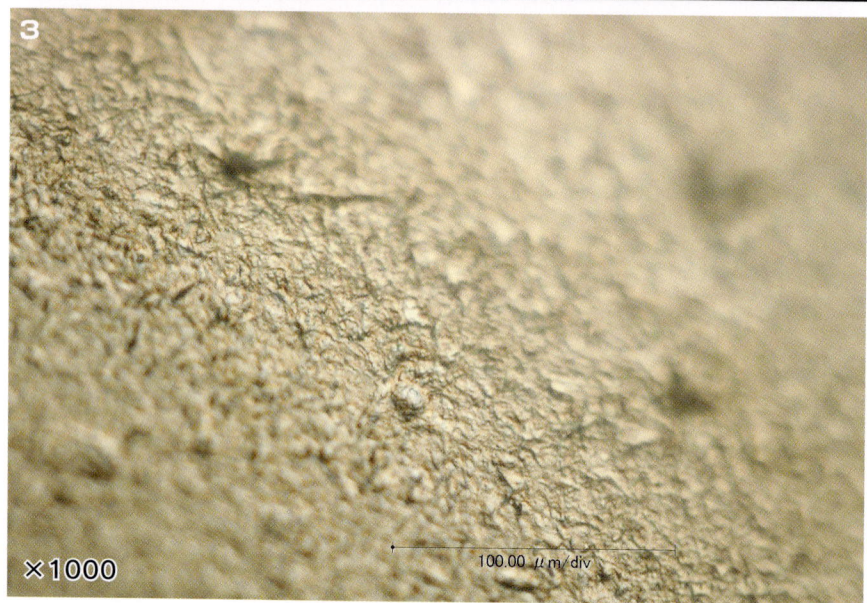

図17-3　炭酸水素ナトリウムのパウダーを用いると、メタル材料への影響が認められる。もともと鏡面研磨されていたメタルクラウンは表面粗さが増大し、バイオフィルムが付着しやすい面へと悪化している。

図17-4～6　アルミホイルに使用した噴射式歯面清掃器の粒子別影響力の相対的比較

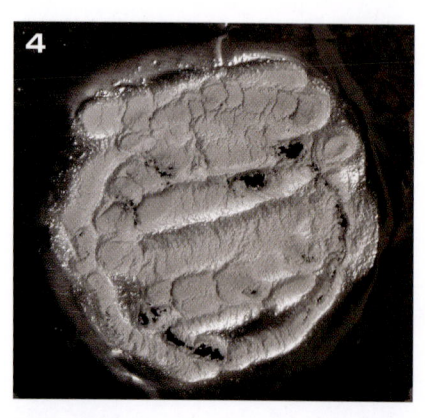

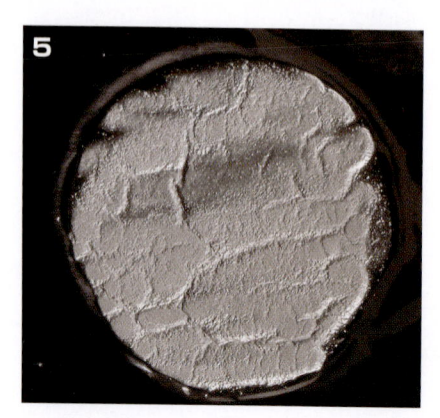

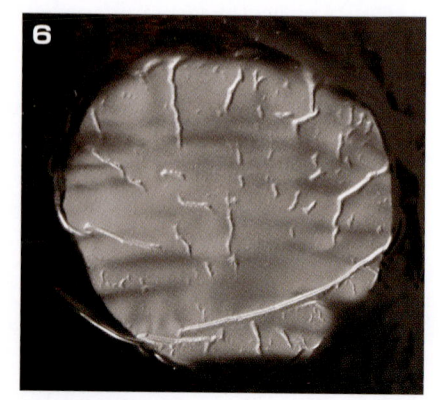

図17-4～6　アルミホイルに1cmの距離から5秒間噴射して影響力を比較したもの。4は炭酸水素ナトリウム、5はグリシン（粒径大）、6はグリシン（粒径小）である（すべてエアフローパウダー／松風）。天然歯では肉眼的にわかりにくいが、アルミホイルを用いると影響力の差がはっきりと現れてイメージしやすい。使用に当たっては弱いタイプから試すほうが安全である。

図18-1、2　光沢が失われたオールセラミックスジャケットクラウン

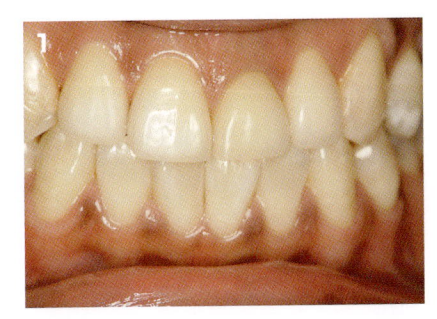

図18-1、2　オールセラミックスジャケットクラウンが装着されており、自宅では審美系歯磨剤を使用していた。装着後推定経過年数3年。

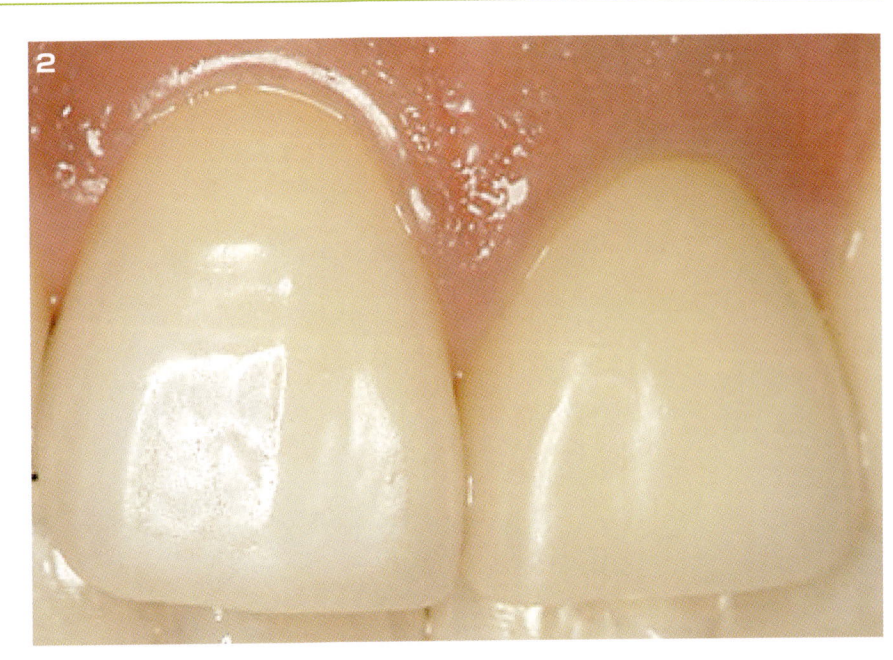

図19　ポーセレンジャケットクラウン表面の実体顕微鏡観察

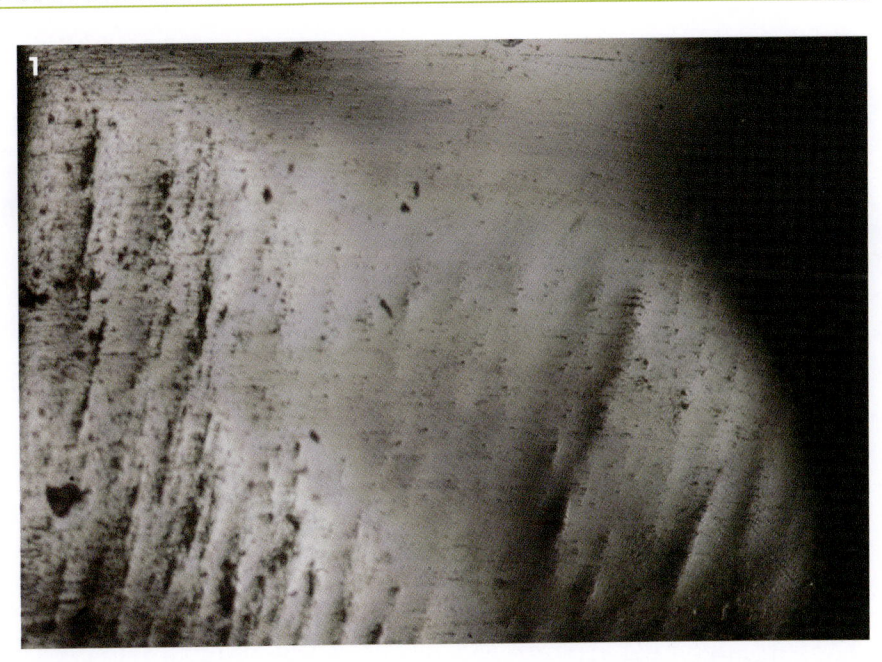

図19　本来、セラミックスは天然歯よりもバイオフィルムの付着やステイン沈着が起きにくい素材であるため、研磨ペーストによって研磨しないほうが、質感は維持できるはずである。グレーズ層が失われると、多孔質な表面が観察できる。

セラミックス材料表面に見られるプロケア・セルフケアの弊害

　セラミックス材料は、表面の硬度も高く化学的にも安定していることから、補綴材料の中ではもっとも傷がつきにくい材料である。
　セラミックスの多くは、グレージングにより、滑沢で光沢のある強度に優れた表層が技工操作により作られている。しかしセラミックスといえども、誤ったケアによりその品質が損なわれることも珍しくない。セラミックスは最後の焼成過程でグレージングを行いツヤ出ししていることが多いが、研磨行為によってグレーズ層が破壊されると急速にツヤを失って、粗造になってしまう危険性がある（図18-1、2）。ケースによっては、技工過程での仕上がりにも起因するが、細かい気泡が露出し始める場合もある（図19）。
　また、セラミックスは高度な技工過程を経て製作されることから、厳密にはその表面は一様ではなく、微細な欠陥が存在することがある。これらの欠陥部をきっかけにクラックが伸展したりすることがあるため、特に鋭利な

図20-1、2　セラミック表層についたガラス傷様のひっかき傷

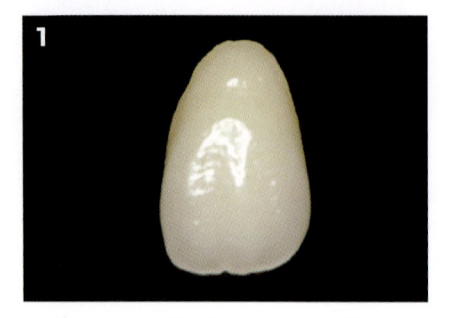

図20-1、2　製作後についたと考えられるガラス傷様のひっかき傷。鋭利なインスツルメントの使用や、超音波チップの扱いには気をつけたい。クラックは伸展し、後々のチッピングの原因となることもある。

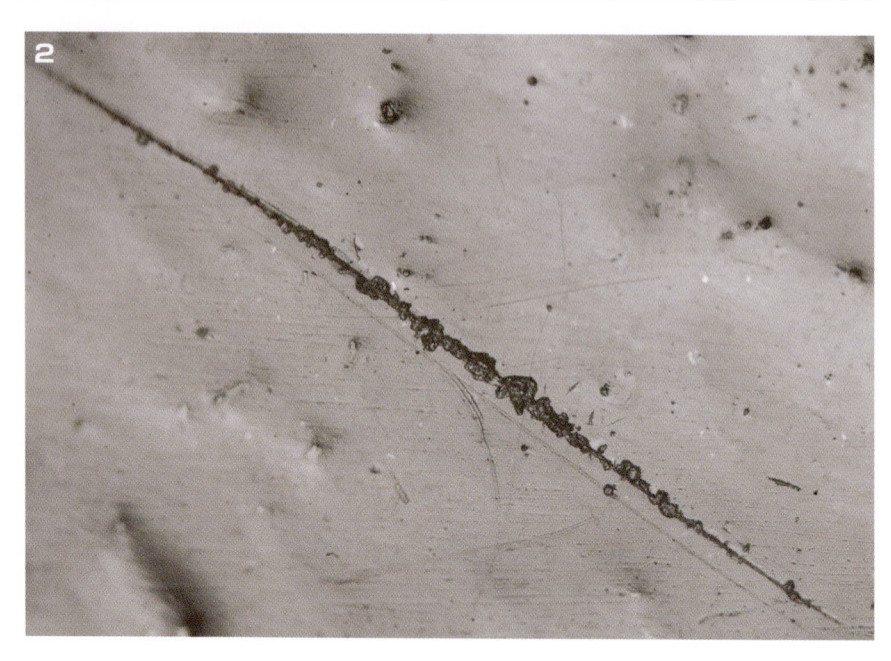

図21　セラミック表層のクラックから色素が混入してしまった症例

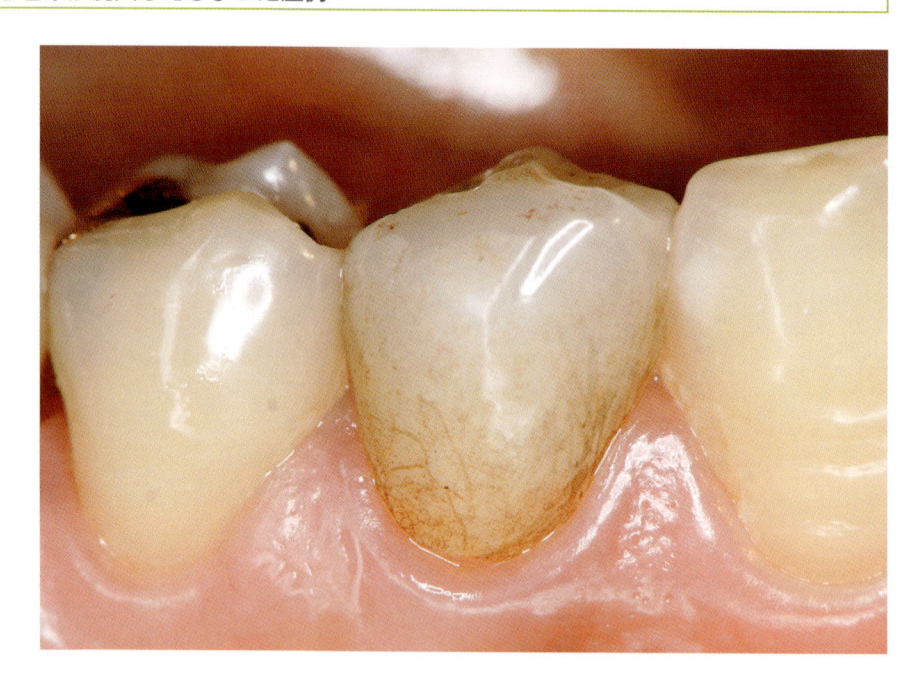

図21　4⏌に装着されていたキャスタブルセラミックスのようなジャケットクラウン。歯頸部付近の微細なクラックから、色素が混入してしまったと考えられる。

インスツルメントの使用時や超音波スケーラーのチップの先端が不用意にあたらないように注意を払う必要がある（図20-1、2）。

　昨今ではセラミックスのシステムも多様化し、さまざまな製品が用いられ、天然歯と見分けがつかないほど精巧にできているものも見かけるようになった。しかし意図的なステイニングを見誤ったり、あるいは製作上の問題が存在すれば、一転して審美とはほど遠いものになってしまうこともある。ケア開始前には、十分に材質を見きわめることを怠らないようにすることが大切である（図21）。

図22-1〜3 ハイブリッドセラミックス表面へのPMTC用ペースト（RDA170）による研磨の影響

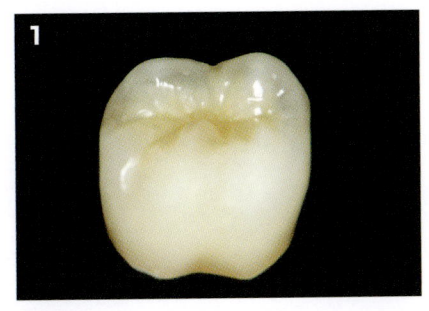

図22-1〜3 ハイブリッドセラミックスの表面の一部をRDA170のPMTCペーストで20秒間研磨し、実体顕微鏡で観察した。

図22-2 滑沢・光沢面（500倍）の状態。表面は文字どおり滑沢である。

図22-3 研磨面の状態。500倍で表面の粗造感がはっきりと観察できる。この凹凸は、細菌が付着しやすいオーダーの表面粗さである。

レジン系材料表面に見られるプロケア・セルフケアの弊害

レジン系材料は、大きく分けて、
- 充填処置に用いるコンポジットレジン
- 歯冠修復、特に前装冠として用いられることの多い硬質レジン
- フィラーを高密度充填して強度を向上させ、大臼歯の咬合にも耐えられるように設計された超硬質タイプのハイブリッドセラミックス

に分けられる。

組成は、微粒子フィラー、超微粒子フィラー、MFR（有機複合フィラー）などのフィラーと、その間隙を埋めるマトリックスレジンによって構成されているが、その配合様式は製品によってさまざまある。共通していることは、メタルのように均質ではないため、ツヤ出し研磨されていても、ケア方法によっては表面の状態に大きな差が出る材料である。

図22-1〜3は、ハイブリッドセラミックスの表面の一部をRDA170のPMTCペーストで20秒間研磨したものである。わずか1回の研磨でもダメージは大きく、ツヤの品質だけでなく、部位によってはバイオフィルムの付着、ステイン沈着を助長してしまう

図23 歯磨剤が原因と思われる光沢の消失

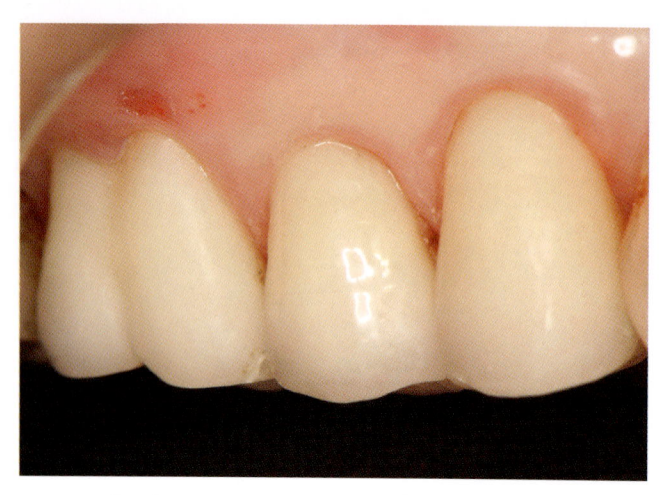

図23 4、6は装着後14ヵ月経過、5は装着直後のハイブリッドタイプのジャケット冠である。4、6の光沢は完全に失われている。セルフケア時に使用していた研磨力の強い歯磨剤によるものと推測される。

図24 ツヤの消失に伴うステインの付着

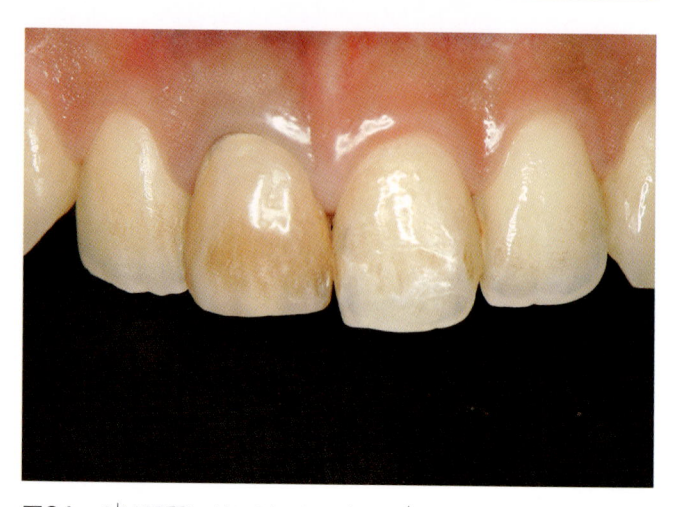

図24 1は硬質レジンジャケット冠。1にはコンポジットレジン充填が施されている。ツヤの消失に伴い、天然歯以上にステイン沈着が顕著である。

図25-1、2 ツヤの消失に伴うバイオフィルムの付着

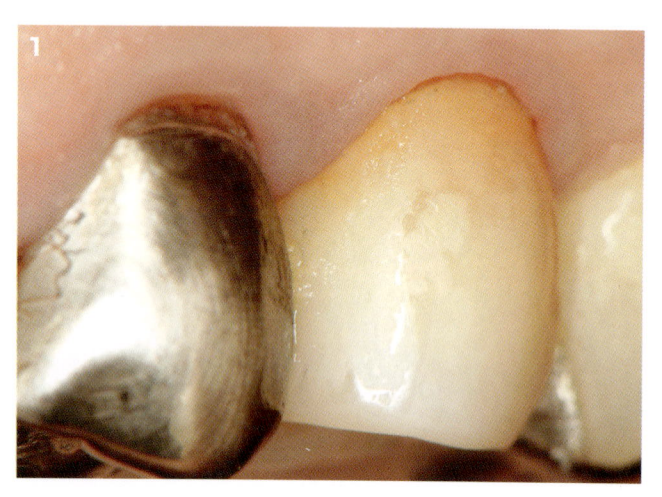

図25-1 5に装着されたハイブリッドタイプと考えられるジャケットクラウン。歯頸部から近心隣接面にかけてバイオフィルムの付着が認められる。4メタルクラウンには回転式器具による研磨に起因すると考えられる傷が残っている。

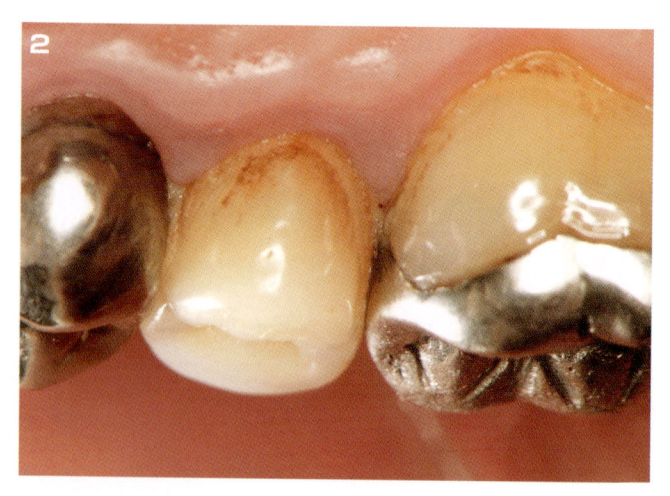

図25-2 舌側面。天然歯以上にステイン沈着とバイオフィルム付着が認められる。

☞図25の詳細は第5部で解説

可能性がある。

図23の4、6は装着後14ヵ月ほど経過しているハイブリッドタイプのジャケット冠だが、完全に光沢が失われている。セット直後の5と比較しても明確な差がある。この原因は、セルフケアに使用していた研磨力の強い歯磨剤によるものと考えられる。デリケートな材料であるため、プロケアのみならずセルフケアでの扱いについても、患者に情報を伝達する必要がある。

また、ツヤの消失にともない、粗造な面にはステインが付着しやすくなる。図24の1は硬質レジンジャケット冠、1にはコンポジットレジン充填が施されているが、天然歯以上にステイン沈着が顕著である。

ツヤの消失、ステイン沈着とともに起きる問題は、バイオフィルムの付着である。図25-1、2は5に装着されたハイブリッドタイプと考えられるジャケットクラウンである。近心隣接面にかけてバイオフィルムの付着が認められる。4のメタルクラウンには回転式器具による研磨に起因すると考えられる傷が残っており、一括してプロケアを受けた可能性も否定できないが、いずれにしてもこのバイオフィルムはセルフケアでは落とせない状況になっている。

図26-1、2　部分床義歯の材質別に選択的に堆積した汚染物質

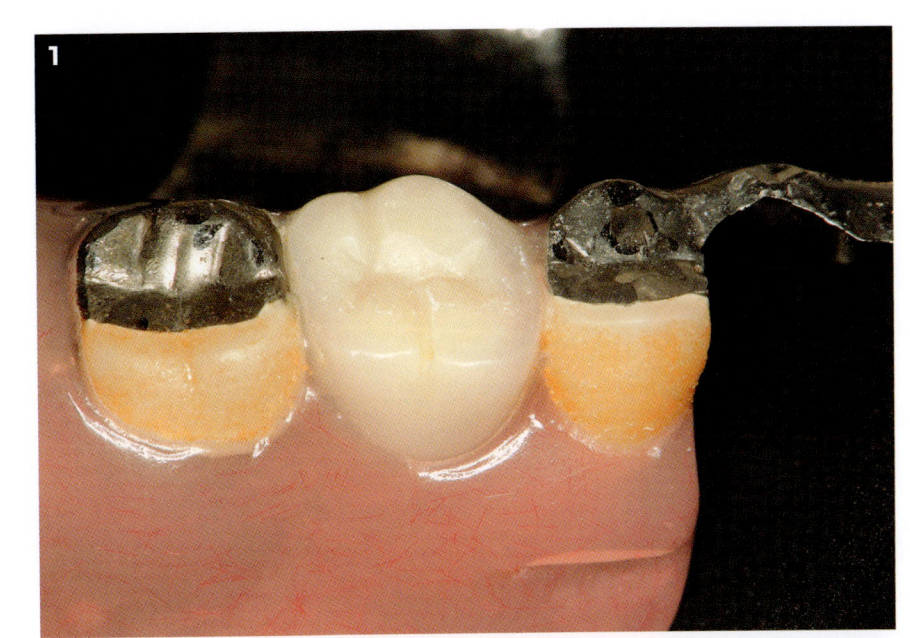

図26-1　人工歯としての硬質レジン歯を用いている部分と、メタルフレームに硬質レジンを前装した部分では、経時的に汚染のしかたに差が出ている。前装部分は研磨により表面が粗造化し、汚染物質が堆積している。

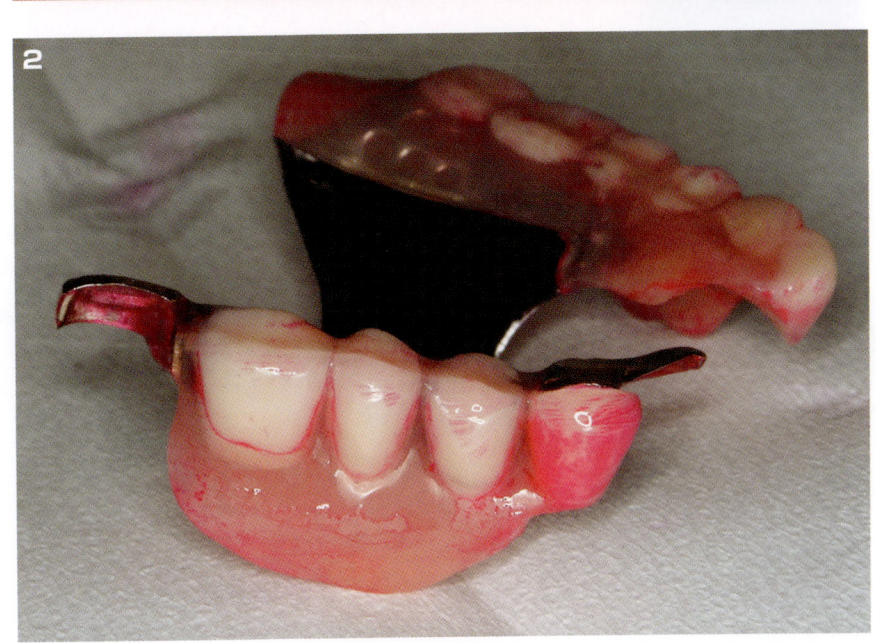

図26-2　前装部分への汚染物質付着は、鉤歯付近の場合、バイオフィルム増加を招く一因になる可能性がある。

☞図26の詳細は第5部で解説

義歯表面に見られるプロケア・セルフケアの弊害

　義歯、なかでも部分床義歯は、1装置のなかで複数の材料が混在していることが多い。

　人工歯部分であっても、図26-1、2のように人工歯としての硬質レジン歯を用いている部分と、メタルフレームに硬質レジンを前装した部分では、経時的に差が出ている。前装部分には、レジン系材料の項で解説したように研磨によって凹凸がはっきりしてくるために、この部位に選択的に汚染物質が堆積している（図26-1）。これは、鉤歯付近にバイオフィルムの増加を招く一因となってくる可能性もある（図26-2）。

　支台歯ばかりに目を向けるのではなく、義歯の洗浄方法、指導法についても再考する必要がある。

【参考文献】

1. 加藤正治，日野浦 光，猪越重久．ミニマルインターベンションを軸にした新しい時代の歯科医院．歯界展望 2002；99(6)：1209-1245．

【掲載写真および症例関連執筆論文・書籍】

図2 加藤正治，相澤真奈美．歯面改質剤によるナノケアの実践．In: 腕を上げたいうまくなりたい．自由診療のステップ by ステップ．東京：デンタルダイヤモンド，2005．

図5、図6、図7、図13、図16、図17、図20、図26
加藤正治(監修)．素材を考慮したプロフェッショナルケア．患者さんに喜ばれるメインテナンスとは．東京：ジーシー，2008．

図9 加藤正治，相澤真奈美．どうする？ プロケア＆セルフケアグッズの効果的な選び方．高輪歯科編．DHstyle 2007; 1(2): 17-37．

加藤正治(監修)．素材を考慮したプロフェッショナルケア．患者さんに喜ばれるメインテナンスとは．東京：ジーシー，2008．

吉成正雄，加藤正治，小林明子．歯と補綴物にやさしいプロフェッショナルケアの新時代．デンタルハイジーン 2009; 29(1): 32-42．

図14 加藤正治．露出した象牙質表層のプロケアを考える．DENTAL DIAMOND 2008;33(9):143-155．

図22 吉成正雄，加藤正治，小林明子．歯と補綴物にやさしいプロフェッショナルケアの新時代．デンタルハイジーン 2009; 29(1): 32-42．

図23 加藤正治(監修)．素材を考慮したプロフェッショナルケア．患者さんに喜ばれるメインテナンスとは．東京：ジーシー，2008．

吉成正雄，加藤正治，小林明子．歯と補綴物にやさしいプロフェッショナルケアの新時代．デンタルハイジーン 2009; 29(1): 32-42．

2

第2部

ケアペーストを実感する

Chapter 1

歯磨剤を知る

セルフケアはプロケアでコントロールする

　歯磨剤において、プロケア・セルフケアを問わず薬効以上にもっとも配慮しなければならないのは、研磨力である。研磨力の判断次第で、効果はプラスにもマイナスにもなるからである。たとえば、再石灰化よりも研磨スピードが上回るようであれば、歯質は摩耗し傷ついて、着色や知覚過敏を引き起こす。また補綴物では、腐食やバイオフィルムの付着を増長することになりかねない。

　研磨力は、歯磨剤に含まれている研磨材の種類、大きさ、形状、配合量はもちろん、使用するブラシのかたさ、ブラッシング圧、時間、頻度などによって変わるため、一概にペーストだけで判断することはできない。しかし、われわれは製品固有の研磨力を実感していることが大切である。

　プロケアでは、研磨行為は常に付随するものであることから、研磨力について意識することは多い。しかしセルフケアでの歯磨剤の選択の多くは、「患者まかせ」が現実ではないだろうか。筆者は、プロケアの効果をセルフケアによって維持する、あるいはプロケアとセルフケアの相乗効果でよい方向へ導こうと考えるならば、セルフケアの領域まで踏み込んでコントロールすることが、プロケアの役割でもあると考えている[1,2]。

　つまり、磨ける人、磨きすぎる人、磨かない人、磨けない人、磨いてもリスクが上回る人などの個性が患者にはあるが、これに応じた柔軟な対応はもちろん、セルフケアで使用する歯磨剤および清掃器具の選択も、個々の患者に応じてわれわれがコントロールする必要があると考えている。なぜなら、先述したように歯磨剤は歯質・補綴物双方に大きな影響力を持っているからである。

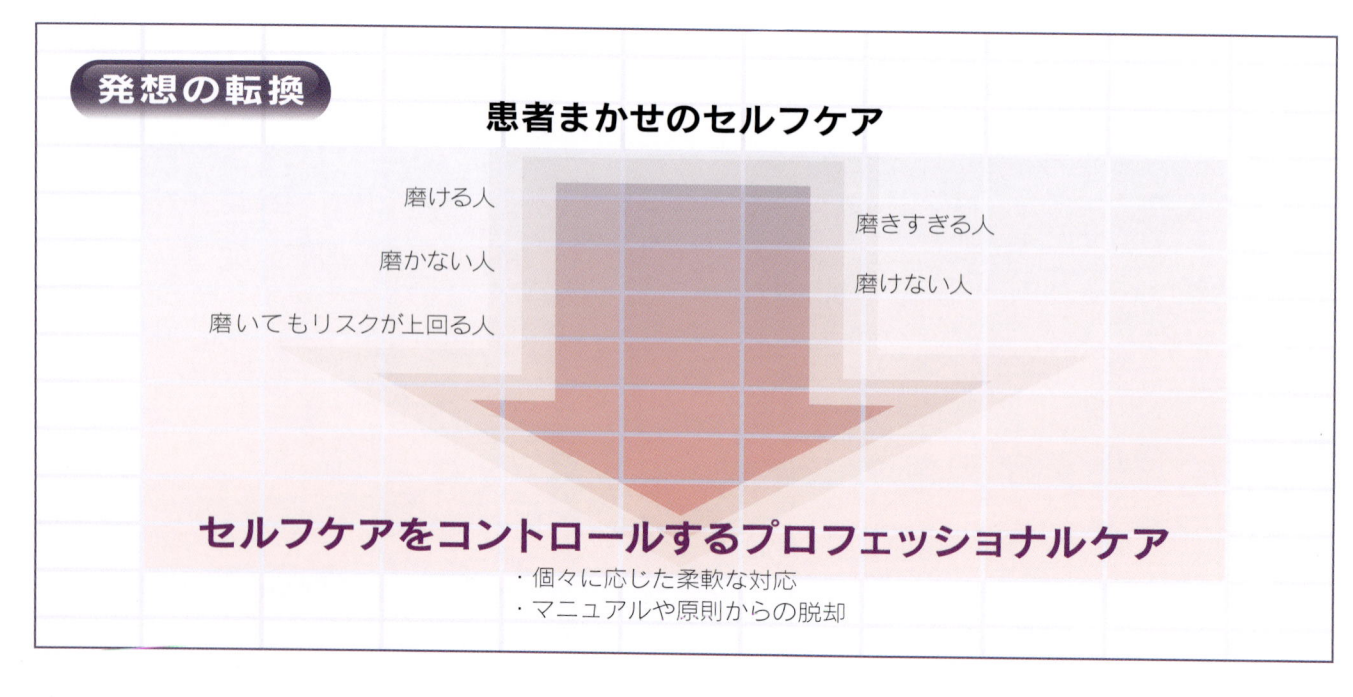

発想の転換

患者まかせのセルフケア

- 磨ける人
- 磨きすぎる人
- 磨かない人
- 磨けない人
- 磨いてもリスクが上回る人

↓

セルフケアをコントロールするプロフェッショナルケア
・個々に応じた柔軟な対応
・マニュアルや原則からの脱却

図1　国内市販歯磨剤のRDA値

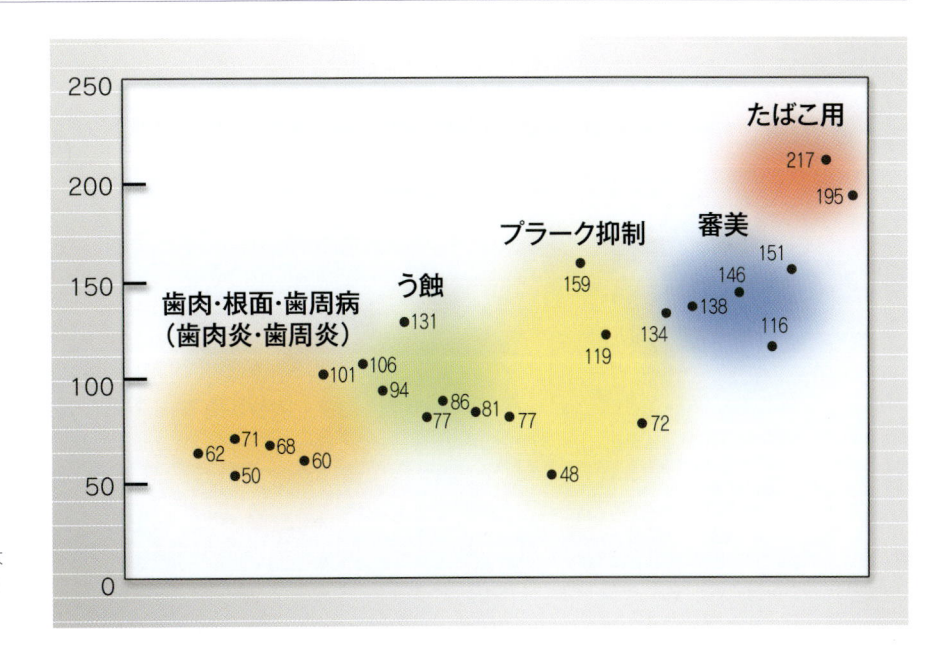

図1　目的別・歯磨剤のRDA。対象により研磨力が大きく異なる。（データ提供：サンスター）

図2　歯磨剤に配合されている研磨材の研磨力を認識する簡単なテスト法

図2　アルミホイルの光沢面に直径数cmの円を描き、テストしたい歯磨剤を約1cmほど出し、30秒間ほどブラッシングする。同条件で他の歯磨剤と比較することで、各歯磨剤の研磨力を実感することができる。右の写真は実際の実験例。低研磨力の歯科用歯磨剤としてシステマデンタルペーストアルファ、比較として石けんハミガキを使用した。石けんハミガキは、合成界面活性剤を配合していないことを最優先に考えた場合の選択かもしれないが、ヤニ取り歯磨剤ほどの研磨力がある。これはほんの一例で、多くの患者は研磨力を知らずに使用しているため、少なくとも自院の患者には口腔内の状態にあっているかどうかのアドバイスはする必要があるだろう。なお、黒くコーティングされたアルミホイルを用いれば、研磨力の強さをステイン除去力の強さという視点での観察も可能である。

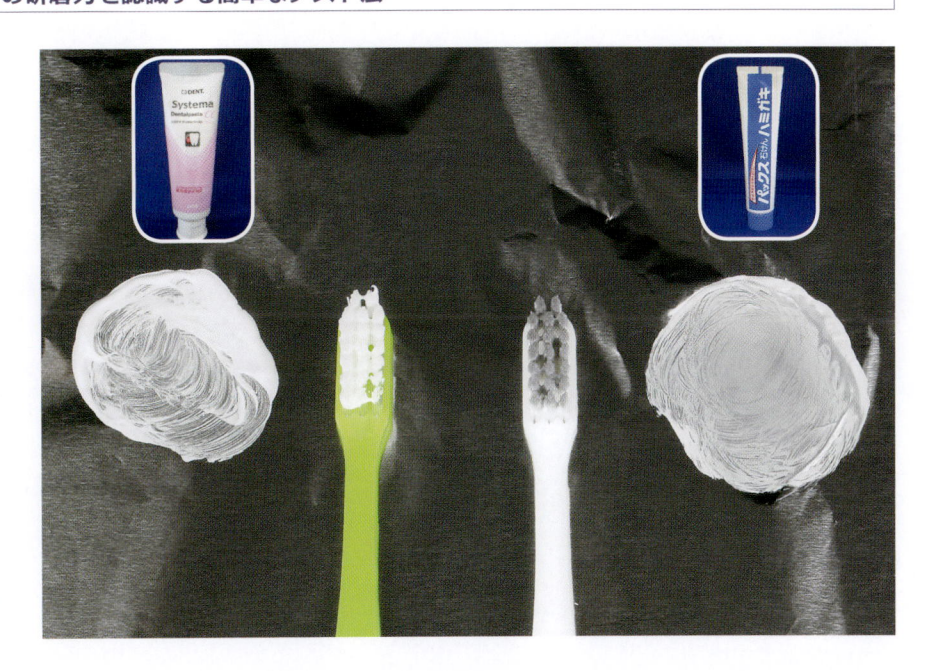

歯磨剤の研磨力を把握する──清掃力を考える

図1は、目的別に分類された市販歯磨剤のRDAを表わしたものである。根面対象をうたう歯磨剤は研磨力が低く、審美系をうたうものはやはり高い研磨力を有している。しかし、実際にRDAが明記されている市販歯磨剤は少なく、また試験もされていないことから、RDA値の把握は困難である。ではどのようにして研磨力を実感したらよいのだろうか？

ここで歯磨剤に配合されている研磨材の研磨力を認識する、簡単な試験法を紹介する[3]。

アルミホイルの光沢がある表側に直径数cmの円を描き、テストしたい歯磨剤を約1cmほど出す。毛束がフラットで、ブラシのかたさは普通タイプの歯ブラシを用い、30秒間ほどアルミホイルをブラッシングする。研磨力の強い歯磨剤ほどアルミが削られて黒くなる。この状況を比較するのである（図2）。ステイン除去力だけでなく、金属などの補綴材料への傷のつきかたを感じ取るには、アルミホイルが適している。

ブラシのかたさが硬いほど同じペーストでも研磨力が強くなり、毛先の形

図3　同じ銘柄で異なる製品をテストしてみると……

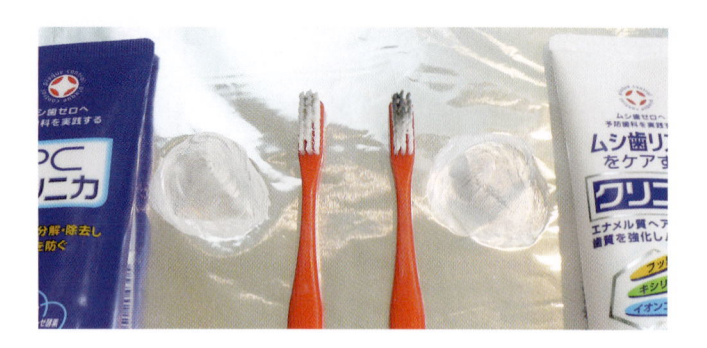

図3　同じ銘柄でも、製品が異なると研磨力に差があることがわかる。ムシ歯リスクをケアするクリニカのほうが研磨力が高いことがわかる。

図4　筆者の歯科医院で調査した歯磨剤の研磨力（上段：歯科専売品／下段：一般市販歯磨剤）

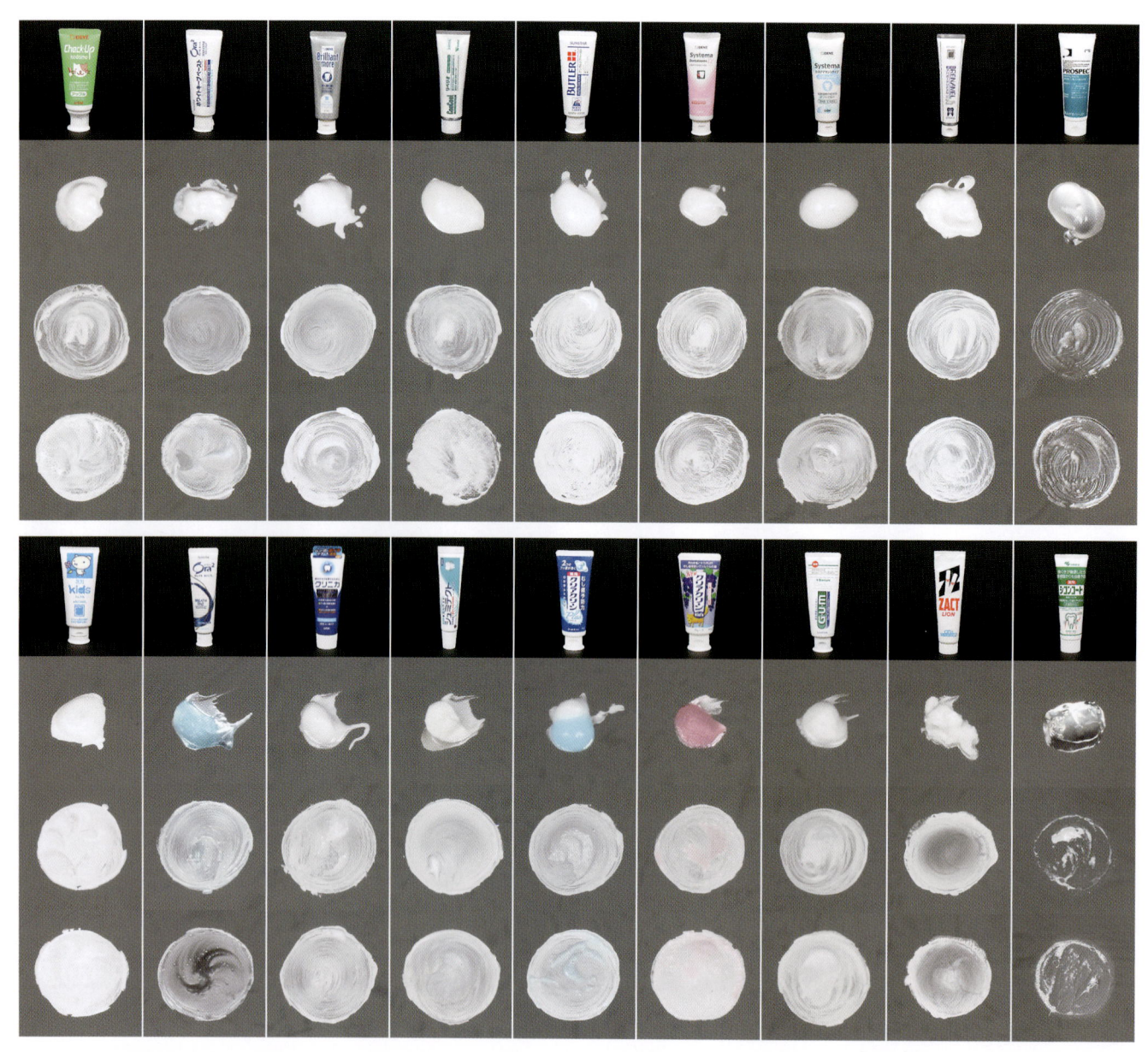

図4　ここではアルミホイルの代わりに、薄い家庭用途のアルミ板を用いて相対的比較を行った。各歯磨剤0.2gを採取し、PMTCコントラに2種類のブラシを用いて、ブラッシング圧150g、回転数1000rpmにて15秒間作用させた。各製品写真に対応して、上段より採取したペースト、ポリッシングブラシ（ソフト）、ポリッシングブラシ（ミディアム）の順で表示している。作用面積は10円玉大とした。代表的な歯磨剤で実験したが、同一銘柄でも配合されている研磨材により図3のようにまったく異なるものもあるため、注意が必要である。また、同一銘柄でも大人用と子ども用では、子ども用のほうが研磨力はかなり押さえられている。ブラシが硬くなるほど研磨力は強くなり、研磨材の強い製品ほどペーストの色がアルミの研削により灰色になる。上段下段とも、最右側のようなジェル状のものはマイルドに作用していることがわかる。

状や植毛のタイプによっても結果は変化する。もちろんブラッシング圧にも影響を受ける。これらから、汚れの厚み、性状、部位を考慮しながら、個性に応じた清掃器具と組み合わせて清掃力をコントロールする必要性が想像できよう。

本実験による研磨力の比較例として、ライオンのクリニカ2種（PCクリニカ、ムシ歯リスクをケアするクリニカ：ともに現行品ではない）を検討してみる（図3）。同じ銘柄のクリニカをアルミホイルで簡易テストすると、ムシ歯リスクをケアするクリニカのほうが研磨力がだいぶ強く設計されていることがわかる。むし歯リスクが高い→「磨けない」を想定しているのかもしれない。しかしここには落とし穴がある。「自分はむし歯になりやすいから」とオーバーブラッシング気味の患者が用いたら、研磨力が強すぎて知覚過敏を引き起こしてしまう可能性も否定できない。セルフケアで使用する歯磨剤をプロケアでコントロールする意義がここにある。

当院では、この簡易テストにより研磨力を確かめる方法を積極的に行っている[3]。もちろん、実際の歯質や補綴物とは削れかたが違うが、相対的な比較は可能である。たとえば、「歯面を傷つけないで着色を落とす」とうたっている製品を比較すると、幼若永久歯や象牙質の安全域とされるRDA60よりもはるかに強い研磨力を持っているものがほとんどであることがわかる。

このように一般市販品を簡易テストした結果、あくまで当医院での基準ではあるが、相対的にRDA120よりも研磨力の強いものは、歯磨剤として日常的な使用には影響が強すぎるとして使用を控えるように指導している。もちろん、一般市販品として流通してしている製品をすべて把握することは、現実的ではない。しかし、銘柄ごとにだいたいの傾向をつかんでおくことは必要であろうと考えている（図4）。

なお、研磨材、清掃剤の表記がなかったり、研磨材無配合となっていても、基剤や粘結剤などの名目で配合されている成分が実際には研磨力を持っている場合もあるので、注意が必要である。

歯磨剤の院内処方がセルフケアコントロールのカギ

一般市場では新商品が日々登場し、なかにはカリオロジーという言葉まで耳にするようになった。そしてほとんどの人がTVのCMやイメージ、うたい文句を参考にスーパー、コンビニ、ドラッグストアなどで、歯磨剤を買い求めている。

筆者は、歯科医院に足を運んでくださる患者には、その方に合った歯磨剤を使用していただく必要があると考えている。残念ながら多くのTBIの現場では、ブラシ類の選択は一生懸命するものの、ペースト類の選択まで踏み込んでいないことも多いのではないだろうか。われわれがまず製品の特徴を知り、実感し、患者のリスクやライフスタイル、嗜好に応じて歯磨剤を選択できるようにすることで、予防だけでなく治療やメンテナンスのさまざまなステージで効果を上げることができると筆者は考えている。具体的には、歯科医院専売の製品を中心に特徴を把握して、「個々の患者の状態にあわせて処方する」という発想で歯磨剤を選択・提供することで、プロケアとセルフケアの相乗効果をねらうことも可能となるであろう[1]。

一般市販品の歯磨剤は、専門家の指示・指導のもとで使用されることは想定されていない。これらはあくまで清掃剤としての位置づけで、物理的機能すなわちこすって汚れを落とすことが主目的である。一方、歯科用あるいは歯科専売品は、意図的に研磨力を抑制したり、殺菌や抗炎症作用の強い成分が配合されているものもある。「歯科医師、歯科衛生士の指導のもとに正しくお使い下さい」という記載があるものも多く見られるように（図5）、歯科専売品はうまく使うことで高い効果を得られるのである。

日常臨床で、両者の違いをどう考えればいいだろうか——。たとえば一般市販品で研磨材無配合としたら、「磨いても着色してくる」というクレームが消費者から寄せられてしまうだろう。しかし、歯科医院に来院しリスク診断やプロケアを受診できる患者には、われわれの正しい説明により患者の理解・納得が得られるならば、研磨材無配合や低研磨力が最適な選択になる場合もある。

もちろん、一般市販品の中には歯科専売品と同じ認識で用いることで優れた効果を発揮するものも存在する。つまり、単に清掃剤として歯磨剤を認識するのではなく、ケア剤としての認識を持つことが重要である。口腔内の状況、目的に合わせて歯磨剤を選択し、その成果を常に観察し、変化に柔軟に対応することが大切であろう。

図5　あなたは歯科専売品をどれだけ理解しているか？

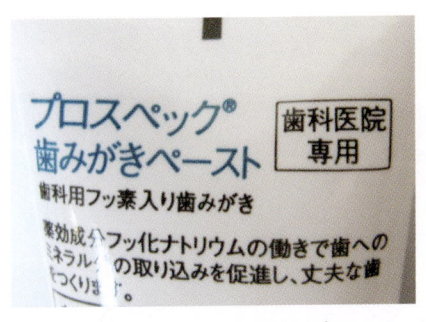

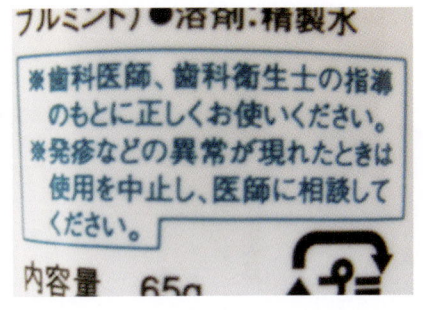

図5　歯科専売品の1つであるプロスペック®歯みがきペーストの記載例。

院内処方の観点から考えるセルフケア時の歯磨剤の位置づけ

歯磨剤の使用量について、「歯磨剤はつけずにブラッシングするほうがよい」、「研磨力の問題などから、ごく少量で十分」と指導することが常識とされることもあるようだが、はたして本当にそれでよいのだろうか？　筆者は、「効用を期待するならば、効果の出やすい十分な量の歯磨剤をつけるべき」と考えている。なぜなら研磨材以外にも、歯磨剤にはさまざまな薬効成分や発泡剤などの清掃効果を高める成分が配合されているからである。また、研磨材の工夫により、RDA値が低くても汚れを落とす効果が高いものもある。つまり、研磨力だけで判断するのではなく、清掃力として判断することが大切であると考えている。

もちろん、TBIにおいて歯ブラシのあてかたを明示する場合や、つけると爽快感が先立ち十分なブラッシングができない、発泡剤により長時間ブラッシングできないなどの理由は納得できる。また、ブラッシングだけ（清掃器具だけ）でも、歯に付着した汚れの一部や歯間に挟まった食物のカスはたしかに取り除ける。しかし、強固に付着したバイオフィルムやステインなど、歯ブラシの毛先や器具の届かない部分の汚れは完全に除去できず、リスクの高い場所ほどうまく清掃できないのが現実である。

筆者は、歯磨剤に配合されている清掃剤（研磨材）の効率的な利用と、配合されている薬効成分によって、効果的なケアを展開することができるのではないかと考えている。1つ1つの器具（道具）や歯磨剤（ジェルを含む）の特徴を理解し、個々の口腔（人）に対してケア用品を処方することができれば、効果（効率）の高い予防ができる。具体的には、歯肉の状態や唾液の分泌量を鑑みてジェルタイプの歯磨剤を選択したり、あまり磨けない患者には清掃剤や発泡剤の助けをかりることも必要となるだろう。一般論ではなく個々の患者の状況をとらえながら柔軟に処方するという「発想の転換」が必要と、筆者は考えているのである（**図6-1～4**）。

この視点は、プロケアによるセルフケアのコントロール実績の評価にも使用できる。たとえば1回の使用料を1gとすると、チューブの内容量から、次回メンテナンス来院時まで足りるかどうか判断できる。また来院時に残り具合を確認することで、処方どおりに実践しているかの見当もつけることができる（**図7-1～3**）[4]。

本書では、歯ブラシよりも歯磨剤にウエイトを置いた展開をしている。なぜなら、歯磨剤の選択でコントロールするほうが、患者側にとってもわれわれ処方する側にとっても、容易に変化や効果の把握ができるからである。

もちろん、状況に応じて最適な歯ブラシを選択をすることは必須である。筆者らは、"道具"にあたる歯ブラシの毛のかたさや形状が適正なものに決定したら、まずそれを基準に考えて、歯磨剤を適宜処方している。また、研磨力は歯磨剤よりも歯ブラシやブラッシング圧の影響が大きいとの考えから、ブラッシング指導に重点が置かれることが多いようであるが、この点についても、適正な指導を行いながら、これまで以上に歯磨剤の見直しに注力することで、効果をより早く得られると考えている。

セルフケアグッズや使用法を細かく指示して処方するという考えかたは、本書の序で述べたPersonalized Professional Careの要ともいえる。

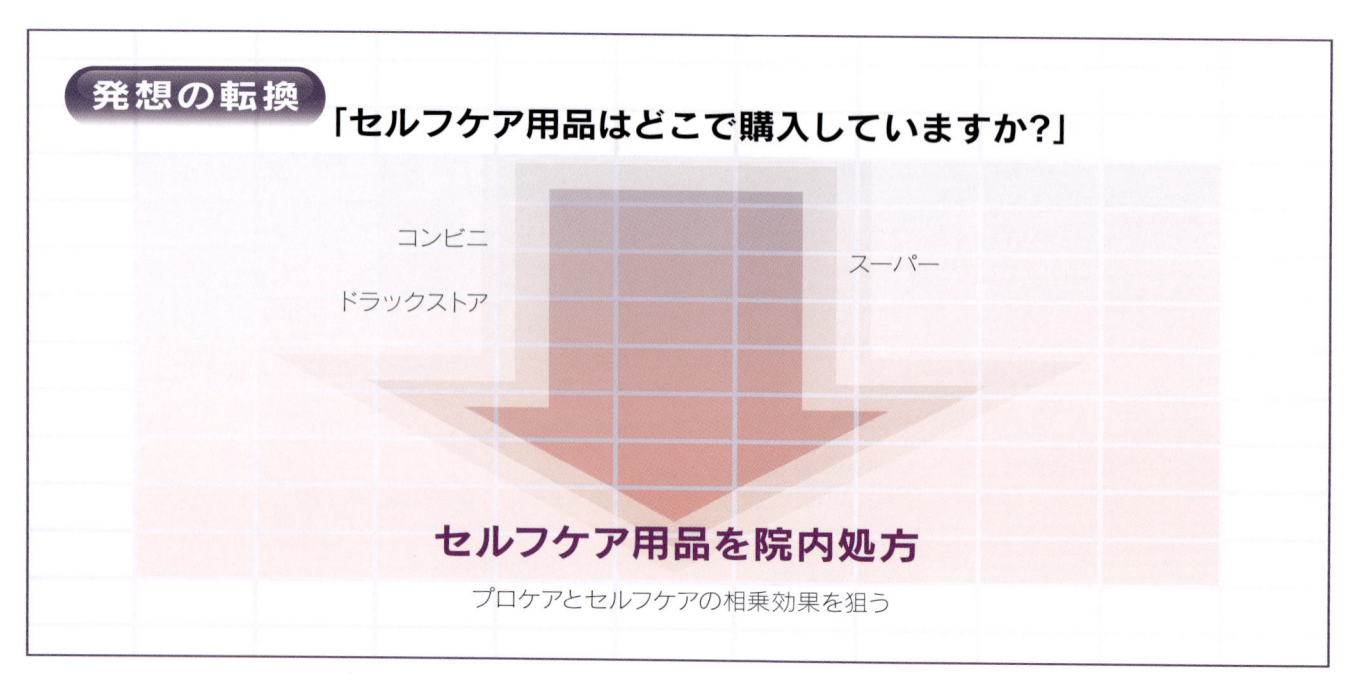

発想の転換　「セルフケア用品はどこで購入していますか？」

コンビニ　　　　　　スーパー
ドラックストア

↓

セルフケア用品を院内処方
プロケアとセルフケアの相乗効果を狙う

図6-1～4　歯磨剤は、個々の患者の状況に応じて"処方"するのが秘訣である

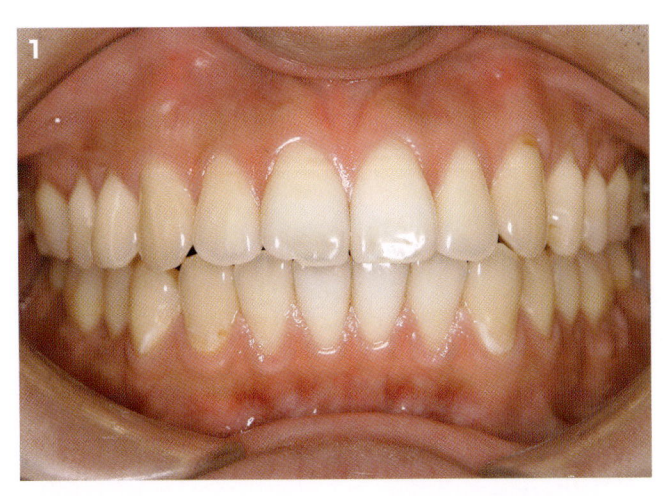

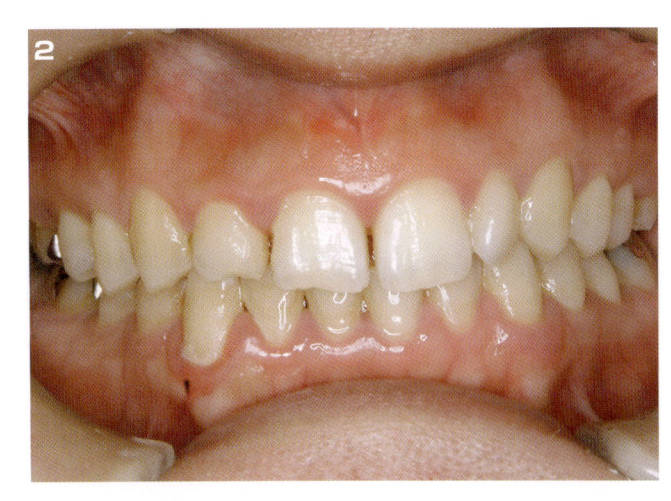

図6-1、2　両者の口腔内環境やリスクは明らかに異なる。ゆえに歯磨剤の処方が異なっても、決して不自然ではないだろう。

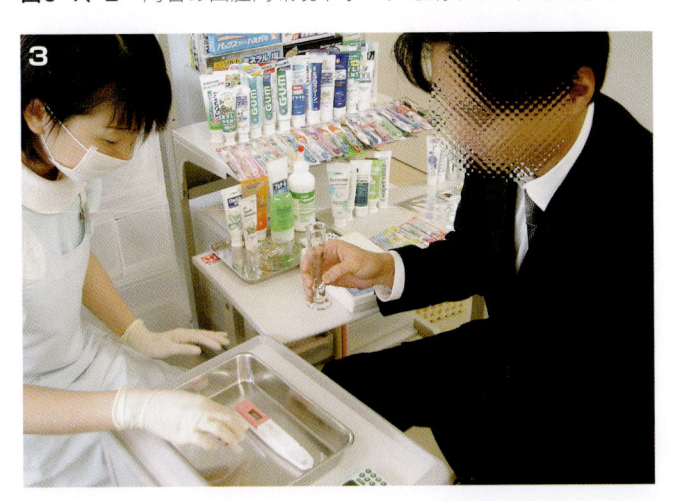

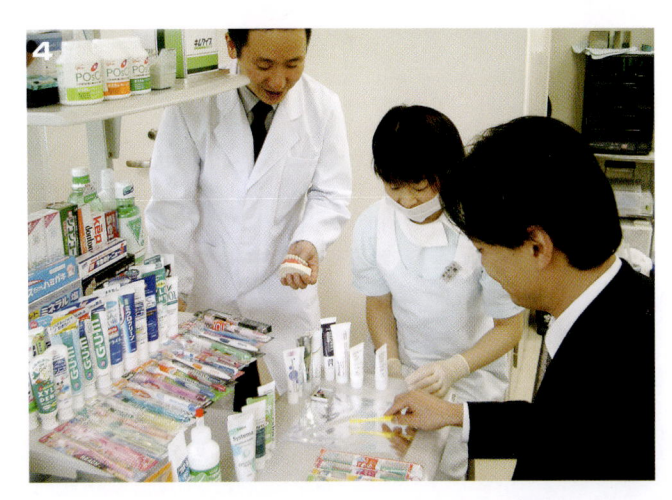

図6-3、4　処方を行う際には、患者のリスクを把握することはもちろん、それぞれの歯磨剤の研磨力についても実際に体験してもらうことで、その意義を深く理解してもらうことができる。

図7-1～3　小児へのセルフケアグッズ処方は"お道具箱感覚"で、本人の気持ちを盛り上げる

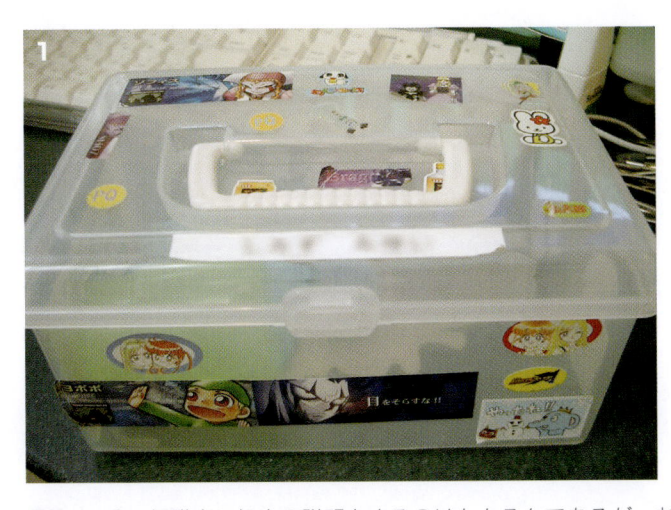

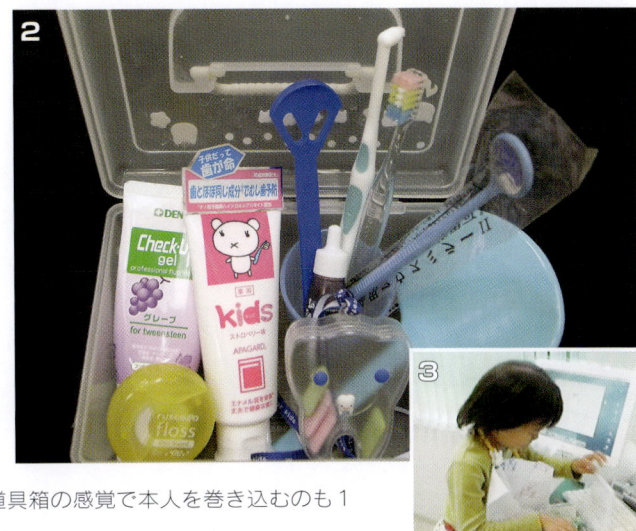

図7-1～3　保護者に処方の説明をするのはもちろんであるが、お道具箱の感覚で本人を巻き込むのも1つの案である。ただし事故のないよう、保護者の協力は必須である。

Chapter 2

PMTCペーストを知る

位相差顕微鏡に見るPMTCペースト内の研磨材

研磨力に対する実感が伴うと、「はたしてプロケアとセルフケアのバランスはとれているだろうか」という疑問が生じることだろう。ここでは、プロケアを組み立てるうえで基本となるPMTCペーストの性能を確認してみたい。

位相差顕微鏡を用いるとPTMCペーストの中身を観察することができる。位相差顕微鏡は本来、細菌や血球の観察に適した顕微鏡だが、PMTCペーストをごく少量の精製水で薄く溶いて観察すれば、研磨粒子の大きさや形状を簡単に観察できる(図8-1〜3)。

図9-1〜6は、当院の位相差顕微鏡を用いて観察したRDA別PMTCペーストである。研磨材の配合量ではなく、研磨粒子の大きさや形状で研磨力に差を出していることがわかる。つまり、RDAの大小異なるペーストをブレンドして中間の研磨力を持たせようとしても、大きい研磨粒子の影響を受けるため、ブレンドはナンセンスであることがわかる(図10)。また、ペーストが混じるような使いかた、つまりブラシの共有も避けるべきである。

図9-6はプレサージュ(松風)の位相差顕微鏡像であるが、RDA250クラスの研磨粒子が観察された。フッ化物を配合しない製品だが、研磨力としてはかなり大きいと判断できる。一般的にホワイトニングの術前に用いるものには、同様な傾向がある。

なお、**図11〜15**に各種PMTCペーストの位相差顕微鏡像を、**参考図1〜2**にMIペーストとRENAMEL®の位相差顕微鏡像も示した。

図8-1〜3 位相差顕微鏡によるPMTCペーストの観察方法

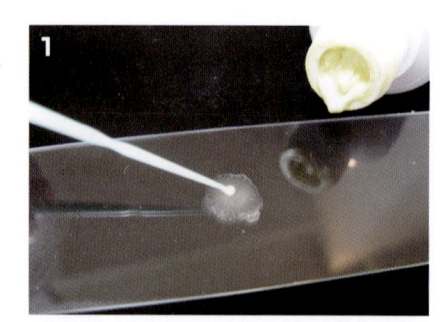

図8-1 スライドガラス上に観察したい少量のペーストを精製水で薄く溶く。

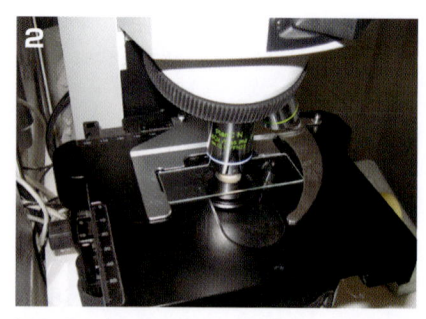

図8-2 カバーガラスを乗せて位相差顕微鏡で観察する。

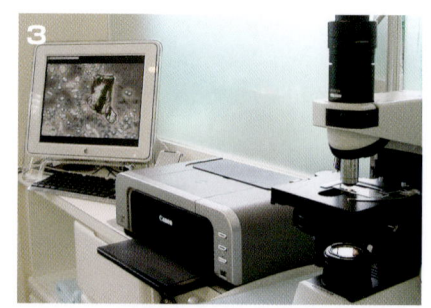

図8-3 位相差顕微鏡像はPC上で確認することができる。あらかじめスケールを読み込んでおくと、粒子のサイズがわかりやすい。

図9-1～6　RDA別・位相差顕微鏡で見る研磨材粒子

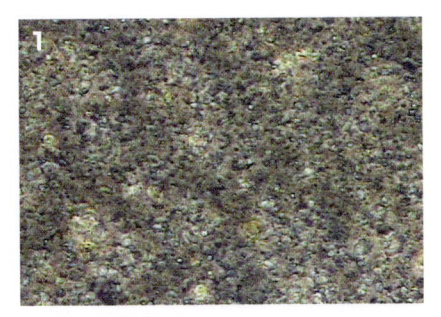

図9-1　RDA7のPMTCペースト。

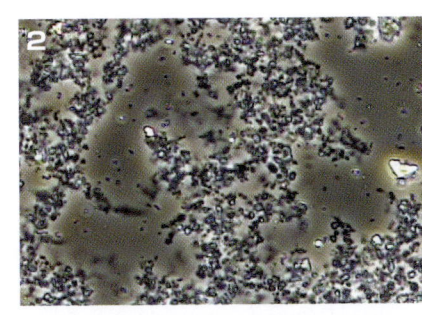

図9-2　RDA40のPMTCペースト。

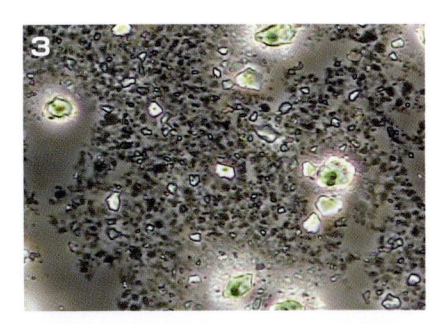

図9-3　RDA120のPMTCペースト。

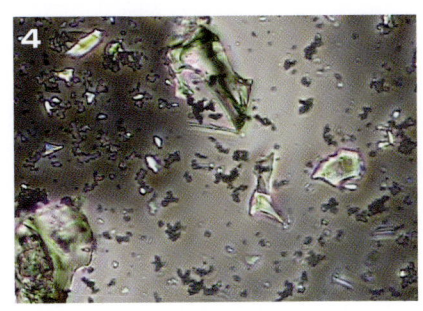

図9-4　RDA170のPMTCペースト。

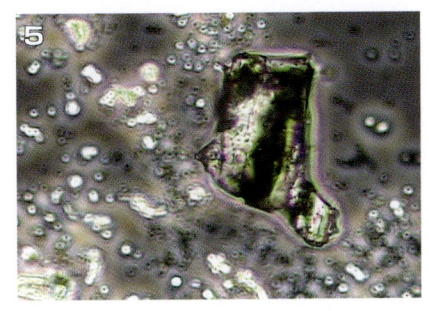

図9-5　RDA250のPMTCペースト。

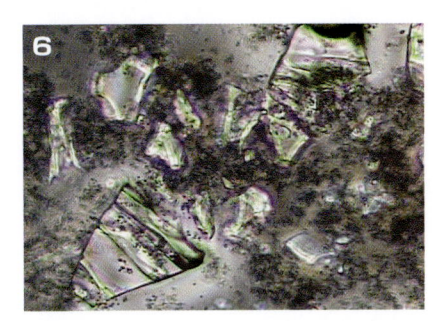

図9-6　プレサージュ（松風）の位相差顕微鏡像。フッ化物を配合しない製品だが、RDA250程度の研磨粒子が確認できる。

図10　異なる研磨力の研磨材をブレンドしても、中間の研磨力は得られない

正しい解釈：大小の研磨材粒子が混在

誤った解釈：中間の研磨材粒子ができる

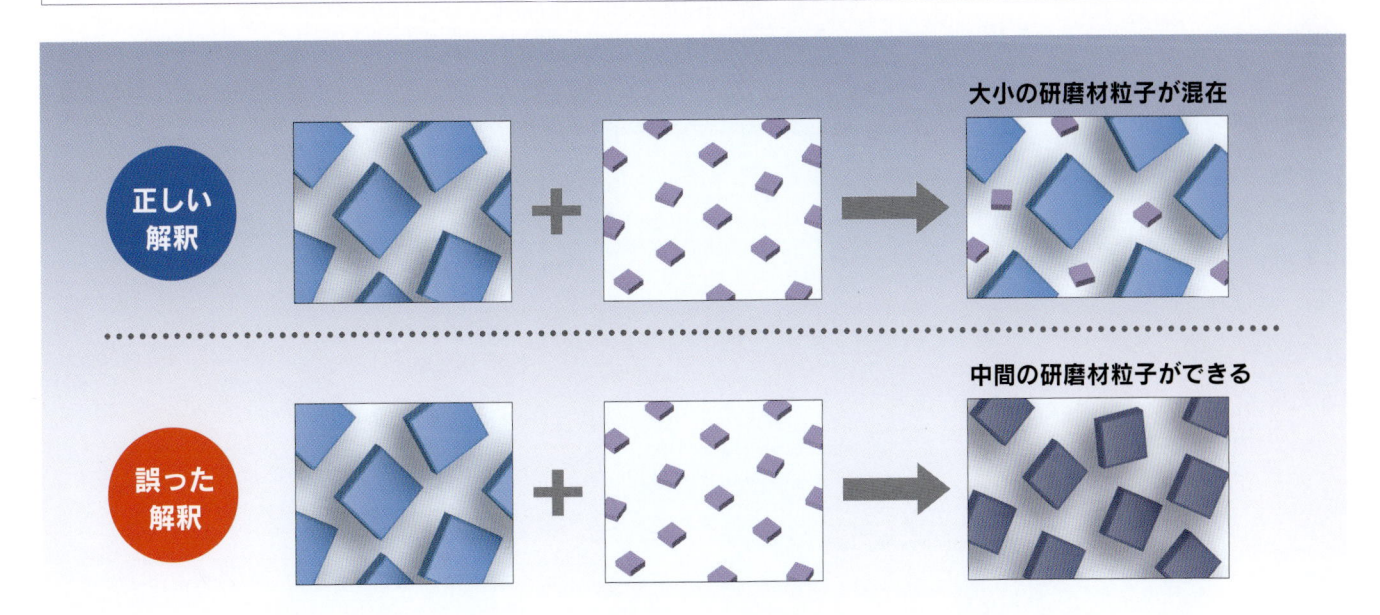

図10　研磨材の粒径の異なるものを混ぜ合わせても、中間の大きさの粒径にはならず、大きな粒子の影響を強く受けることになる。したがってRDAの異なるペーストをブレンドしたり、ブラシを交換しないで用いることは避けたい。

図11-1、2　メルサージュレギュラー（松風）の位相差顕微鏡像

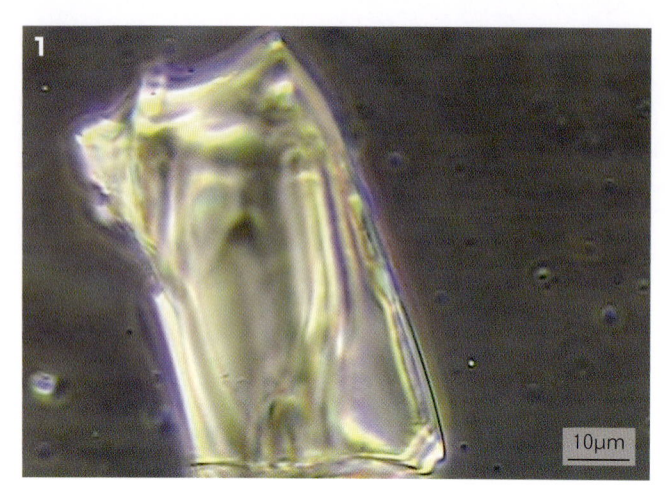

図11-1　メルサージュレギュラーの研磨粒子は50〜100μmほどの大きさがあり、角張った鋭利な形状である。

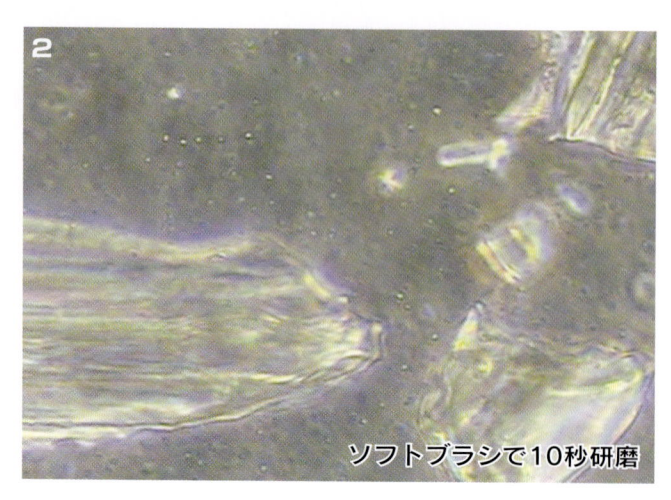

図11-2　白いブラシ（ソフト）で10秒間500回転で研磨したところ、やや角が崩壊したものも見られたが、多くは外形をとどめていた。

図12　メルサージュファイン（松風）の位相差顕微鏡像

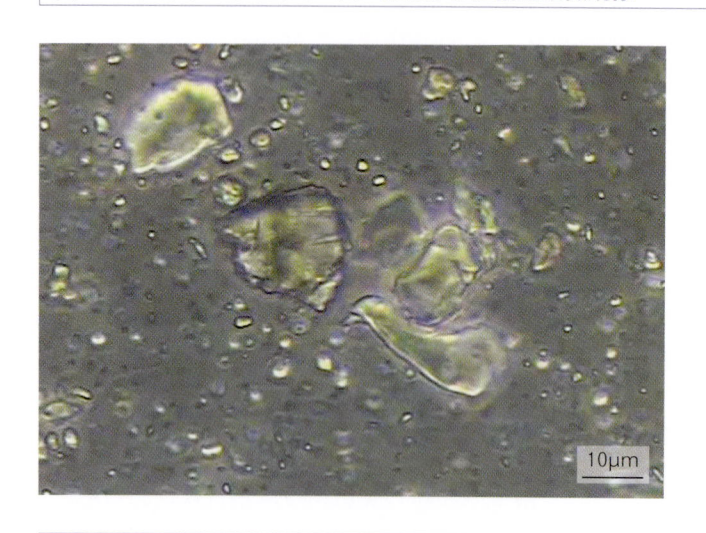

図12　メルサージュファインの研磨粒子の大きさは、数十μmであった。メルサージュレギュラーの研磨粒子よりもファインの研磨粒子は小さいため、同一時間、例えば10秒間ずつ作用させてもレギュラーの傷跡は消えないと考えられる。研磨ステップにおいては、ファインほど研磨時間を長くする必要がある。

図13-1、2　PTCペーストレギュラー（ジーシー）の位相差顕微鏡像

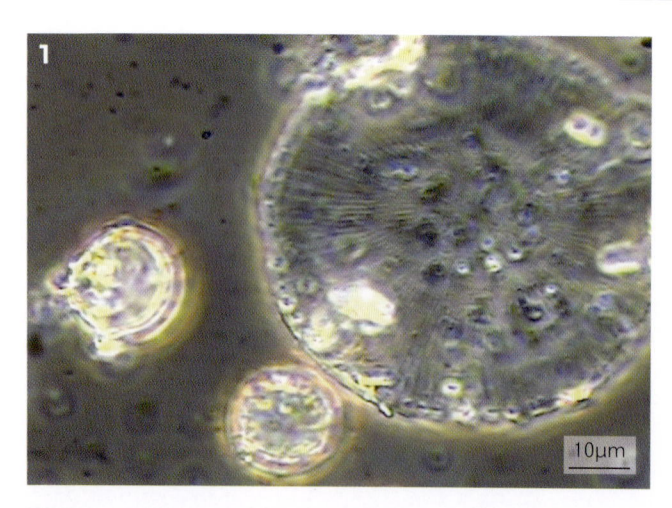

図13-1　PTCペーストレギュラーの研磨粒子は50〜100μmほどの大きさだが、球状に見えるものが多く観察された。

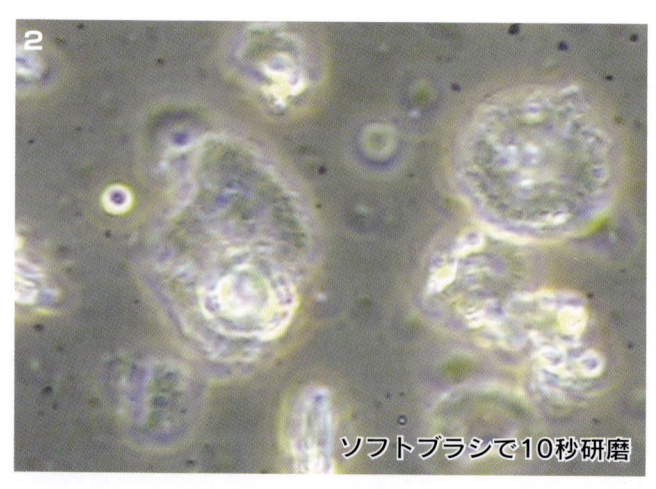

図13-2　白いブラシ（ソフト）で10秒間500回転で研磨したところ、崩壊して粒径は小さくなった。

図14-1、2　自己崩壊型ペースト（ワンペーストタイプ）・ピュアテクト（睦化学工業）の位相差顕微鏡像

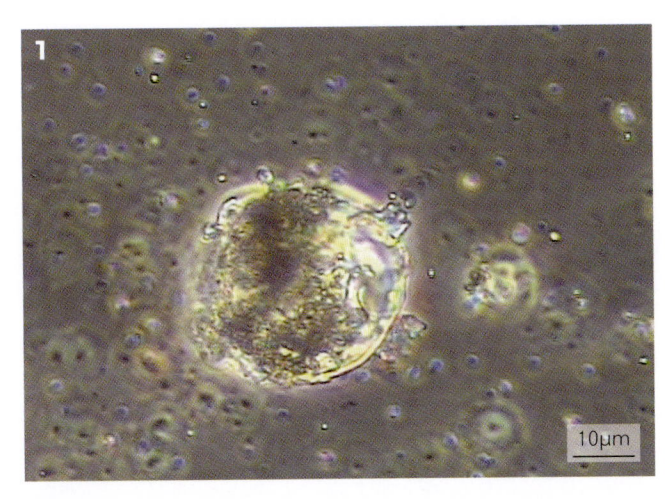

図14-1　徐々に粒径が小さくなっていく自己崩壊型研磨粒子を配合した製品のピュアテクト。研磨前の粒径は30～50μm程度の球状のものが多く観察された。

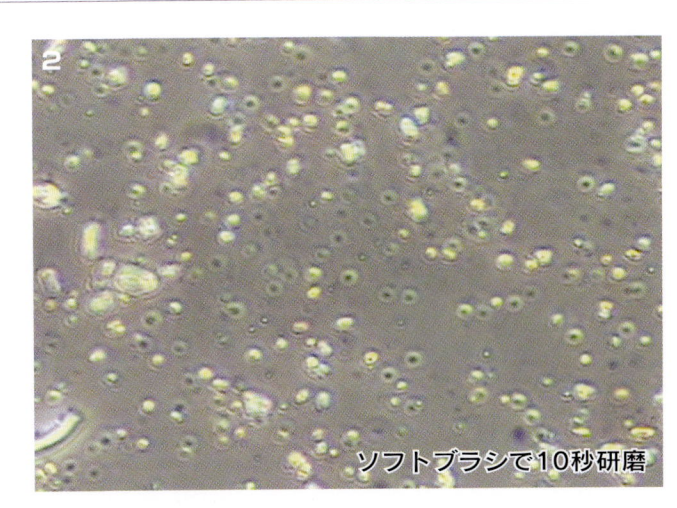

図14-2　白いブラシ（ソフト）で10秒間500回転で研磨したところ、崩壊して粒径は細かくほぼ均等に砕けた。

図15　PTCペーストファイン（ジーシー）の位相差顕微鏡像

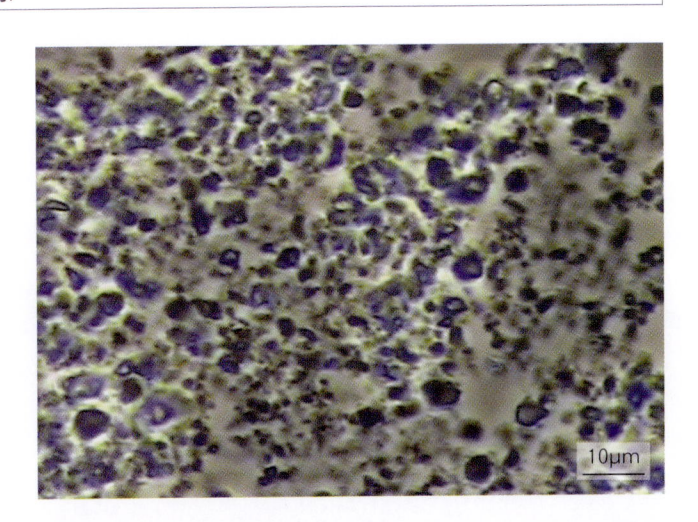

図15　PTCペーストファインは半透明のジェルタイプで、研磨粒子も5μm以下の細かい粒子として観察された。

参考図1　MIペースト（ジーシー）

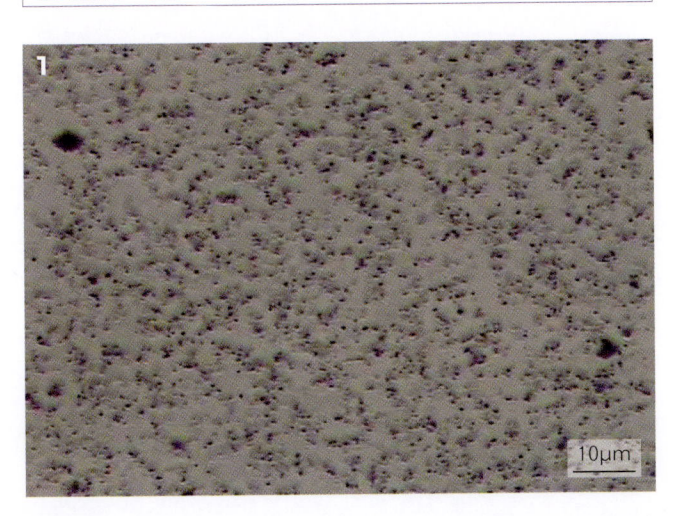

参考図1　MIペーストはPMTCペーストではなく、う蝕予防ペーストとしての位置づけである。研磨材は配合されておらず、CPP-ACPの非結晶リン酸カルシウムが200～300nmの極めて小さい凝集として観察されていると考えられる。

参考図2　RENAMEL®（サンギ）

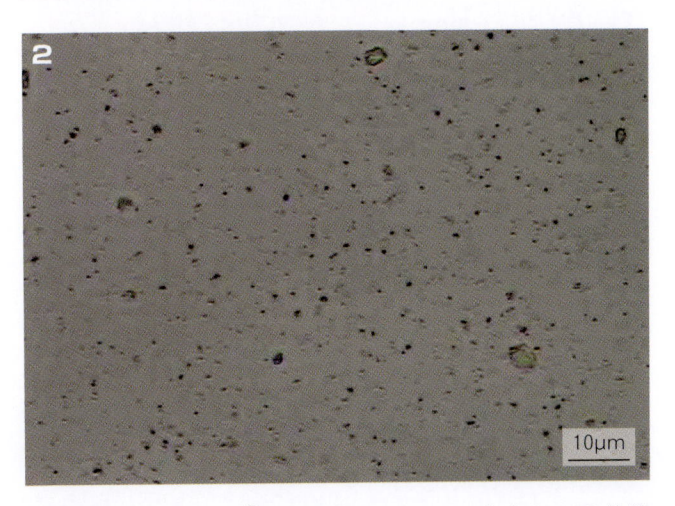

参考図2　RENAMEL®は最終仕上げペーストとしての位置づけであるが[5～10]、歯質の改質や除菌に効果が認められている[11～13]。粒子はハイドロキシアパタイトで位相差顕微鏡での観察は不可能である。実際には粒度分布に差はあるものの30nm程度の超微粒子を中心に配合されていると考えられる。

図16 位相差顕微鏡によるPMTCペースト使用後の表面の観察方法

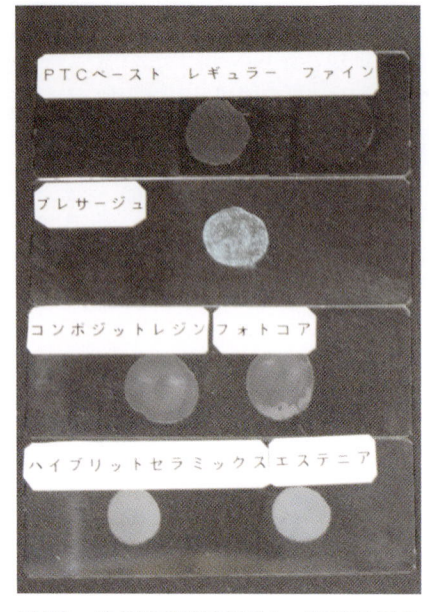

図16 位相差顕微鏡では、研磨粒子の観察だけでなく研磨面の状態が観察できる。透過性の試料を作る必要があるため、光重合タイプのレジン系材料が適している。

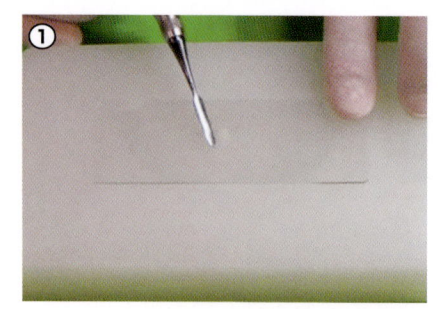

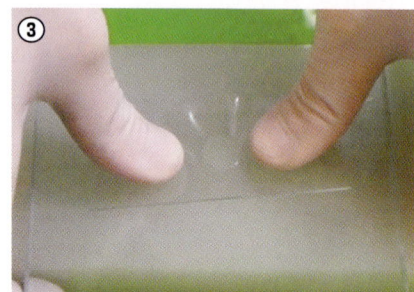

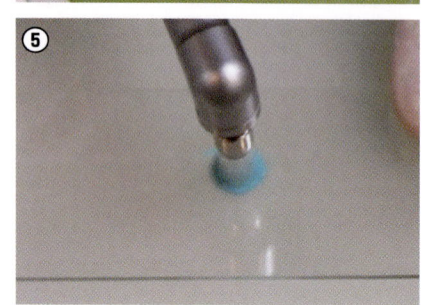

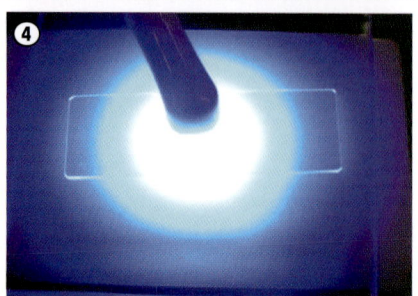

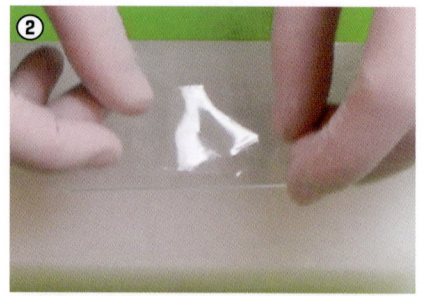

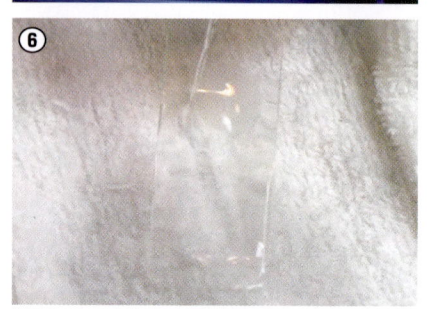

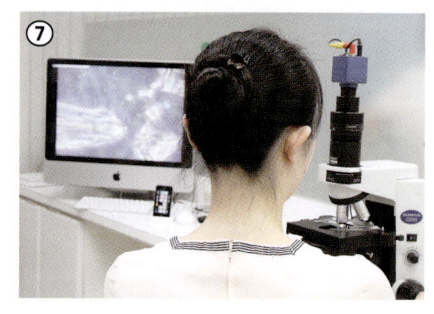

【位相差顕微鏡による観察方法】
① スライドガラスにレジンペーストをごく少量採取して、中心におく。
② 平らな台の上におき、ポリエチレンフィルムをはさむ。
③ 厚めのガラス練板を乗せて十分に圧接する。極力薄くすることがポイント。
④ 光照射して重合する。ガラス練板とポリエチレンフィルムを取れば試料が完成する。
　ここで未重合層のない滑沢な面を、位相差顕微鏡で観察する。カバーガラスは不要。
⑤ コントラにブラシやラバーカップをつけ、観察したい研磨ペーストで試料表面を研磨。
⑥ 十分に水洗後、再度観察する。
⑦ 位相差顕微鏡にターレットがある場合は、回転させると光量が変化して、さまざまなイメージの像が得られる。

PMTCペーストの研磨力を見る

　各種RDAのPMTCペーストを使用した後の歯面は、どのようになっているのであろうか。その検証にも、位相差顕微鏡が使用できる。位相差顕微鏡は、研磨粒子の観察だけでなく、研磨面の状態を観察することができる（**図16**）。この方法で、自院にて観察を行った結果を**図17**に示す。試料には硬質レジンを使用し、研磨ペーストには粒子観察を行ったときと同様のRDA別PMTCペーストと、RENAMEL®を使用した。

　粗研磨用のRDA170レベルと仕上げ研磨用のRDA40レベルでは、研磨量にかなりの差があることがわかる。RDA170レベルによる研磨傷を消すのは、容易ではないことは想像に難くない。

図17　各種RDA別　研磨後の試料表面の状態

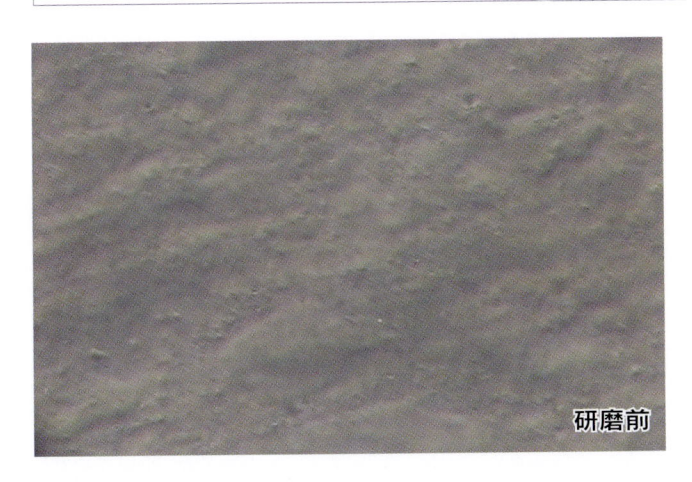

図17　歯冠用硬質レジンを試験片として、RDA別に研磨面の観察を行った。作用条件はポリッシングブラシをPMTC専用コントラに装着し、1500rpmで10秒間研磨とした。ただし、RENAMEL®のみラバーカップにて750rpm／20秒間とした。

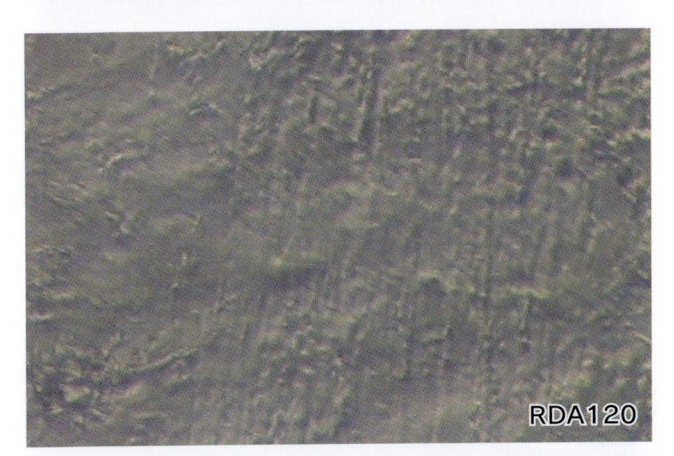

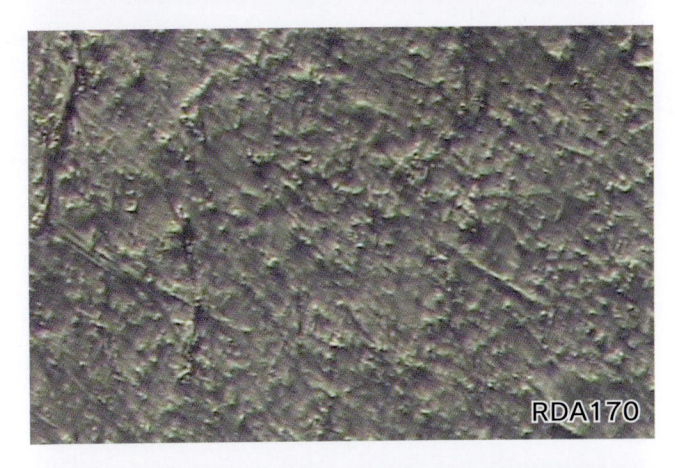

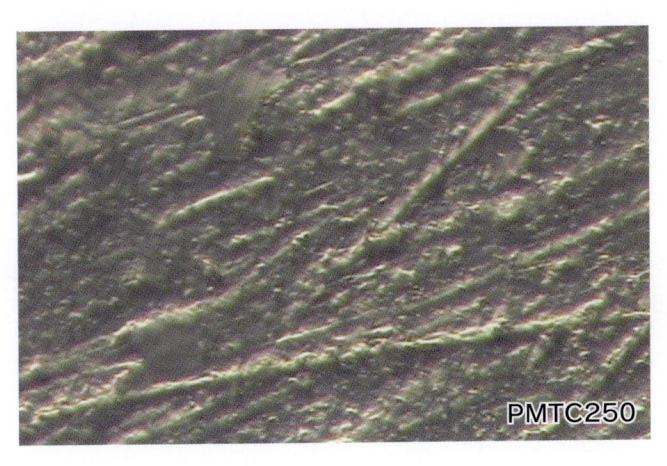

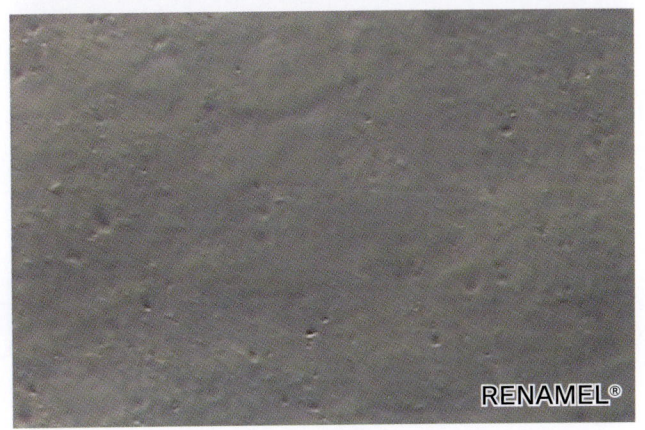

アルミ板簡易テストにて相対的な比較も可能

歯磨剤と同様にアルミ板による簡易テストによって、われわれが使用するPMTC用のプロフィーペーストも同様に実験することができる。コントラにつけるブラシの種類やラバーカップによって同一の研磨ペーストでも差がはっきりと現れてくるため、RDAの明確なペーストと比較すれば、おおよその相対的な比較が可能である。

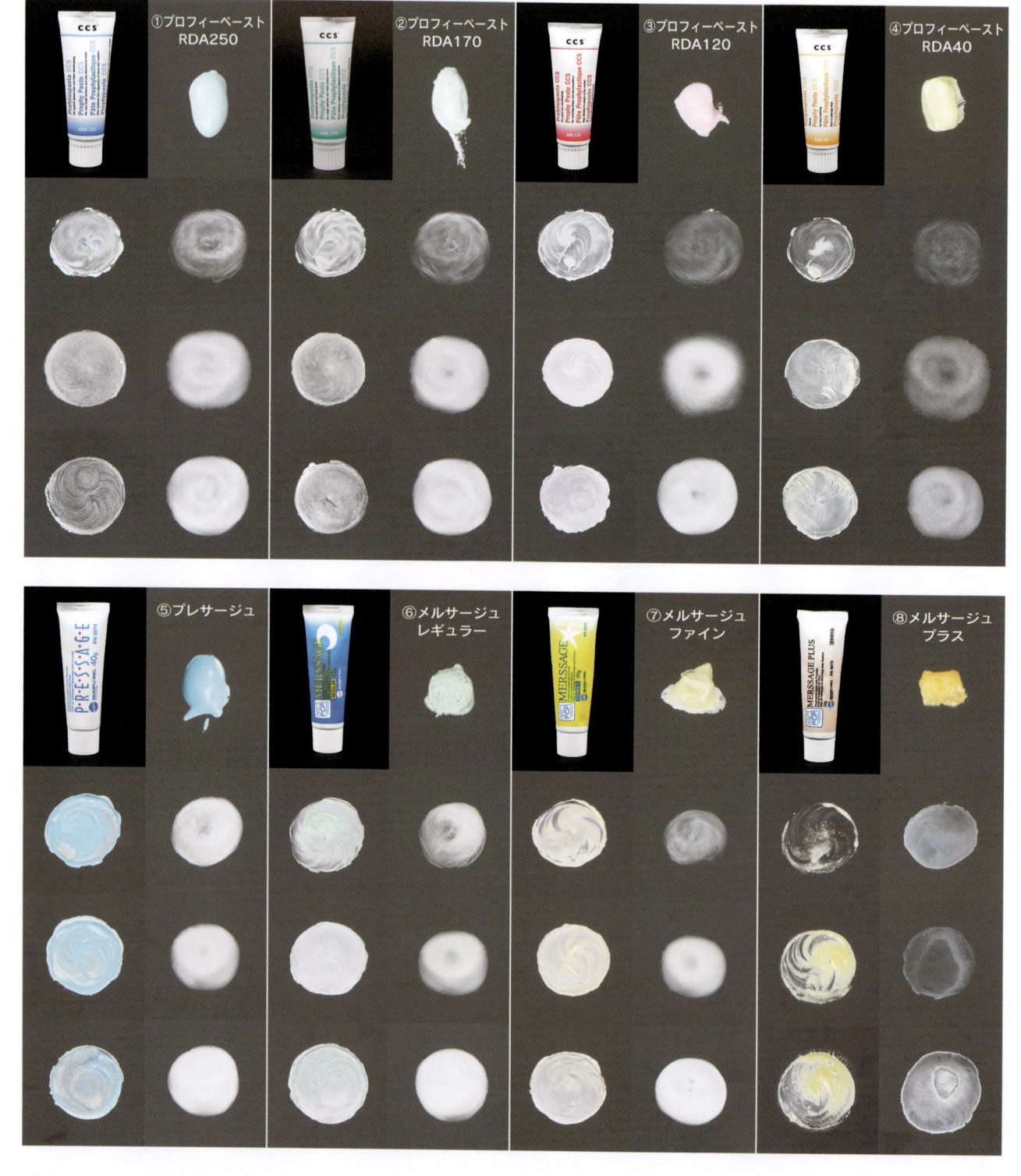

①プロフィーペースト RDA250
②プロフィーペースト RDA170
③プロフィーペースト RDA120
④プロフィーペースト RDA40
⑤プレサージュ
⑥メルサージュ レギュラー
⑦メルサージュ ファイン
⑧メルサージュ プラス

プロフィーペーストのRDA値を参考に他製品を比較すると、研磨力からのランク分けができる。プレサージュはRDA250同等かそれ以上の研磨力を持っている。メルサージュプラスはジェルタイプに類し、マイルドで研磨力は低い。

【実験方法】

アルミ板上にペーストを0.2g程度採取し、PMTCコントラにラバーカップ、ポリッシングブラシ（ソフト）、ポリッシングブラシ（ミディアム）の3種類を用いて、ポリッシング圧150g、回転数1000rpmにて15秒間作用させた。作用面積は10円玉大とした。研磨後、研磨面を未洗浄の状態でアルミ研削によるペーストの色の変化を観察し、その後ペーストを水洗乾燥後、アルミに付いた研磨傷の状態を観察した。研削効果の高いものほどアルミ板が削られて白く観察されることから、ペーストとブラシ類の選択をする際の参考にすることができる。なお、各PMTCペーストの結果は右図のように配置した。

製品	ペースト
ラバーカップ 未洗浄	ラバーカップ 洗浄
ブラシ（ソフト） 未洗浄	ブラシ（ソフト） 洗浄
ブラシ（ミディアム） 未洗浄	ブラシ（ミディアム） 洗浄

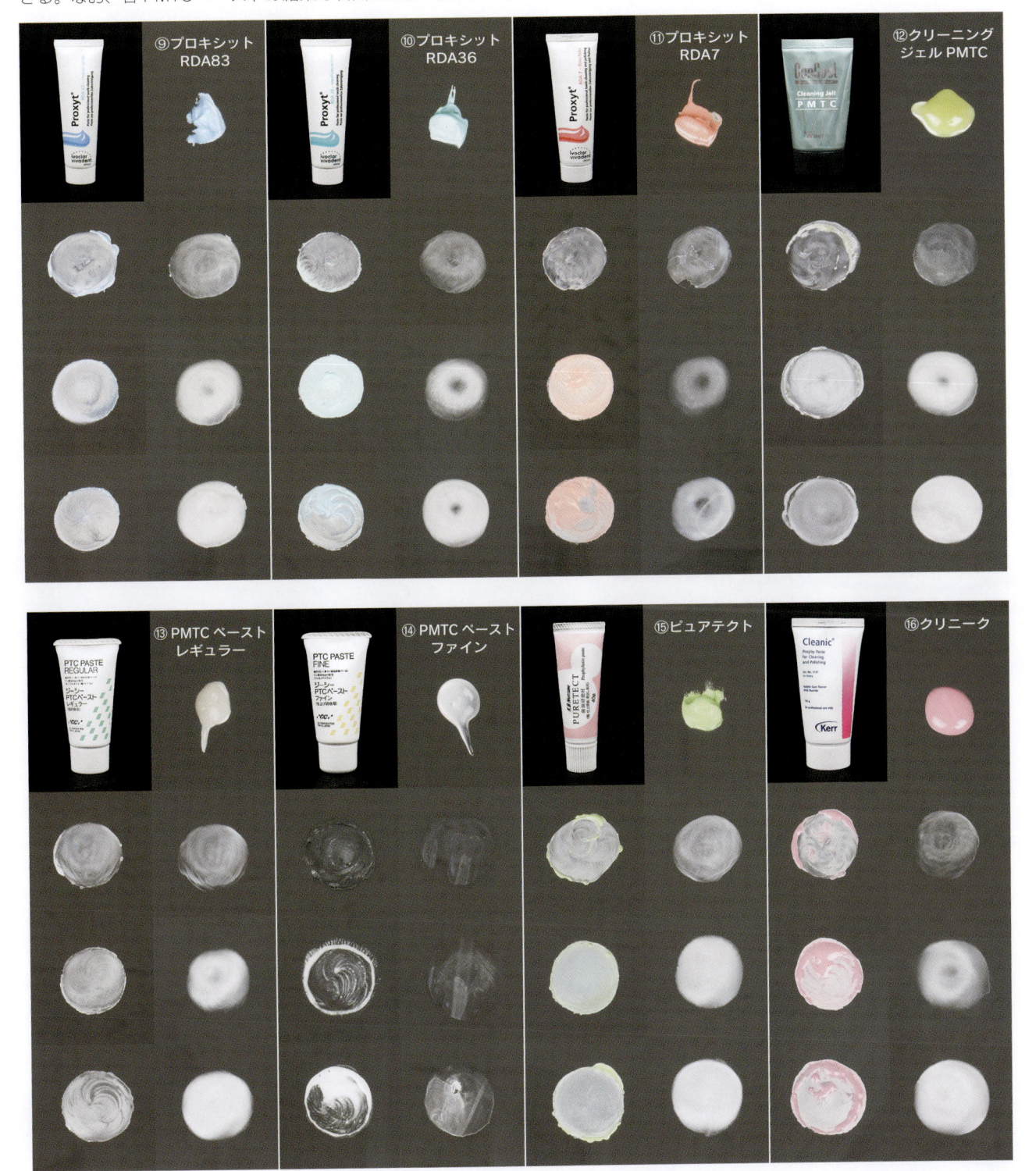

⑨ プロキシット RDA83　⑩ プロキシット RDA36　⑪ プロキシット RDA7　⑫ クリーニングジェル PMTC

⑬ PMTCペースト レギュラー　⑭ PMTCペースト ファイン　⑮ ピュアテクト　⑯ クリニーク

PTCペーストファインは、プロキシットRDA7よりも研磨傷は少ない。⑫、⑮、⑯の3製品はワンペーストタイプで、粗研磨から仕上げまで可能なため、作用時間や使用するブラシ類で研磨力が変化する。

Chapter 3

研磨面に見るプロケアとセルフケアの連携

セルフケアペーストを位相差顕微鏡で見てみると……

46ページで解説した位相差顕微鏡による観察方法にて歯磨剤を観察してみると、PMTCペーストと同様に研磨材の状況を確認することができる。

図18はプロスペック®歯みがきペーストの位相差顕微鏡像だが、PTCペーストファインとよく似た像が観察された。一方**図19**は、ステイン除去効果が高いと考えられるセッチマSPの位相差顕微鏡像だが、PMTCペーストのレギュラークラスの研磨材が配合されていることがわかる。

図18、19のように、セルフケア用歯磨剤に配合された研磨材にも大きな差が見られる。つまり、実際にセルフケアで使用する際には、セルフケアで使用するペーストの確認が必要であることは想像に難くない。

プロケアとセルフケアのバランスをいかにしてとるかが、歯磨剤の処方時に考慮したい重要なポイントである。

図18 プロスペック®歯みがきペーストの位相差顕微鏡像

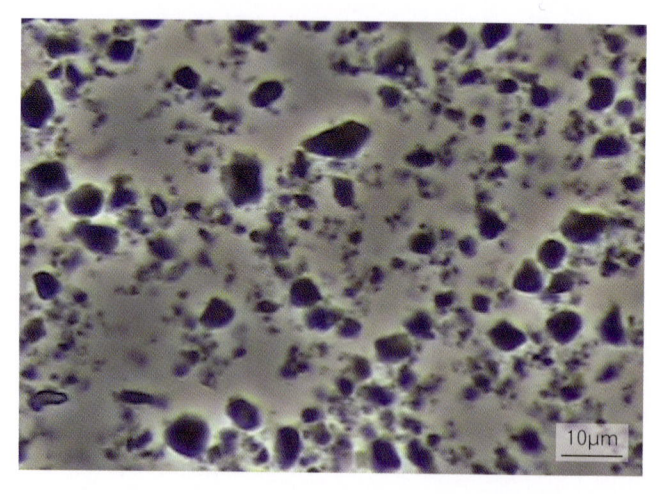

図18 PTCペーストファインとよく似た像が観察された。プロケアとセルフケアで近似した性質のペーストを組み合わせることは、1つのポイントである。

図19 セッチマ(スペシャルケア)の位相差顕微鏡像

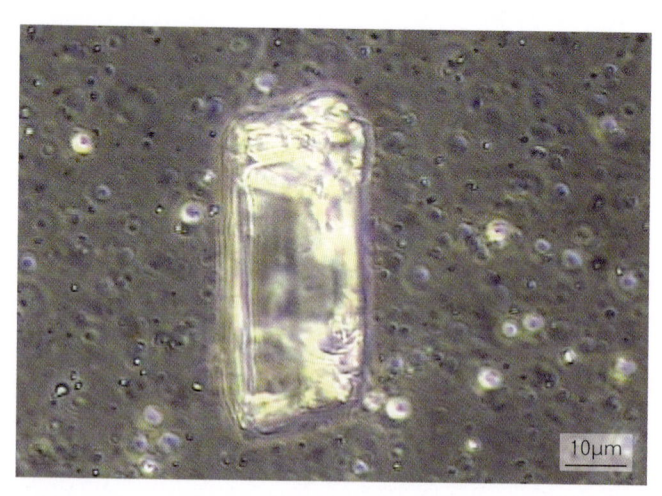

図19 強力なステイン除去効果のある審美系の一般市販歯磨剤。PMTCペースト・レギュラークラスの研磨材も観察された。使用には十分な注意が必要である。

図20-1、2　歯磨剤別　プロケア後のセルフケアによる研磨面の検討方法

図20-1　プロケアとして、PTCファインペースト＋ラバーカップによる750回転／20秒間を行った。
図20-2　その後、セルフケアとして、歯磨剤＋音波歯ブラシ（プリニア／ジーシー、normalモード）で60秒間ブラッシングを行った。

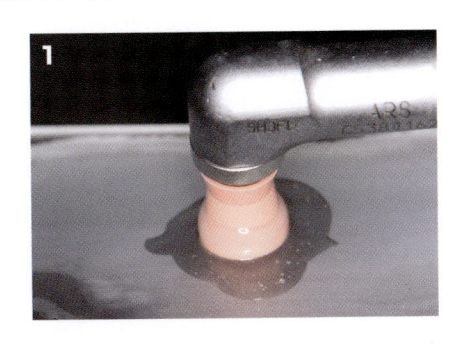

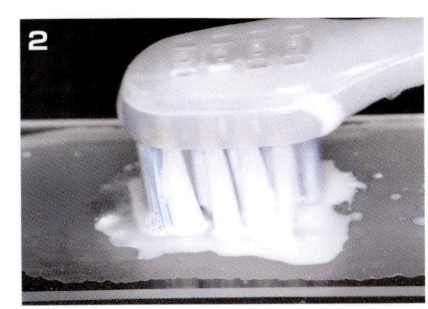

図21-1、2　プロケア後に審美系歯磨剤を使ったことを想定した場合の結果

図21-1　PTCペーストファイン使用後の試験片表面。粗研磨を行っていないため、目立った傷は観察されない。

図21-2　セルフケアとして、セッチマ（スペシャルケア）を使用した試験片表面。わずか60秒間の音波ブラシによるブラッシングで、プロケアで仕上げた面が摩耗し、表面荒れが顕著に認められた。

位相差顕微鏡で見るプロケア＆セルフケア後の研磨面

　プロケアには、プロケアとセルフケアのバランス（調和）がとれるようにセルフケアをコントロールし、適切なアドバイスや提案を行うという重要な役目がある。研磨に関していえば、プロケアで仕上げたレベルを維持、あるいは劣化を最小限に留めるために、歯磨剤の選択が重要なポイントとなる。そこでここでは、50ページで紹介した方法を用い、歯磨剤の違いによる表面への影響を検討する。
　試験片にはフロアブルコンポジットレジンをスライドガラスに薄く圧接・重合して作製したものを用いた。プロケア用PMTCペーストにはPTCペーストファイン（ジーシー）を用い、プロケアとしてラバーカップを装着したPMTC専用コントラにて、750回転／20秒間作用させた（図20-1）。一方セルフケアとしては、歯磨剤をつけた音波ブラシ（プリニア／ジーシー、Normalモード）を60秒間作用させた（図20-2）。その後、位相差顕微鏡で観察した。

　まず、プロケアで用いたペーストと、セルフケア用に一般に市販されている美白歯磨剤を組み合わせた場合を想定して観察を行った。この試験片では粗研磨を行っていないため、PTCペーストファインでは目立った傷は観察されない（図21-1）。続いて、この研磨面に対してステイン除去効果が高いと考えられる歯磨剤を用いたところ、プロケアで仕上げた面がわずか60秒間のブラッシングによって摩耗し、表面荒れが顕著に認められた（図21-2）。

図22-1、2　プロケア後に歯科医院専用の歯磨剤を使ったことを想定した場合の結果

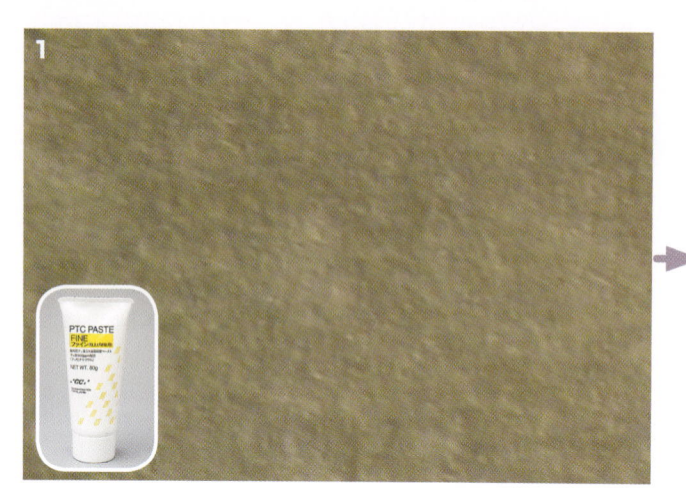

図22-1　PTC ペーストファイン使用後の試験片表面。

図22-2　図18にて PTC ペーストファインと似たような像を示していたプロスペック®歯みがきペーストを用いた場合の試験片表面。プロケアで仕上げた面と比較して、セルフケア後の表面に差異は認められず、プロケアで仕上げた表面性状が維持されている。

　次に、プロケアで用いたペーストと歯科医院専用として販売されているセルフケア用低研磨力歯磨剤を組み合わせた場合を想定して観察を行った（**図22-1、2**）。結果、プロケアで仕上げた面と比較して、セルフケア後の表面に差異は認められず、プロケアで仕上げた表面性状が維持されていることがわかった。

　実際の口腔内にはさまざまな補綴修復材料が存在することも多く、補綴修復部位に合わせてセルフケアの歯磨剤を使い分けることは困難であり、現実的ではない。したがって、補綴修復材料の割合が多い患者ほど、セルフケアによる傷を最小限に抑えるように導く必要があるだろう。

【参考文献】

1. 加藤正治，相澤真奈美．どうする？　プロケア＆セルフケアグッズの効果的な選び方．高輪歯科編．DHstyle 2007;1(2):17-37.
2. 加藤正治，相澤真奈美，ほかスタッフ一同．私たちがつくる！　魅力的な歯科医院．デンタルハイジーン 2006;26(8):782-789.
3. 相澤真奈美，佐藤えい子，相原悠里．みんなで実験してみよう．私たちのチャレンジ(1)．デンタルハイジーン　2005; 25(11):1120-1123.
4. 相澤真奈美，佐藤えい子，相原悠里．こんな工夫をしてみました．私たちのチャレンジ(2)．デンタルハイジーン　2005;25(12):1228-1231.
5. 川又寛之，西尾真耶，藤田恵二郎，石崎 勉，森 俊幸，若松尚吾，池見宅司．エナメル質改質剤について－ブリーチング処理面への応用－．日歯保誌 2003;46(Autumn Issue):89.
6. Kawamata K, Fujita K, Ishizaki T, Hayman RE, Ikemi T. A new enamel restoring agent for use after bleaching. J Dent Res 2004;83(Special Issue A):1919.
7. Nishio M, Kawamata H, Fujita K, Ishizaki T, Hayman RE, Ikemi T. A new enamel restoring agent for use after PMTC. J Dent Res 2004;83(Special Issue A):1920.
8. 石崎 勉，西尾真耶，川又寛之，藤田恵二郎，池見宅司．生活歯漂白後におけるエナメル質改質剤の効果について．The Journal of Cosmetic Whitening 2005;3:83-86.
9. Takikawa R, Fujita K, Ishizaki T, Hayman RE. Restoration of post-bleach enamel gloss using a non-abrasive. Nano-hydroxyapatite conditioner. J Dent Res 2006;85(Special Issue B):1670.
10. Nishio M, Fujita K, Ishizaki T, Hayman RE. Post-bleach stain inhibition by nano-hydroxyapatite:a cyclical staining test. J Dent Res 2006;85(Special Issue B):1670.
11. Arakawa T, Ishizaki T, Hayman RE, Hanada N, Senpuku H. Adsorption effect of hydroxyapatite to oral Streptcocci. J Dent Res 2002;81(Special Issue A);1478.
12. Fujimaru T, Ishizaki T, Hayman RE, Nemoto K. Microhardness testing to evaluate remineralization of tooth enamel. J Dent Res 2003;82(Special Issue C):519.
13. Arakawa T, Ishizaki T, Hayman RE, Hanada N, Senpuku H. Reduction of oral Mutans Streptococci by small-crystal hydroxyapatite. J Dent Res 2004;83(Special Issue A):2036.

【掲載写真および症例関連執筆論文・書籍】

図6　加藤正治，相澤真奈美，ほかスタッフ一同．私たちがつくる！　魅力的な歯科医院．デンタルハイジーン 2006; 26(8):782-789.

図9　加藤正治，相澤真奈美，ほかスタッフ一同．私たちがつくる！　魅力的な歯科医院．デンタルハイジーン 2006; 26(8):782-789.

　加藤正治，相澤真奈美．どうする？　プロケア＆セルフケアグッズの効果的な選び方．高輪歯科編．DHstyle 2007; 1(2):17-37.

第3部
エナメル質のプロケア・新コンセプト

Chapter 1

過度な歯面研磨がもたらす
エナメル質表面のダメージ

研磨によってエナメル質表面はどれだけのダメージを受けるか

プロフェッショナルケア(以後、プロケアと略)・セルフケアを問わずもっとも配慮すべきことは、ケアによる効果(薬効を含む)よりも、ケアによる為害性のコントロール、つまり研磨力のコントロールであると筆者は考えている。ケア時の研磨力の判断次第で、その効果はプラスにもマイナスにもなるからである。

たとえば再石灰化よりも研磨スピードが上回るようでは、歯質は繰り返し行われるケアによってダメージを受け、摩耗していくことになりかねない。

図1-1〜3は、RDA120〜250のPMTCペーストを用いて歯面研磨を行った場合の平均表面粗さを見たものである。それぞれRDA値が上昇するに従い、基準試料面*の平均表面粗さよりも粗い表面になることがわかる。

*この実験での基準試料面とは、抜去歯のエナメル質をフラットに鏡面研磨して仕上げた歯面のこと。

図1-1 RDA120のPMTCペーストによる研磨面(データ提供:サンギ中央研究所)

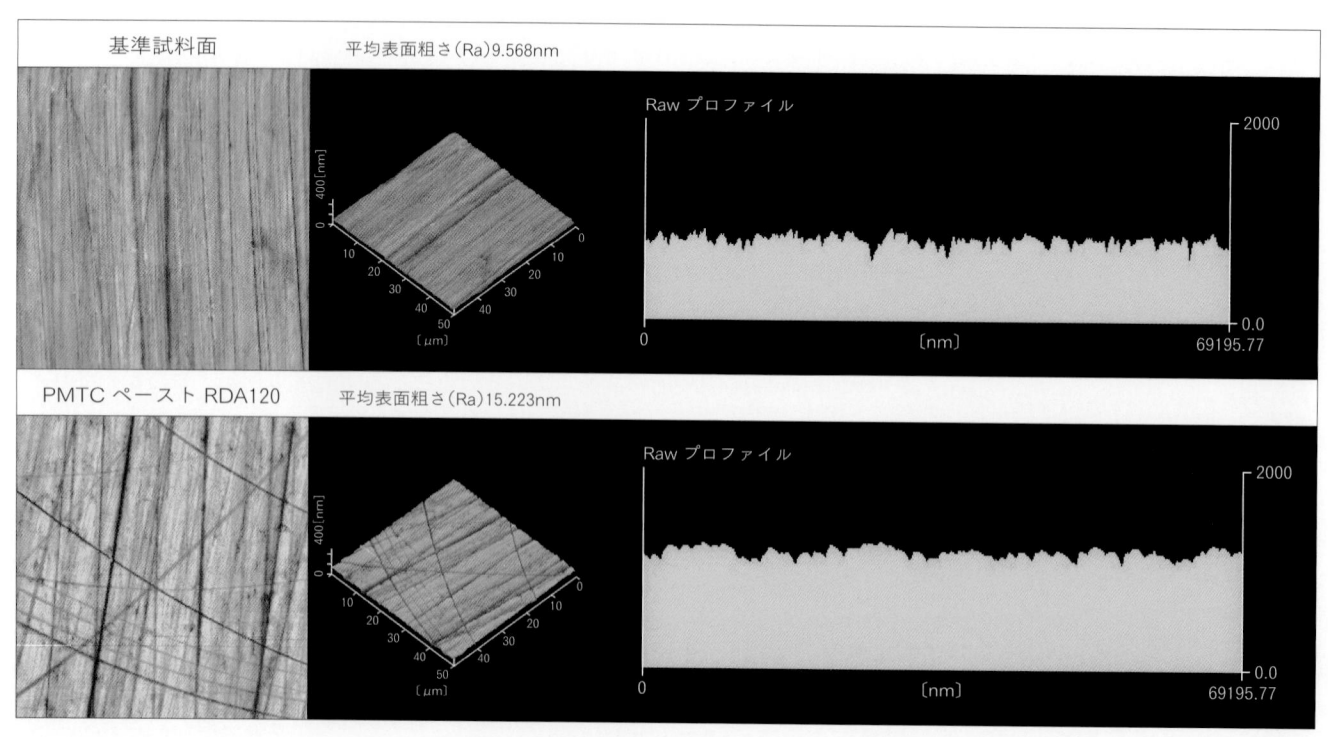

図1-1 RDA120のPMTCペーストにて歯面研磨した際の研磨面。研磨前(基準試料面)と比較して、研磨後は平均表面粗さが**1.5倍以上**に増大している。

図1-2 RDA170のPMTCペーストによる研磨面(データ提供：サンギ中央研究所)

基準試料面　平均表面粗さ(Ra)9.568nm

PMTCペースト RDA170　平均表面粗さ(Ra)19.775nm

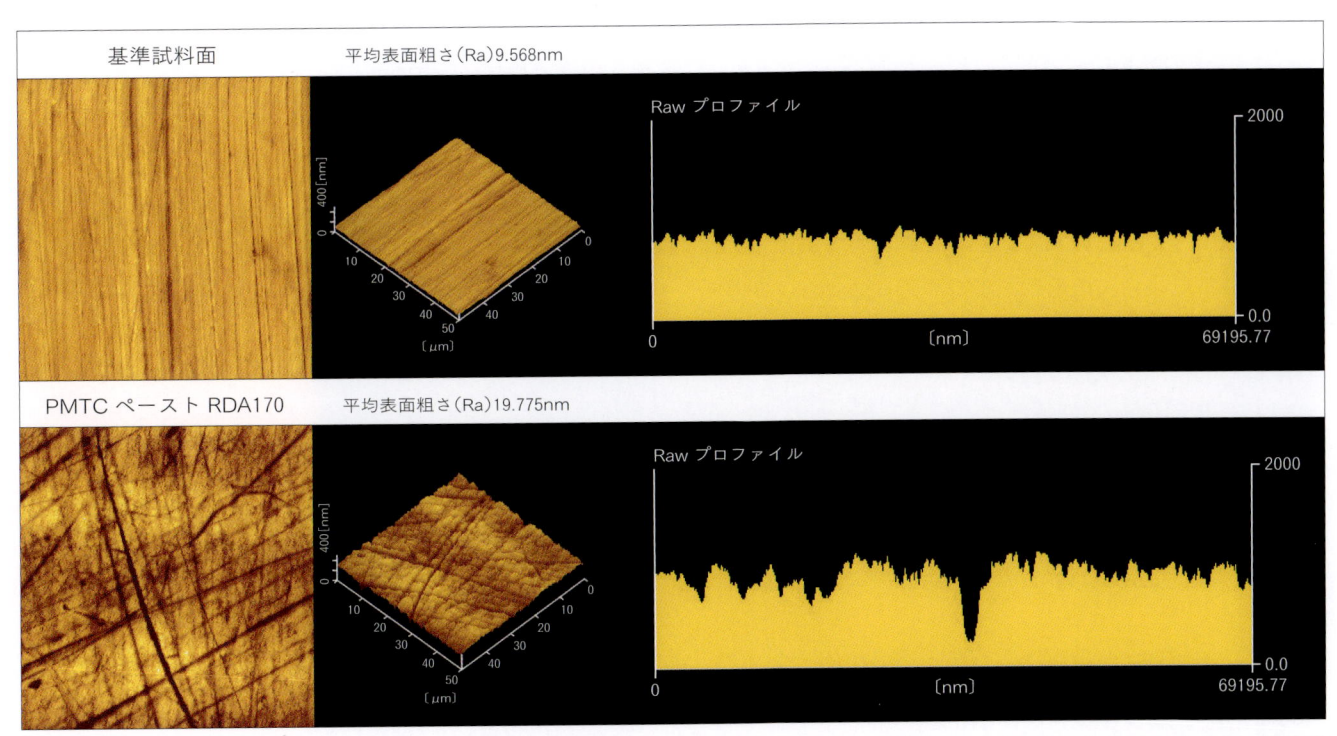

図1-2 RDA170のPMTCペーストにて歯面研磨した際の研磨面。研磨後の平均表面粗さは**2倍以上**に増大している。

図1-3 RDA250のPMTCペーストによる研磨面(データ提供：サンギ中央研究所)

基準試料面　平均表面粗さ(Ra)9.568nm

PMTCペースト RDA250　平均表面粗さ(Ra)26.374nm

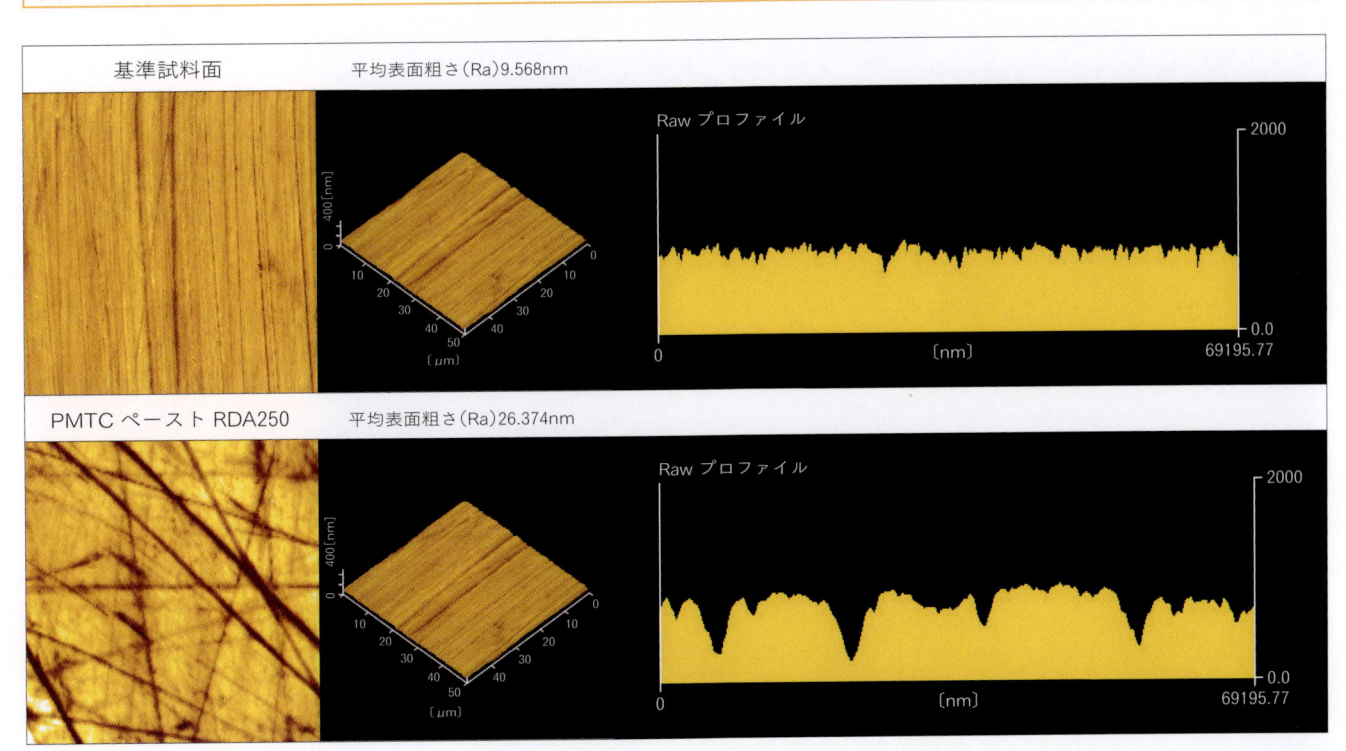

図1-3 RDA250のPMTCペーストにて歯面研磨した際の研磨面。研磨後は平均表面粗さは**3倍近く**増大している。

エナメル質表面についた傷の修復

58〜59ページで示したように、過度なPMTC（研磨）によりエナメル質表面には多くの傷が付いている。しかしこの傷は、ナノ粒子ハイドロキシアパタイト製剤（RENAMEL®）を使用することで、修復することができる[1,2]。

図2-1〜3は、図1-1〜3で示した研磨後の表面にRENAMEL®を作用させたものである。RDA120程度の研磨傷であれば、RENAMEL®により研磨前の状態にまで回復は可能であることがわかる。しかしRDA170以上になると回復は不可能といえる。

この結果から、RDA120がダメージを回復できる1つの目安であると同時に、RDA120よりも強い研磨力を持った歯磨剤の使用は注意が必要であると筆者は考えている。

図2-1　RDA120のPMTCペーストによる研磨後にRENAMEL®を使用（データ提供：サンギ中央研究所）

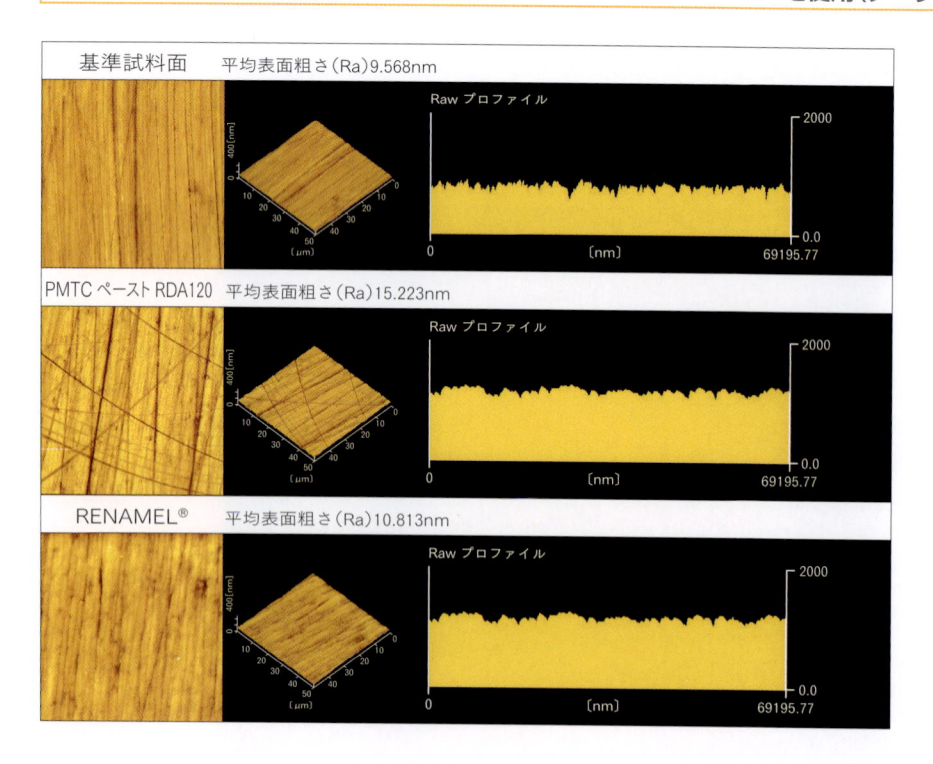

図2-1　RDA120のPMTCペーストにて歯面研磨した際の研磨面。研磨前（基準試料面）と比較して、研磨後は平均表面粗さが**1.5倍以上に増大している**が、RENAMEL®を作用させると、研磨前の状態にまで回復していることがわかる。

図2-2 RDA170のPMTCペーストによる研磨後にRENAMEL®を使用（データ提供：サンギ中央研究所）

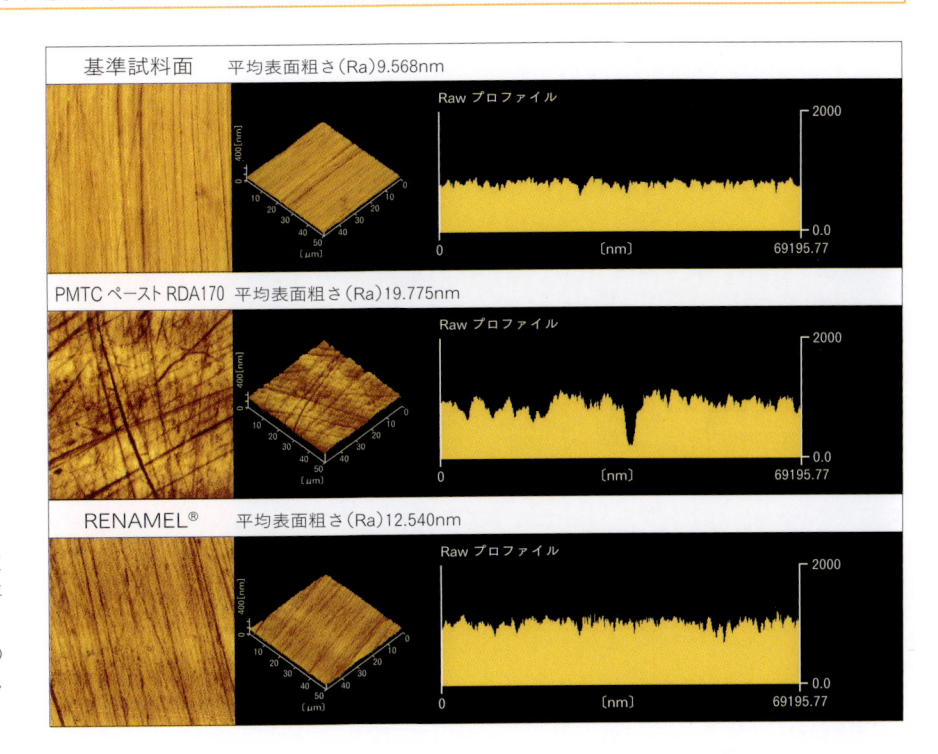

図2-2 RDA170のPMTCペーストにて歯面研磨した際の研磨面。研磨後の平均表面粗さは**2倍以上**に増大している。RENAMEL®を作用させると、研磨前の状態には及ばないものの、かなり回復している。

図2-3 RDA250のPMTCペーストによる研磨後にRENAMEL®を使用（データ提供：サンギ中央研究所）

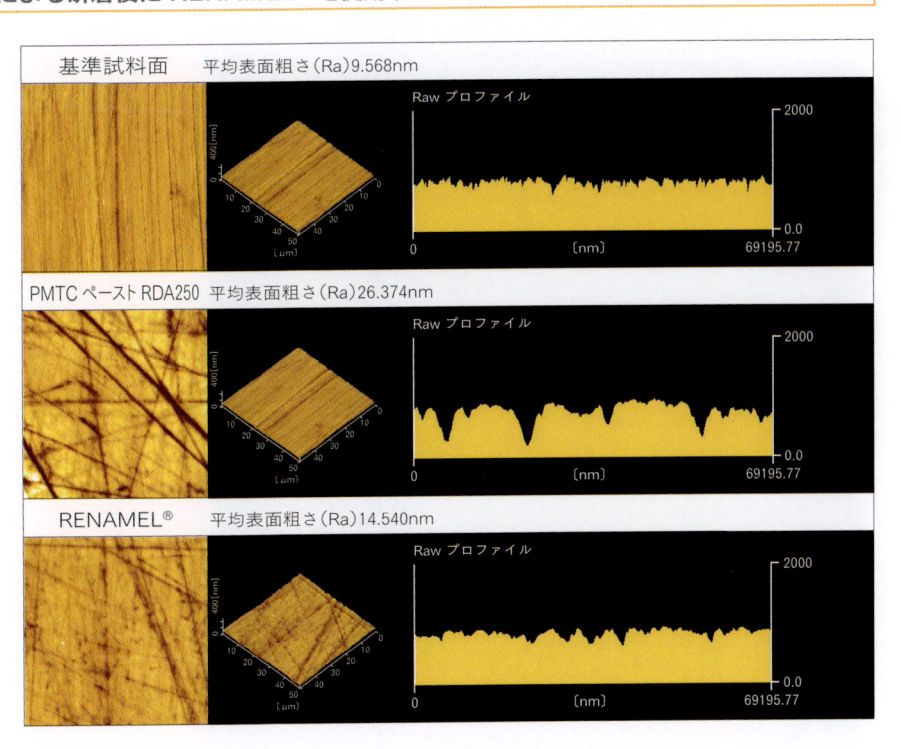

図2-3 RDA250のPMTCペーストにて歯面研磨した際の研磨面。研磨後は平均表面粗さは**3倍近く**増大している。RENAMEL®を作用させても、RDA120使用時程度までしか回復することはできなかった。

Chapter 2

ナノケア
―歯面研磨から歯面修復へのパラダイムシフト―

研磨から修復、除去からつきにくく、落としやすく

プロケアによる研磨によって、ステインやバイオフィルムは除去され、ある一定の成果を得ることができる。しかし予防行為としての歯面研磨は、状況によっては歯質の損失へとつながっていく。つまり、限りある天然歯を守るケアでなければ、繰り返されるプロケアによってダメージを与える方向に導いてしまう可能性がある。筆者は、エナメル質のプロケアで目指すべき目標は、研磨ではなく、修復であると考える。

第3部では、これまでの「ついたら落とす」といったケアから脱却し、発想を180度転換した新しい手法を模索してみることにする。

筆者の歯科医院では、歯面研磨から歯面修復、つまり「削るから埋める」方向性を目指したケアに転換している。歯面には研磨による傷を含め、種々の凹部が存在する。その凹部を歯質とほぼ同じハイドロキシアパタイトで埋め立てていくことができたなら、それは歯面研磨ではなく歯面修復である[2～4]。

これは、非侵襲的な付着物の除去とともに、ナノサイズの材料を使うことで、数十ナノから数百ナノレベルのエナメル質の凹凸や、数マイクロメートルレベルの象牙細管まで埋め立てるケアであり、ナノケアと呼んでいる[5]。

ナノケアを実践することで、下記「発想の転換」に示した効果が期待できる。

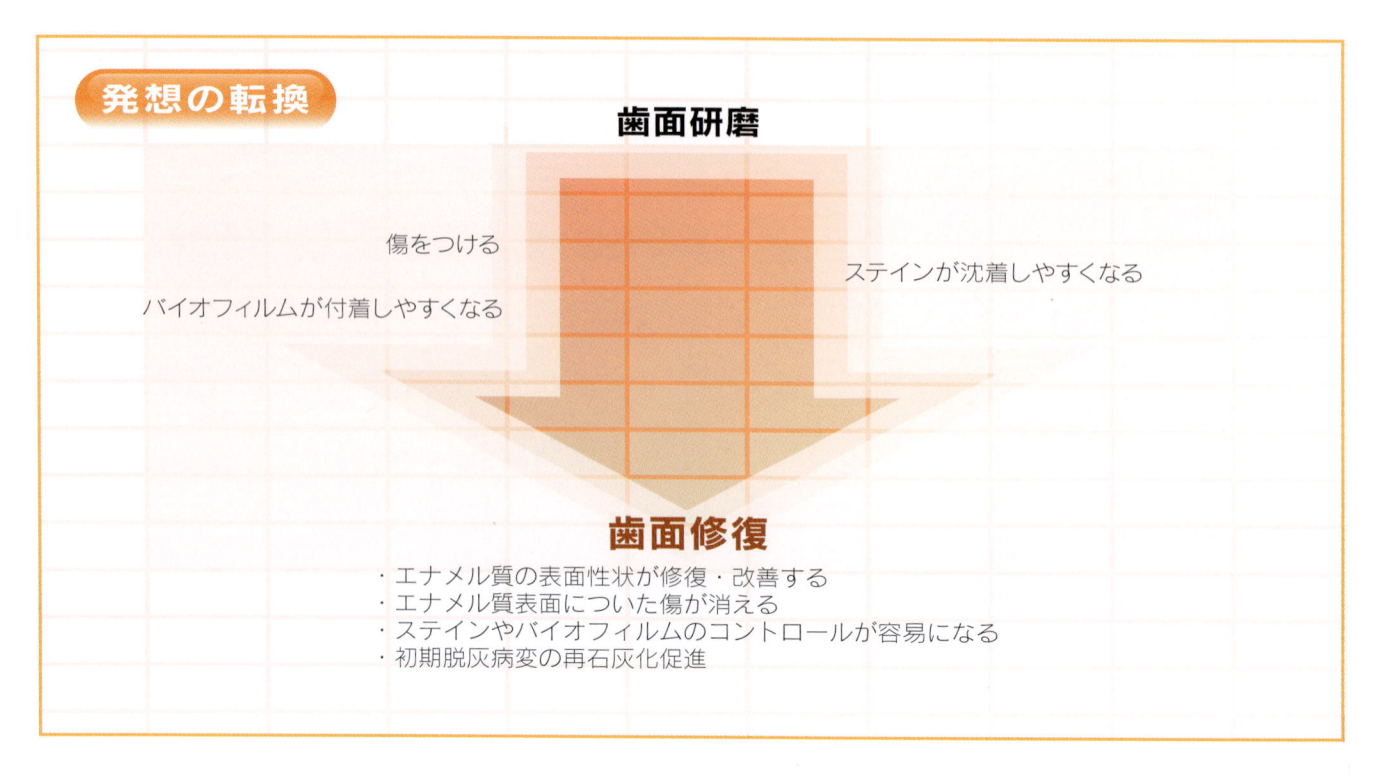

発想の転換

歯面研磨
- 傷をつける
- バイオフィルムが付着しやすくなる
- ステインが沈着しやすくなる

↓

歯面修復
・エナメル質の表面性状が修復・改善する
・エナメル質表面についた傷が消える
・ステインやバイオフィルムのコントロールが容易になる
・初期脱灰病変の再石灰化促進

図3-1、2　エナメル質表面の微細構造

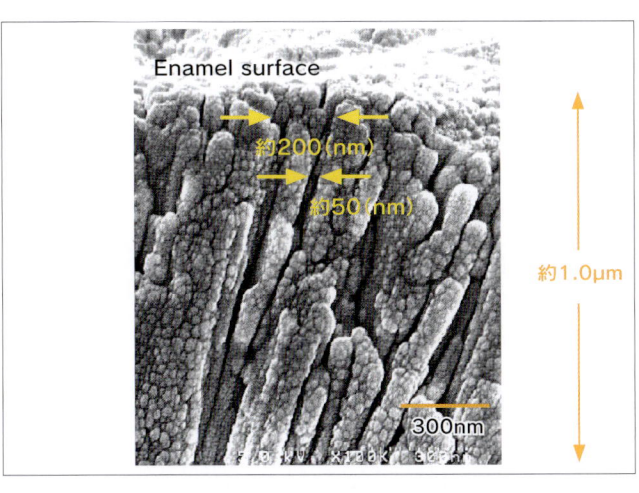

図3-1　エナメル小柱の間隙や部分的な欠損部は、50～200nmである。この微細な間隙に入り込むサイズの粒子としては、現在のところナノレベルのハイドロキシアパタイトだけである。（写真提供：サンギ中央研究所）

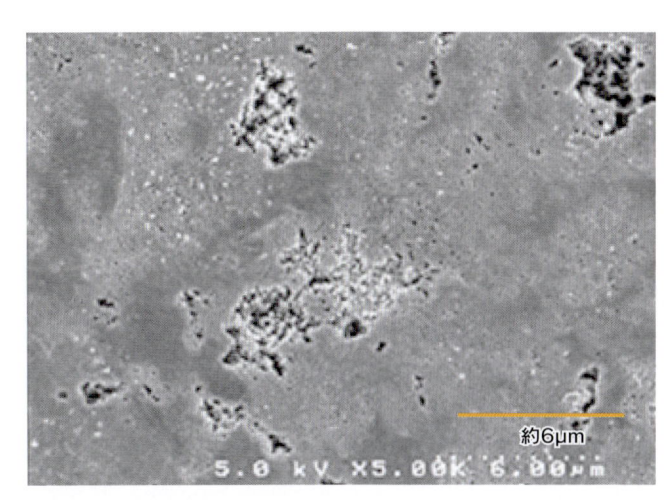

図3-2　エナメル質形成期に由来すると考えられる数μmの微小欠損。このような欠損部に対しナノレベルのハイドロキシアパタイトを充填することで、フッ化物とは違った視点からう蝕予防を考えることができる。（写真提供：サンギ中央研究所）

図4-1　エナメル質表面の観察部位（図4は次ページに続く）

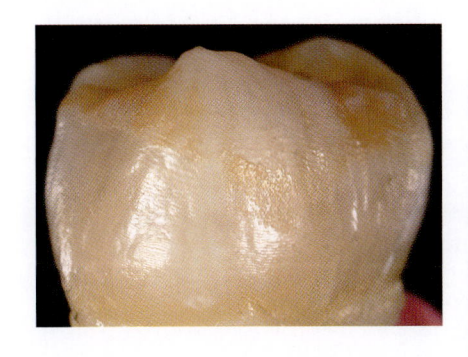

図4-1　次ページの図4-2、3で検討する抜去歯のエナメル質表面。Aはバイオフィルム付着部位、Bはバイオフィルム非付着部位である。

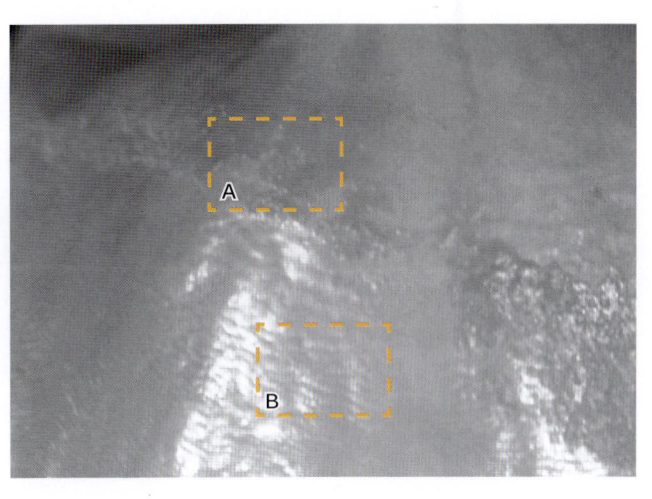

エナメル質表面性状の改善

　エナメル質は、約97％がハイドロキシアパタイトでできており、表層の割断面をSEM観察するとエナメル小柱の集合体として観察される（図3-1）。その間隙や部分的な欠損部は50～200nmである。

　また、エナメル質形成期に由来すると考えられる数μmの微小欠損も存在し、特に成熟していない小児の幼若永久歯では観察されることが多い（図3-2）。これは、この時期に白濁が出現したり消失したりしやすいことの一因とも考えられる。サイズからするとミュータンス菌が入り込める大きさであり、欠損部が酸で充満してしまう可能性も理解できる。

　ナノケアは、後述するナノ粒子ハイドロキシアパタイト製剤（RENAMEL®）を作用させることで、これらエナメル質の表面性状を改善することを目指している。

　はたしてナノケアのコンセプトは実現可能なのだろうか。ヒト抜去歯無切削歯面を用いて検討してみた（図4-1～3）。結果、RENAMEL®を使用することで、エナメル質表面の凹部が埋め立てられると同時に、表層に一層、アパタイト層が形成され、表面粗さが改善したことがわかった。実体顕微鏡による観察（図4-4）でも、凹部が埋め立てられ、表面が滑らかに仕上がっているようすが観察できる。

　図5は図4とは異なる試料の電子顕微鏡写真だが、RENAMEL®を用いることで、表面の凹部を埋め立てることができることがわかる。

図4-2、3 エナメル質表面へのナノケアの効果（SPM観察）

観察部位A（バイオフィルム付着部）

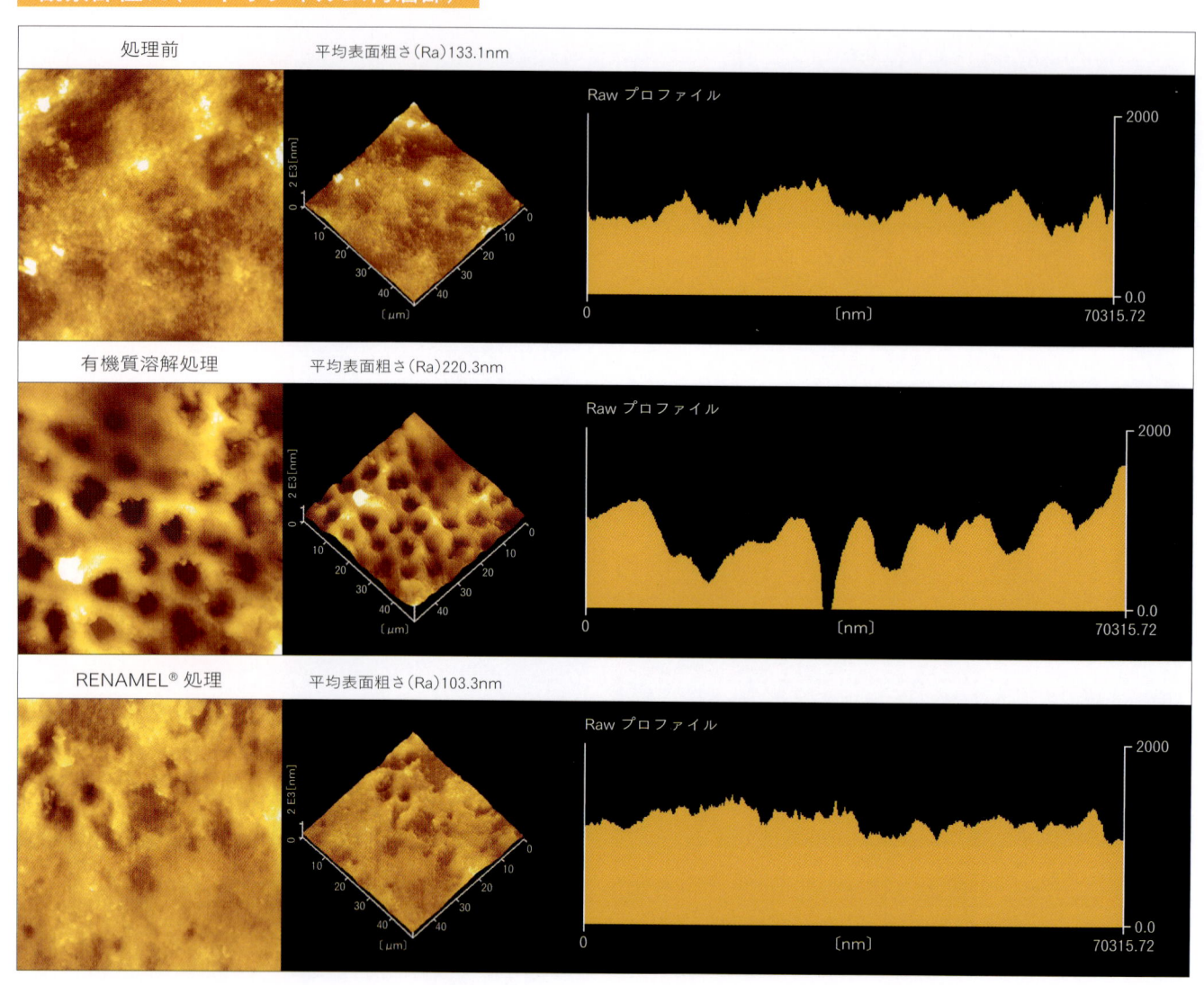

処理前 平均表面粗さ(Ra)133.1nm

有機質溶解処理 平均表面粗さ(Ra)220.3nm

RENAMEL® 処理 平均表面粗さ(Ra)103.3nm

図4-2 バイオフィルム付着部（A）は、雪が積もったように一面が覆い隠されている状態である（上）。バイオフィルムを除去し、エナメル質本来の凹凸を明瞭にするため、有機質溶解処理を1分間行い、バイオフィルムを除去した（中）。その面にRENAMEL®を20秒間、750回転のラバーカップにて塗布すると、凹部は埋め立てられ、表層にも一層、アパタイト層が形成され、表面粗さが改善した。

図4-4 実体顕微鏡で観察するナノケアによる表面性状の改善

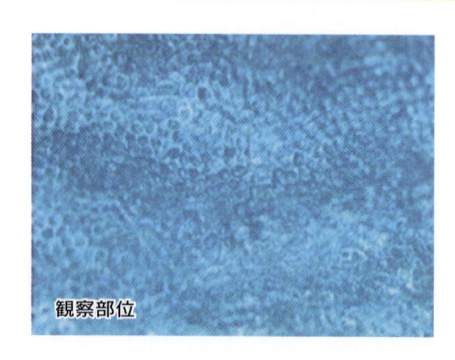

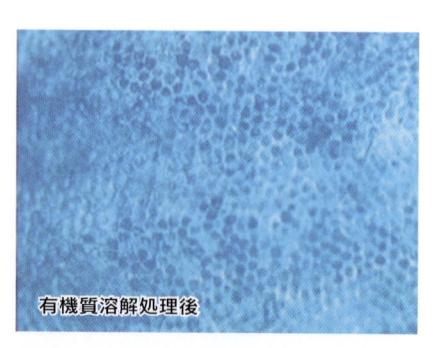

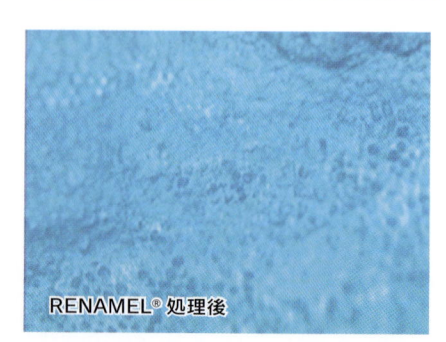

観察部位　　有機質溶解処理後　　RENAMEL® 処理後

図4-4 ナノケア処理面をステップ毎に実体顕微鏡で観察した像。表面が埋め立てられ、なめらかに仕上がっているようすがはっきりと観察できる。

観察部位B（バイオフィルム非付着部）

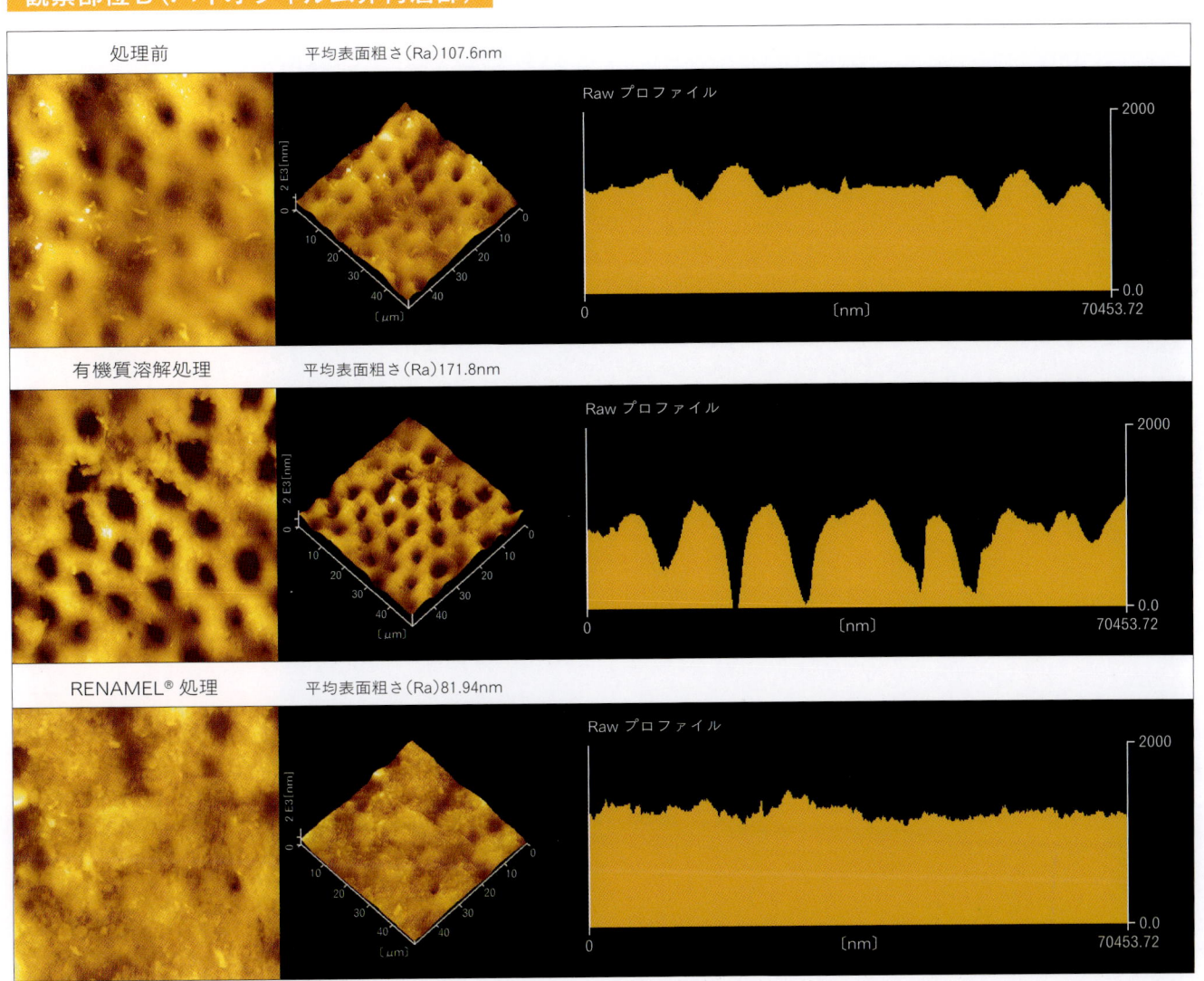

処理前　平均表面粗さ(Ra)107.6nm

有機質溶解処理　平均表面粗さ(Ra)171.8nm

RENAMEL® 処理　平均表面粗さ(Ra)81.94nm

図4-3　バイオフィルム非付着部（B）は、Aとは異なり歯面の凹凸が確認できるが、肉眼でバイオフィルムの付着がないと判断した部位であっても、うっすらと汚染物質が堆積しているようすがわかる（上）。有機質溶解処理を1分間行うと、隠れていたエナメル質表面の本来の凹凸がはっきりと現れた（中）。RENAMEL® を20秒間、750回転のラバーカップにて塗布すると、凹部が埋め立てられるのと同時に、表層にも一層、アパタイト層が形成され、表面粗さが改善した。

図5　電子顕微鏡で観察する、エナメル質微小欠損部の RENAMEL® による充填

図5　数 μm の微小欠損部に、RENAMEL® が充填された状態を示す電子顕微鏡写真。（写真提供：サンギ中央研究所）

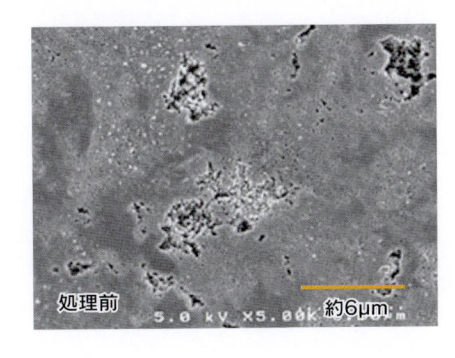

処理前　約6μm　　RENAMEL® 処理後

初期う蝕病変の再石灰化の促進

　従来から、実質欠損を生じる前の初期う蝕病変にはフッ化物が有効とされてきた。フッ化物は9000ppm以上の高濃度フッ化物と、900ppm程度の歯磨剤レベルの低濃度フッ化物の2種に大別されるが、白濁が生じた初期う蝕に対する歯科医院でのケアでは、高濃度フッ化物、しかも酸性のAPFが応用される機会が多かったと思われる。たしかにう蝕予防にフッ化物は不可欠であり、再石灰化を促進する作用についても十分に認められていることである。

　では、実際に臨床の現場でよく目にすることが多い、図6のような初期う蝕による白濁部位が高度に再石灰化し白濁が消えないまま残存してしまっている症例については、どのように考えればよいだろうか。図6の患者は、22600ppmの高濃度フッ化物塗布を10代に頻繁に受けていた20歳の女性である。高濃度フッ化物の適用が必ずこうなるわけではないが、このような症例に共通していることは、表層のみが高度に再石灰化し、内部にはミネラルが抜け出た部分が残ってしまっているということである。フッ化ナトリウムはNa^+とF^-として存在し、反応性が極めて高いため、エナメル最表層に作用しやすいといわれていることと関連が深い[6]。

　また、同様に内部に表層下脱灰部が白濁として残ってしまっている症例に、何らかの衝撃が加わると最表層が陥没してしまうことがある(図7)。内部は明らかにミネラル不足の状態であり、再石灰化を促進する際には、表層下脱灰部底部まで必要なミネラルが到達するように誘導しなければならないであろう。高濃度フッ化物は再石灰化スピードを上げるため、用法によっては表層下脱灰部を封じ込めてしまう可能性があることに注意しておきたい。

　筆者はこれらを鑑み、ナノケアを積極的に応用することで、図6や図7のような問題を回避できると考えている(図8-1、2)[7, 8]。つまり、歯質を構成するCaやP、あるいはハイドロキシアパタイトのようなミネラルそのものを供給することで、今までと違ったアプローチが期待できるであろう。

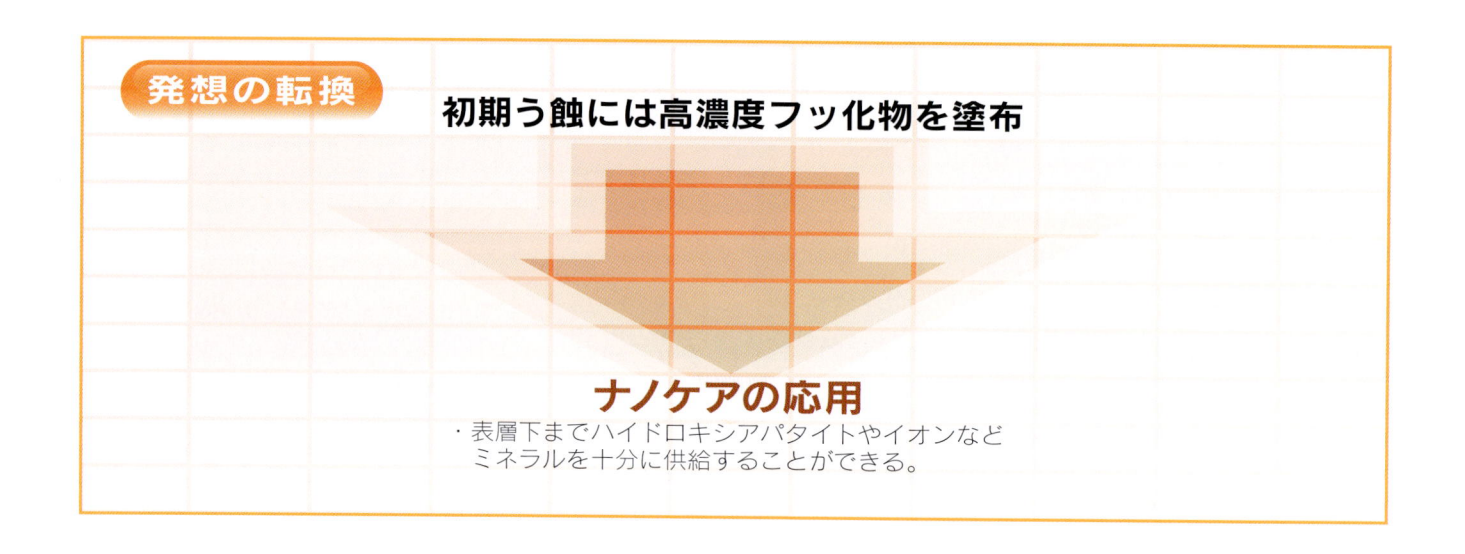

発想の転換

初期う蝕には高濃度フッ化物を塗布

⬇

ナノケアの応用

・表層下までハイドロキシアパタイトやイオンなどミネラルを十分に供給することができる。

Evidence　ナノ粒子ハイドロキシアパタイトの再石灰化効果

ヒト抜去歯を用いた人工う蝕に対して行われた、RENAMEL®を用いた再石灰化効果の研究では、再石灰化効果はミネラル量の増加として換算した場合、再石灰化率約27%に及ぶ効果が得られた。

【試験方法】
ヒト抜去歯に人工初期う蝕を作製し、RENAMEL®をコントラに装着したラバーカップにて20秒間塗布。その後、37℃の人工唾液に3日間浸漬。

【再石灰化率の算出】
平行薄切切片を軟エックス線発生装置にて撮影。CMR像よりコントロール面と作用面のミネラル喪失量を求め、再石灰化率を算出。

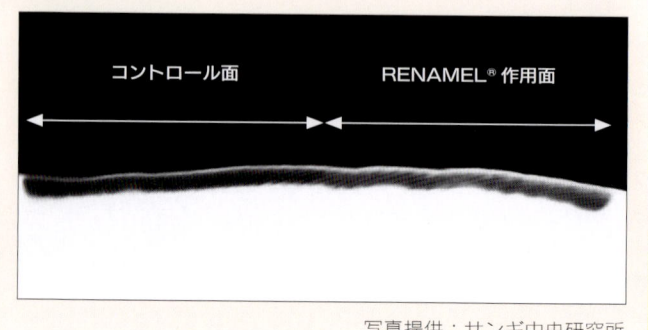

コントロール面　　　RENAMEL®作用面

写真提供：サンギ中央研究所

図6 高濃度フッ化物を高頻度で使用した例

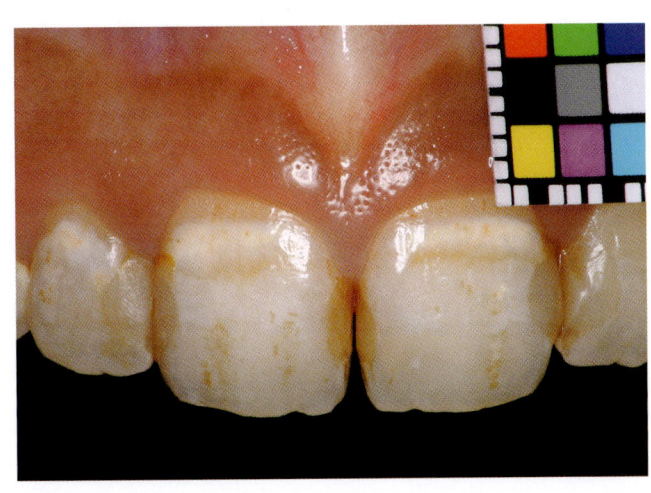

図6 22600ppmの高濃度フッ化物を頻繁に受けていた歯。表層のみが高度に再石灰化し、内部にはミネラルが抜け出た部分が残っているようである。高濃度フッ化物塗布のタイミングや応用法を再考すべきであろう。

図7 エナメル質の最表層が陥没した例

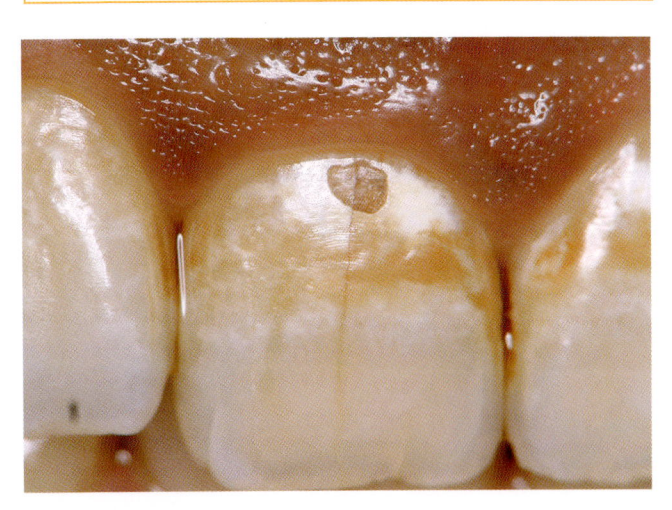

図7 内部の表層化脱灰部が白斑として残っている歯に、何らかの衝撃が加わったり、咬合がきつく歯頸部付近に応用力が加わるケースでは、最表層が陥没してしまうことがある。

図8-1、2 高濃度フッ化物による再石灰化と、ナノケアによる初期う蝕病変の再石灰化のイメージ

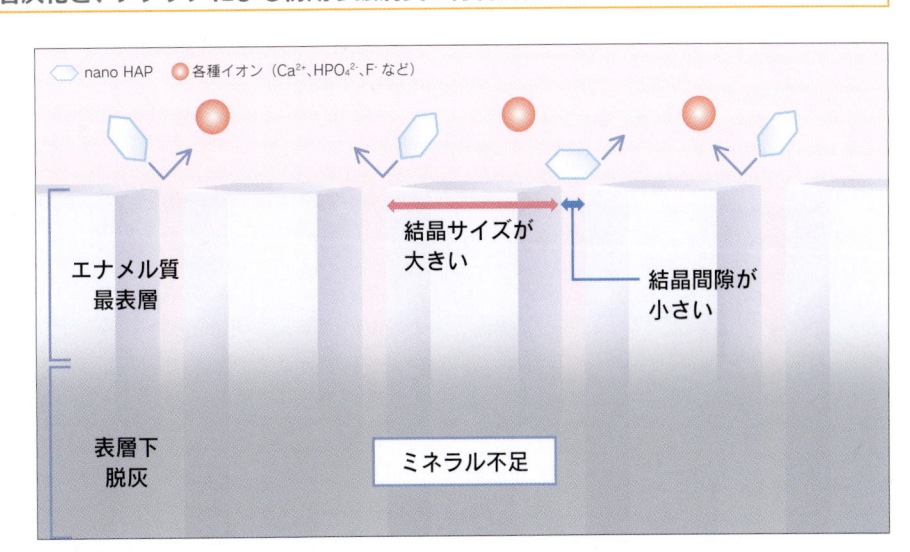

図8-1 高濃度フッ化物による再石灰化イメージ。高濃度フッ化物では、再石灰化のスピードが速く、表層のみが高度に再石灰化してしまう（最表層の結晶サイズが大きくなる）と、結晶や小柱の間隙が小さくなり、表層下にはミネラルが到達しにくく、内部に結晶の弱い部分が残ることが考えられる。

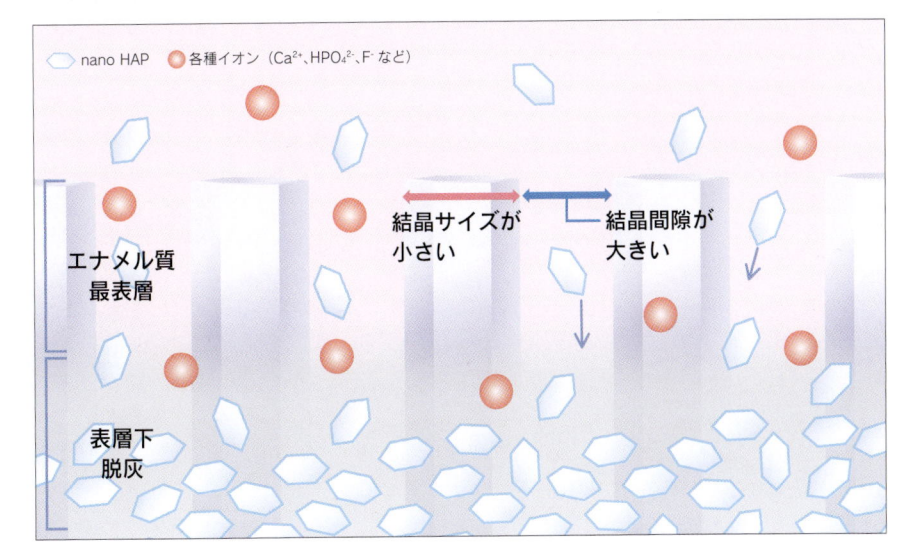

図8-2 ナノケアによる再石灰化のイメージ。脱灰進行中や脱灰優勢の歯面では、最表層の結晶サイズがより小さいため、ナノレベルのハイドロキシアパタイトやCaイオン、Pイオンが結晶や小柱の間隙に浸透しやすい。この際、低濃度フッ化物はフッ化ナトリウムよりもモノフルオロリン酸ナトリウムのほうが深部まで浸透して耐酸性を形成しやすい[8]。

Chapter 3

エナメル質へのナノケアの臨床応用
―応用ステップとマテリアル―

STEP 1　歯面へのダメージを最小に抑えた清掃をする

手用歯ブラシや音波歯ブラシ、インプラント用プラスチックキュレット、マイクロファイバーフロス（アンワックスタイプ）など、非侵襲的な器具を用いて歯面上の付着物の厚みを減じる。なお、有機系汚染物質が肉眼で確認できない場合は染めだしを行う。

STEP 2　有機質溶解剤を塗布し、歯面から有機系汚染物質を完全に除去する

有機質除去効果

10％次亜塩素酸ナトリウムであるADゲル（クラレメディカル）は、歯面に付着した有機系汚染物質を完全に除去することができる歯面処理剤である。本剤を使用する場合は、汚染状況に応じて30～60秒ほど塗布し、精製水または純水で十分に水洗・乾燥させる。　　　　　　　　　　　☞ADゲルの使用上の注意は74ページ参照

STEP 3　防湿下にて、ナノ粒子ハイドロキシアパタイト製剤ペーストを塗りこむ

充填効果

研磨剤無配合のRENAMEL®（サンギ）（もしくはCPP-ACP配合のMIペースト（ジーシー））などのリン酸カルシウム製剤を、PMTC専用コントラにラバーカップをつけて、低速回転（750～1000回転）で塗りこむ。症例に応じて、ドラッグリテーナーを用いて5～10分間程度、作用させて水洗する。

STEP 4　カルシウムイオンや低濃度フッ化物ジェルで再石灰化促進

浸透効果 シールド効果

nanoHAP製剤を用いた場合は、再石灰化を促進し、ミネラルの供給をより確実に行うため、チェアサイドでPOs-Ca配合ガムやタブレットを処方し、摂取してもらう。または歯面の仕上がり状況に応じて、スピードアップのためにフッ化物ジェルを併用する。ナノケア実施後、当日は着色性の飲食物は避けるように指示する。

ナノケアの臨床応用イメージ

STEP 1 歯面へのダメージを最小に抑えた清掃をする

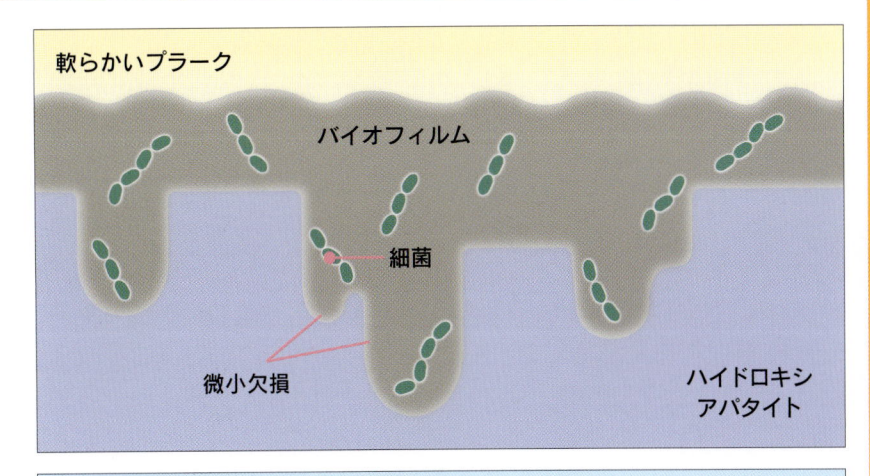

軟らかいプラーク
バイオフィルム
細菌
微小欠損
ハイドロキシアパタイト

STEP 2 有機質溶解剤を塗布し、歯面から有機物を完全に除去する

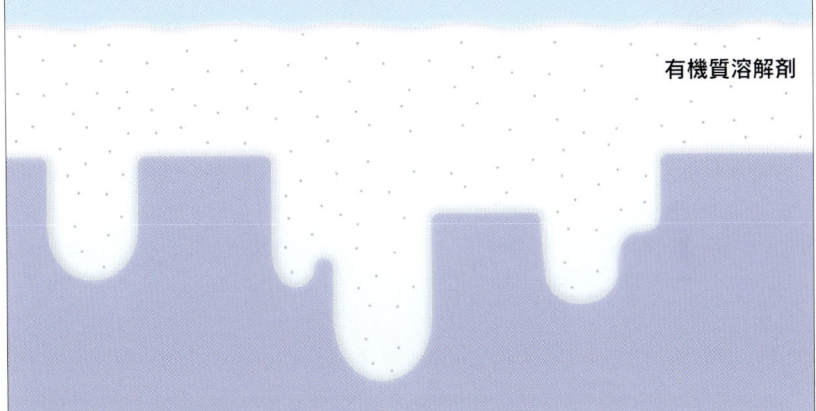

有機質溶解剤

STEP 3 防湿下にて、ナノ粒子ハイドロキシアパタイト製剤を塗りこむ

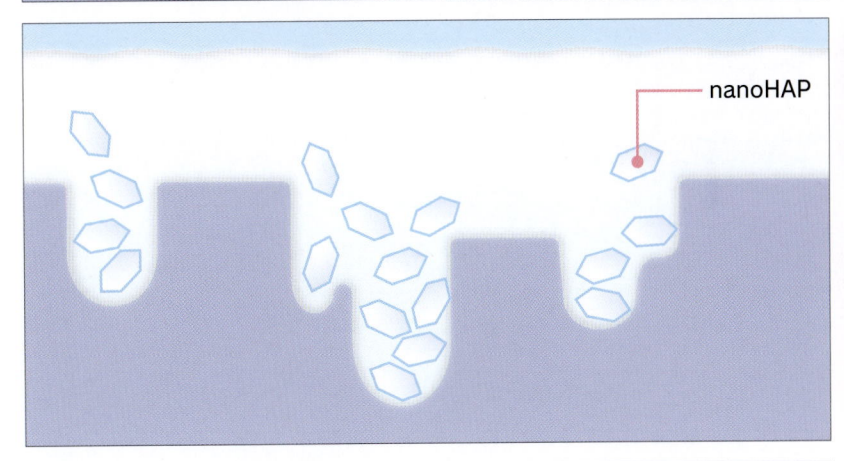

nanoHAP

STEP 4 カルシウムイオンや低濃度フッ化物ジェルで再石灰化促進

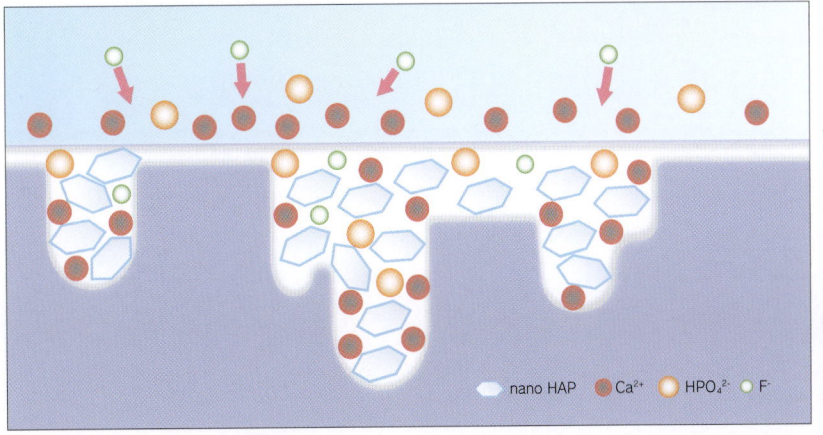

nano HAP　Ca^{2+}　HPO_4^{2-}　F^-

ナノケア臨床応用までの経緯

1．有機質溶解剤との出会い

臨床の場と研究室における試験との大きな違いは、実際の歯面には薬剤の有効成分のダイレクトな浸透を妨げるバイオフィルムや唾液タンパクであるペリクルなどの有機質が存在していることである。この有機質を除去することで予防ペーストに期待されている作用が増強されると考え、筆者らの医院ではこれまで有機質溶解剤を用いた歯面の化学的な清掃、すなわちPCTC（Professional Chemical Tooth Cleaning）を取り入れてきた。

有機質溶解剤には、作用が穏やかなものから強アルカリのように溶解作用の強いものまである。たとえば10％次亜塩素酸ナトリウムは強アルカリであるため、優れた殺菌消毒作用と有機質溶解作用を有していることから、化学的清掃剤として、根管治療時に頻用されてきた。同種の薬剤と比べ、10％次亜塩素酸ナトリウムの作用初期における有機質溶解能は強力であり、これは臨床上きわめて有利な特徴である。ポリフェノールなどに由来する有機系色素を除去する効果があるばかりでなく、前述のバイオフィルムやペリクルまで溶解することができる、まさに究極の有機質溶解剤である。

本書で使用しているADゲルは、10％次亜塩素酸ナトリウムを主成分とする医薬品含有歯面処理材で、象牙質接着性の向上を目的として1990年に柏田の発案・研究に基づきゲル化に成功し、クラレメディカル社により製品化された[9〜11]。その後も柏田を主宰とする研究チームに筆者も参画し、その有効性に着目した研究が継続されてきた[12〜14]。

歯質強化と耐酸性向上を目的とした研究分野では、フッ素徐放性レジン[15]や2％フッ化ナトリウムと組み合わせた手法が考案され、臨床成果が認められたことから、1996年に無切削歯質表面の汚染物質、バイオフィルムに対するADゲルの有機質溶解作用に関連した研究報告が柏田により発表された[16]。また稲葉ら[17]によって有機質溶解剤により再石灰化が促進されることが確認され、特に根面う蝕予防に有効であることが示唆されている。

筆者の医院では、1998年の開業当初より柏田らの研究成果に基づき、有機質除去による再石灰化促進のメカニズムに着目したプロフェッショナルケアを実践してきた。そして2004年に発売された研磨剤無配合ナノ粒子ハイドロキシアパタイトペースト（商品名：RENAMEL®／サンギ）[18]の積極的導入により、院内におけるケアが大きく進展した。

2．ナノ粒子ハイドロキシアパタイトの魅力

ナノ粒子ハイドロキシアパタイトは、天然歯の無機成分に極めて近い組成を持つリン酸カルシウムの一種で、これまでリスクコントロールに依存していた再石灰化の手法にスピードと効率をもたらす修復材料として注目されている。

2003年にはホワイトニング処理後のエナメル質改質剤としての効果が報告[19]されたのをはじめ、エナメル質表層の微細な傷を補修する効果が認められている。また、初期う蝕に対する非切削によるエナメル質修復の可能性については、東北大学を中心に開発が進んでいる高速噴射う蝕治療法（ハイドロキシアパタイトの微粒子を歯の表面に音速で噴射し、歯と同質のHAP膜を生成する技術で、パウダージェットデポジション法という）が紹介され、今後ますます初期う蝕治療に対する技術革新が進むものと考えられている。

筆者らは、まずダイレクトな再石灰化を阻害する有機質系皮膜が有機質除去後に再形成される前にハイドロキシアパタイトのナノ粒子を吸着させることで、再石灰化の効率を高める可能性に注目した。さらに再石灰化を促すようなケアをプラスすることが効果的であると考え、2005年に独自のケア手法「ナノケア」を実践するに至った[5]。

「ナノケア」の研究は、ナノ粒子ハイドロキシアパタイトを開発したサンギ中央研究所の全面的な協力を得て進められた。2006年には有機質溶解剤を応用したナノ粒子ハイドロキシアパタイトによるエナメル質初期脱灰病変の再石灰化促進について発表し[20]、続く2007年には同じく有機質溶解剤を応用したナノ粒子ハイドロキシアパタイトによる露出した根面象牙質のエナメル質化に関する研究成果を発表するに至った[21]。

また、同時期登場したカルシウム素材POs-Caの応用は、グリコ健康科学研究所からの素材提供を得てナノ粒子ハイドロキシアパタイトとの効果的な使用法について検討を重ねた結果、プロケアとセルフケア双方への導入によって、ナノケアの臨床成果を向上させる手法として確立した。

有機質溶解剤とナノ粒子ハイドロキシアパタイトを組み合わせた新しいアプローチは、これまでのPMTCとはあきらかに一線を画す歯面修復処置として位置づけられ、現在も進化し続けている[22]。

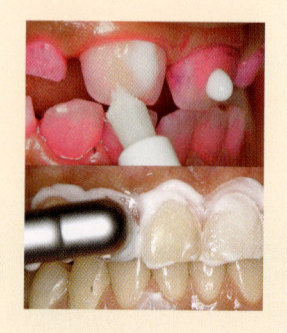

図9-1〜4　STEP 1で使用する、歯面上の付着物を除去する器具

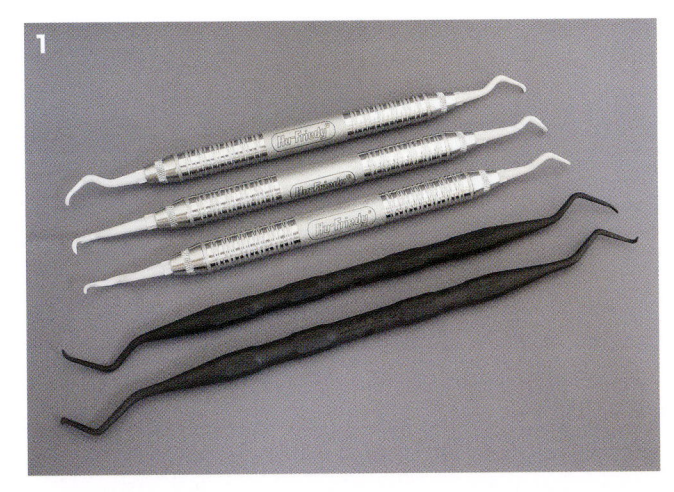

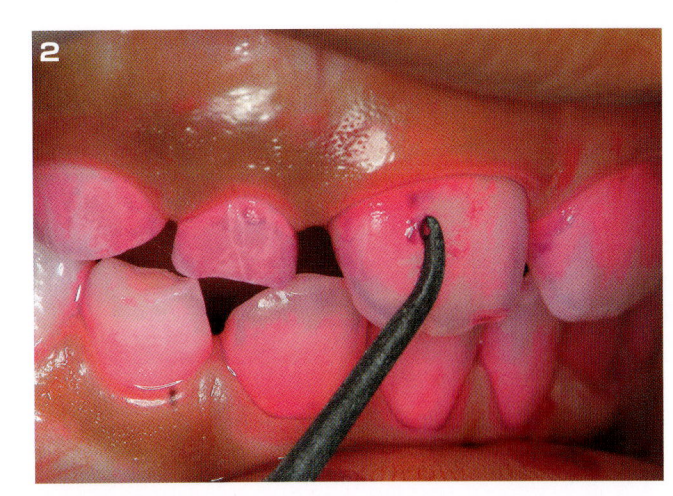

図9-1、2　インプラント用プラスチックキュレットの一例。歯面に対し非侵襲性でなければならない。

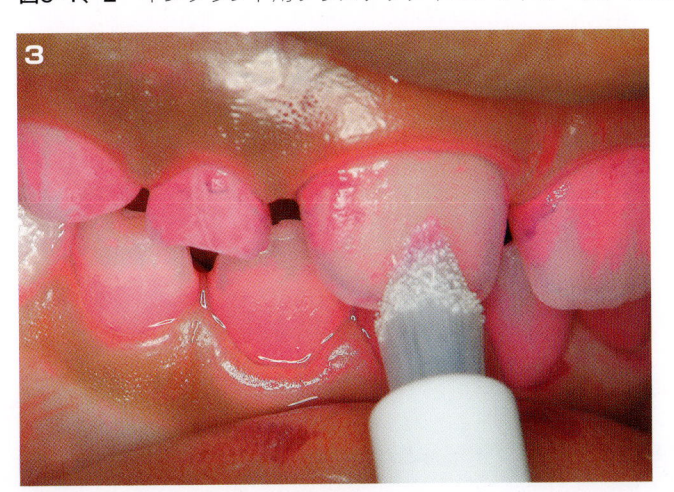

図9-3　手用歯ブラシや振動を利用する音波歯ブラシも使用する。

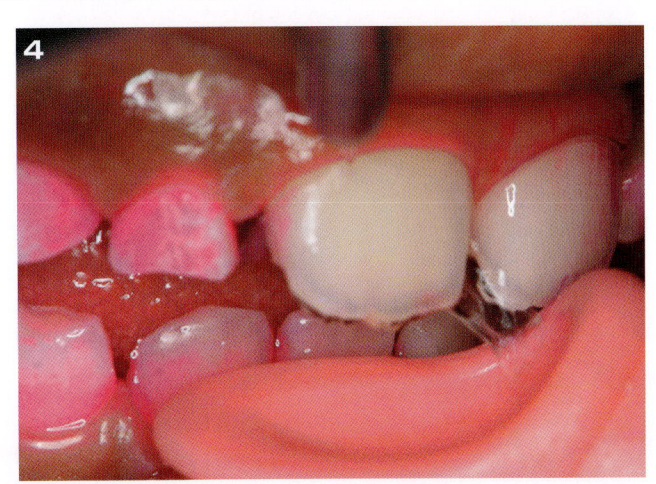

図9-4　再度染色しても、染まらない程度まで、ていねいに除去する。

STEP 1　歯面へのダメージを最小に抑えた清掃

　ナノケアの第1ステップは、効果を邪魔するものを取り除くことである。これは、非侵襲的に行わなければならない。

　具体的には、手用歯ブラシ類、手用インスツルメントではインプラント用に用意されたプラスチックキュレット、さらに振動の力を利用する音波歯ブラシなどで、汚染物質の厚みを減じるようにする（図9-1〜4）。

　隣接面は、セルフケアにおいて清掃が困難なエリアであることは言うまでもない。したがってプロケアでしっかりおさえておく必要があるが、歯面の表面粗さを増大させるような器具や研磨材を用いることは避けなければならない。隣接面の清掃にはデンタルフロスの活用が効果的であるが、マイクロファイバーフロス（アンワックスタイプ）を使用すると効率がよい[23]。

　筆者は、プラーク除去目的ではルシェロフロスのアンワックスタイプ（ジーシー）を用いている。ルシェロフロスは、清掃用品の分野ではすでに高い評価を得ているマイクロファイバーを応用したフロスで、これまでの一般的なフロスの約5倍もの繊維（約1400本）を束ねているにもかかわらず（次ページ図10-1、2）、非常にソフトな感触に仕上がっている。アンワックスタイプは、清掃性が高い反面、切れやすい・通しにくいことがデメリットとされているが、ルシェロフロス・アンワックスタイプはその素材と構造により、大きなメリットとして活かされるように開発されている（次ページ図10-3、4）。繊維が柔軟性に優れているため、歯冠形態にもよくフィットし、広範囲の付着物が除去できる（次ページ図10-5）。

　なお、歯面および隣接面の清掃時には染め出しを行うとよい。染色された汚染物質を除去後、再度染色しても染まらなくなっているのを確認したのち、次のステップに移行する。

図10-1〜5　デンタルフロスの繊維の形状の違いによるプラークの除去効果の検証

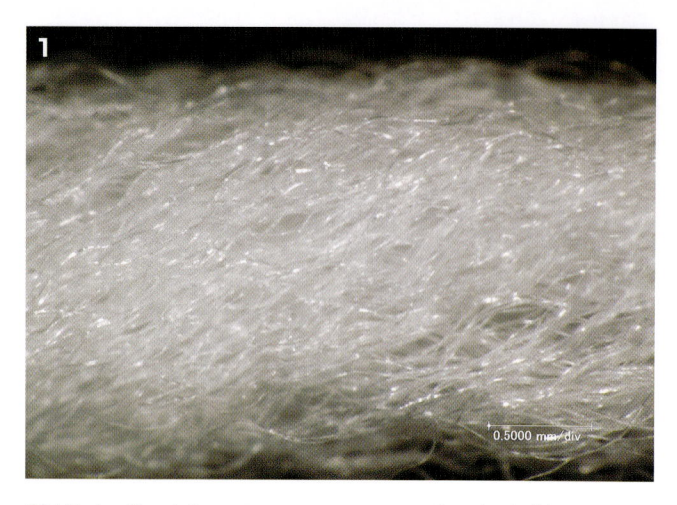

図10-1、2　ルシェロフロス・アンワックスタイプ（ジーシー）の繊維（**1**）と一般的なデンタルテープの繊維（**2**）を、等倍率（100倍）で拡大したもの。デンタルテープは平滑面であるのに対して、ルシェロフロス・アンワックスタイプは多数のマイクロファイバーで構成されていることがわかる。

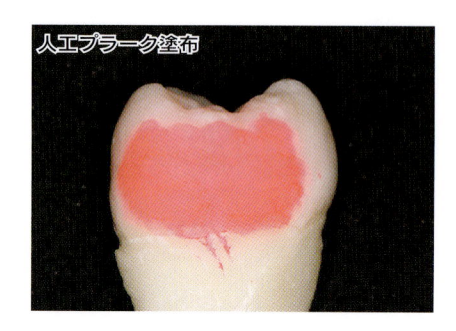

図10-3、4　ルシェロフロス・アンワックスタイプ（**3**）は繊維内に汚れを絡め取る効果が大きいため、効率がよい。一般的なワックスタイプ（**4**）は、すぐに汚れで目詰まりしてしまうため、効率が悪く、常に新鮮面を接触させる必要がある。

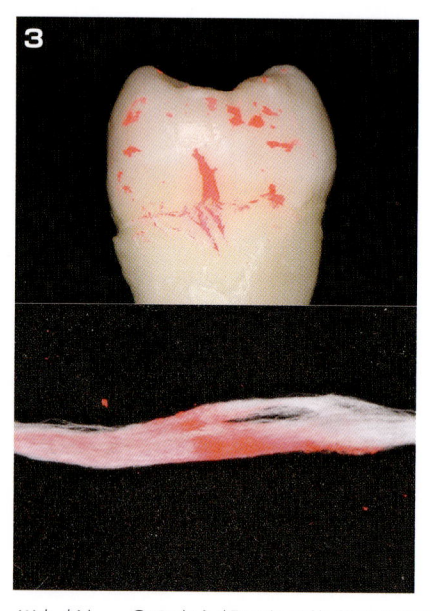

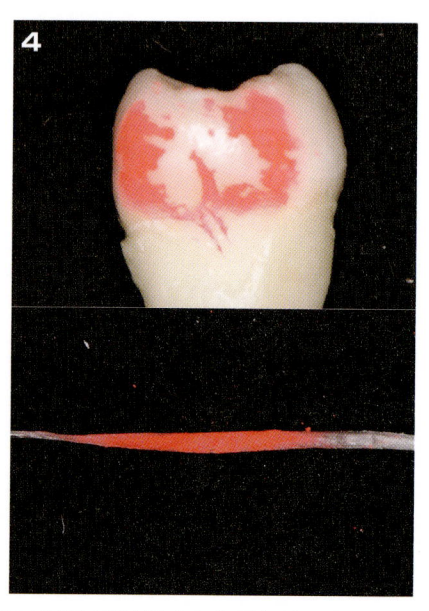

※ただし、3の中心部にある抜歯時の器具による傷に埋め込まれた汚れは、ルシェロフロスでも取り除けていない。実際の臨床では、う窩が形成されているか否か、もし実質欠損があるならば汚染状況などを見きわめ、古いプラークがいつまでも詰まったままにならないように対処しなくては、デンタルフロスによる予防は期待できない（**次ページ参照**）。

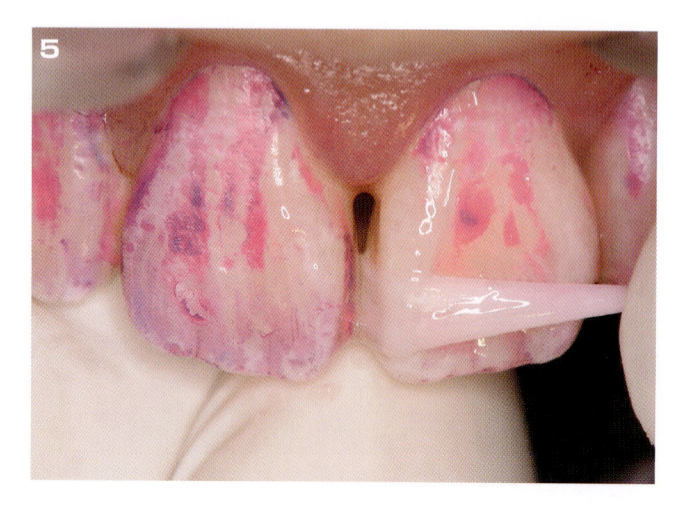

図10-5　ルシェロフロス・アンワックスタイプの繊維は柔軟性に優れているため、歯冠形態にもよくフィットする。また、繊維がばらけ接触面積が増えるため、広範囲の付着物が除去できる。プロケアではPTCペースト、ホームケアではルシェロペーストなどの低研磨性のジェル状の清掃剤を歯間に塗布しフロッシングすると、清掃効果が高くなる。また、潤滑効果により歯肉への接触もマイルドになる。

デンタルフロスの使用時に考慮したい隣接面の微小なう窩

　う窩がコンタクトポイントに限局しているような微小なC1程度であれば、フロッシングで予防したいケースは多い。そこでわずかな隣接面う蝕を有する抜去歯を包埋し、う窩の周囲に人工プラークを塗布して、デンタルフロスによるプラーク除去効果を調べる簡単な実験を行った。

　実験に用いたデンタルフロスには、ルシェロフロス・アンワックスタイプと、広がったときに同程度の接触面積が得られるデンタルテープを用いた。コンタクトポイントのようすが観察できるようにスライドガラスを圧接し、人工プラークを落とすように10往復させた。

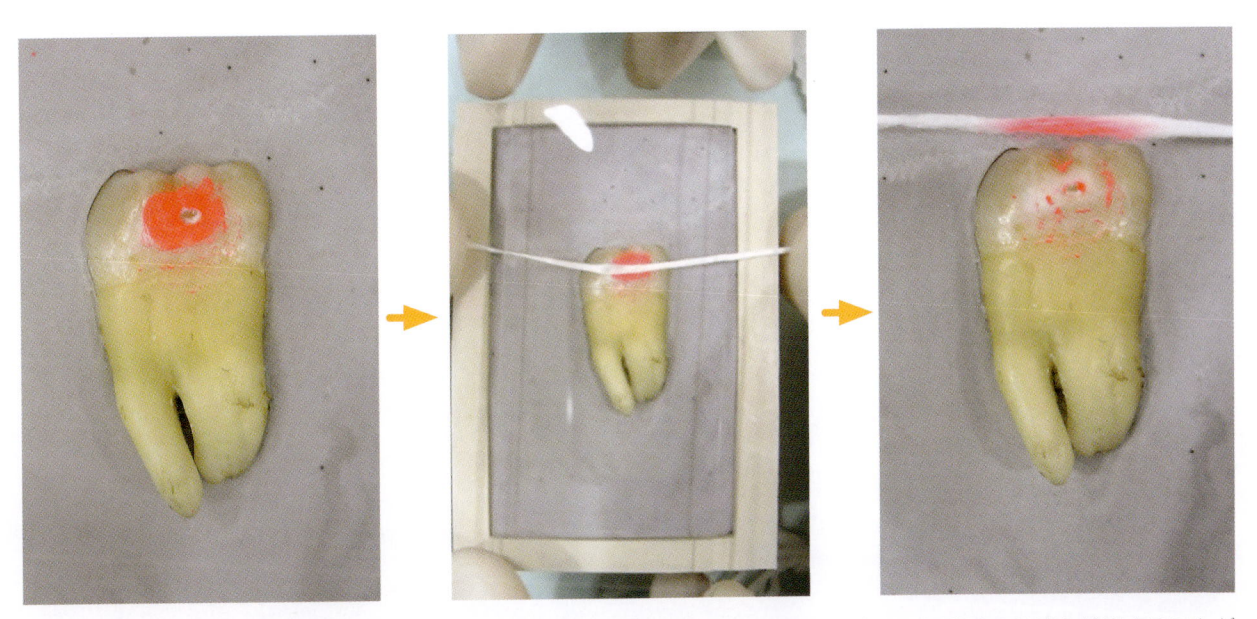

ルシェロフロスアンワックスタイプ　繊維がほぐれて高い清掃効果を発揮すると同時に、C1程度のう窩も検出することができる。う窩へプラークをほとんど押し込まずに取り除くことができる。

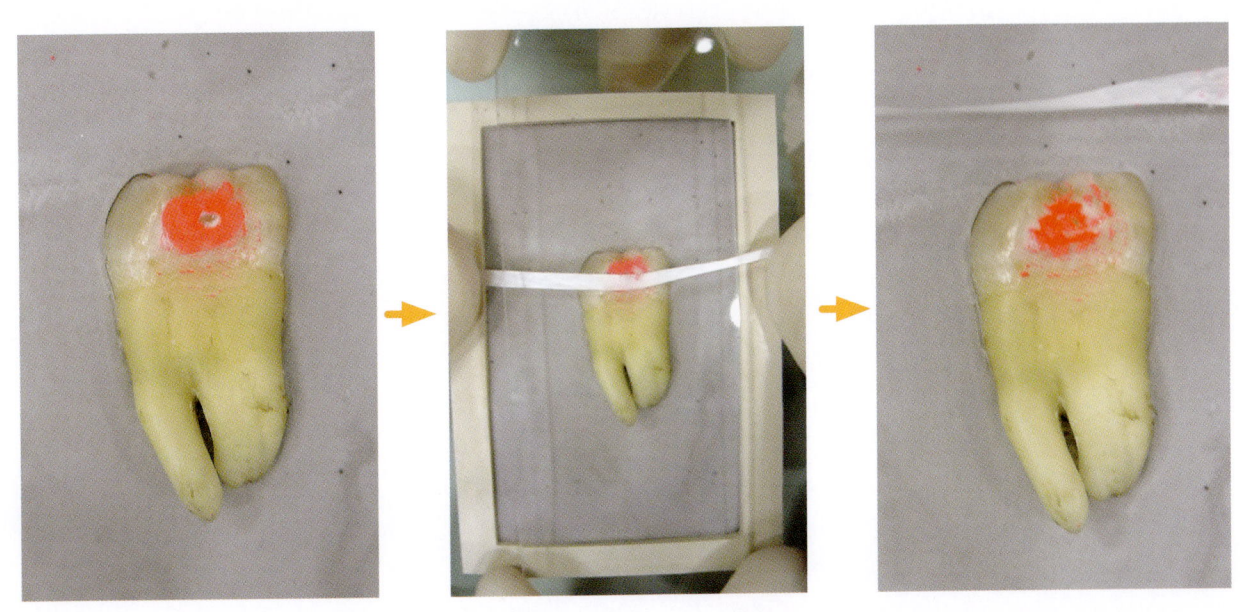

デンタルテープ　デンタルテープやそれに類似する性状のフロスでは、繊維でプラークを絡め取る効果が小さい。また、写真のようにう窩にもプラークを押し込んでしまう可能性がある。

図11-1、2 STEP 2で使用する、歯面上の付着物を除去する器具

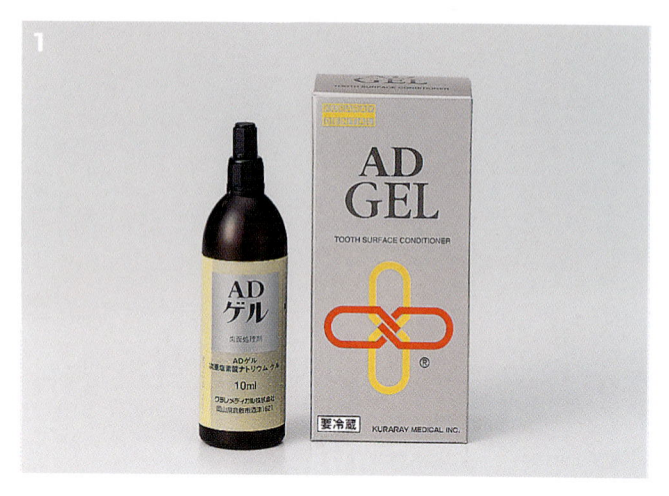

図11-1 クラレメディカル社製10％次亜塩素酸ナトリウムADゲル。使用時には、口唇、皮膚などに付着させないように注意する。皮膚、衣服などに付着した場合は、オキシドールを浸した脱脂綿でふき取り水洗する。

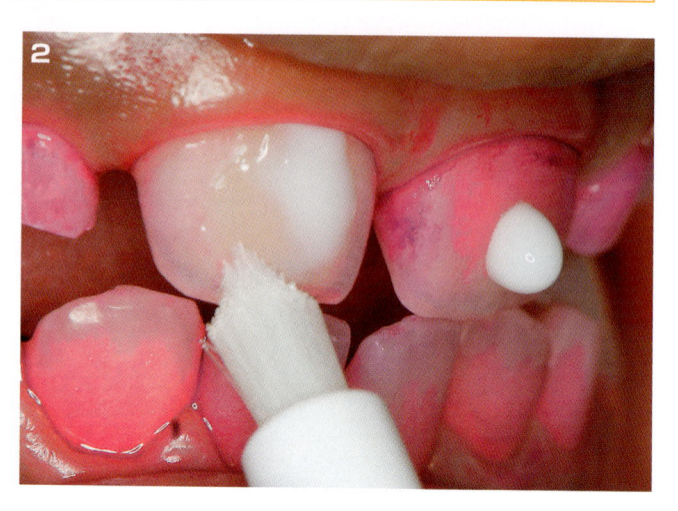

図11-2 ADゲルは、白色のゲル状を呈しているため、識別しやすく、また垂れにくいのが特徴である。

STEP 2 　歯面に付着した有機質の完全な除去・殺菌と酸の中和

　歯面に付着した汚染物質の厚みを減じたのちに、効果を阻害する有機物を完全に除去する。有機質には、食物由来のステインやバイオフィルム、さらには唾液タンパク由来のペリクル、そして歯の組成そのものに由来するコラーゲンなどがあてはまる。

　これらの有機質を除去する手段としては、PMTCに代表されるような機械的清掃と、薬剤よる化学的清掃が考えられるが、歯質の損失を極力抑えるならば化学的清掃は有効な手段となる。これは、根管治療におけるリーマーなどによる機械的清掃と次亜塩素酸ナトリウムなどによる化学的清掃の併用と同様のコンセプトであり、不要に歯質（アパタイト）を削り取ることを回避する。歯面のケアにおいても、これまでの研磨ペーストによる機械的清掃主体から化学的清掃を積極的に利用することで、歯面のコンディション、病変に対してアプローチが可能となる。

　ナノケアでは、有機系汚染物質溶解剤として10％次亜塩素酸ナトリウムを使用する。10％次亜塩素酸ナトリウムは強アルカリであるため、エナメル質表層の微細な凹部に侵入した細菌によって酸で充満した部位を中和・殺菌する、重要な役割も担っている。

　なお10％次亜塩素酸ナトリウムは、周知のとおりその扱いには細心の注意が必要である。使用時には、必ずゲル状の製品を選択する。また、塗布範囲は少数歯に限定し、ガスの発生はバキュームで吸引して抑えるようにする。水洗時も、流す前にバキュームで直接吸引することで、咽頭部の刺激を最小に抑えることができる。

　これらを考慮して、筆者はクラレメディカル社製のADゲルを使用している（**図11**）。ADゲルは、増粘剤の添加で白色のゲル状を呈していることから、歯面に塗布しても垂れず、識別しやすいため、液体よりも安全に使用できる[14]。とはいえ、添付文書に記載のない使用法にあたるため、使用にあたっては歯科医師の判断のもと十分に注意して使用するべきである。

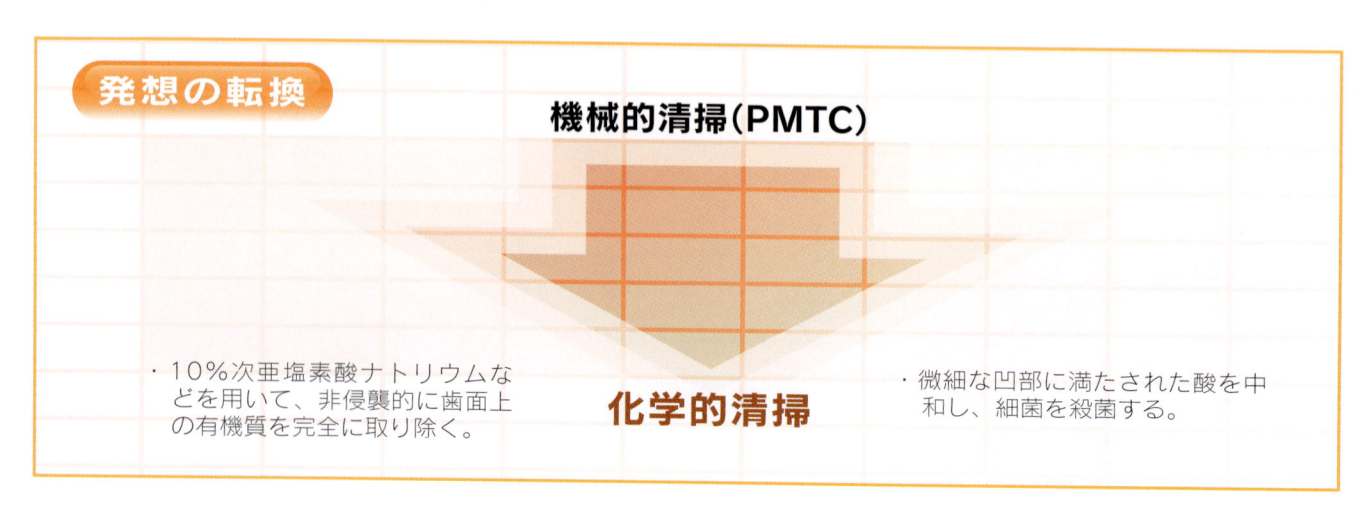

発想の転換

機械的清掃（PMTC）

↓

化学的清掃

・10％次亜塩素酸ナトリウムなどを用いて、非侵襲的に歯面上の有機質を完全に取り除く。

・微細な凹部に満たされた酸を中和し、細菌を殺菌する。

図12　RENAMEL®（サンギ社製）

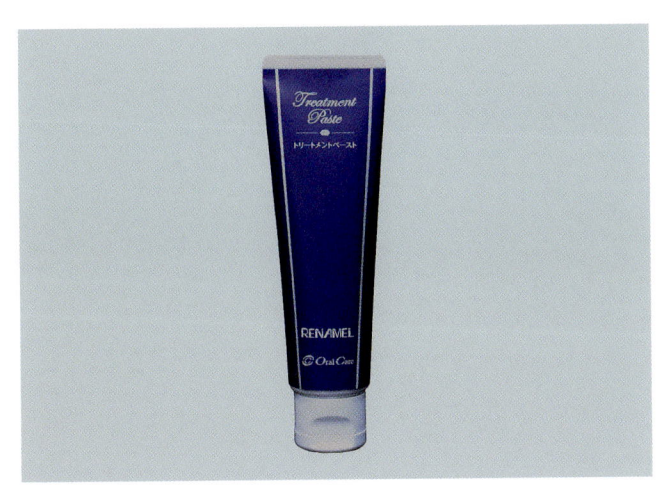

図12　数十ナノレベルの粒子を配合したハイドロキシアパタイトペースト。研磨剤無配合。

図13　MIペースト（ジーシー社製）

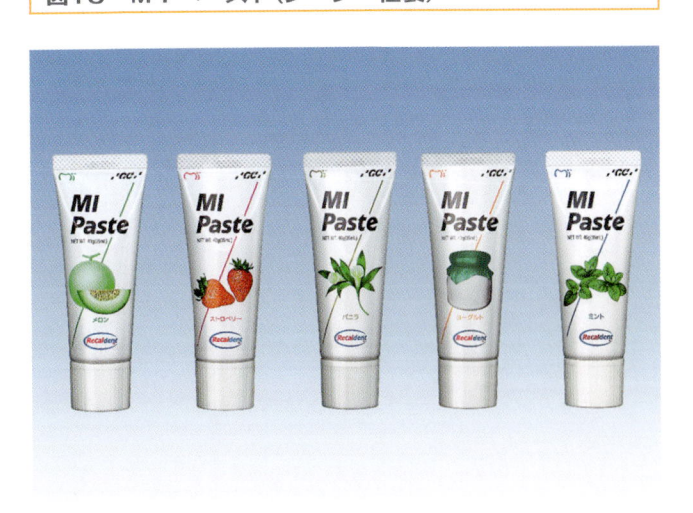

図13　CPP-ACPと呼ばれる非結晶リン酸カルシウム製剤。数百ナノレベルの粒子が配合されている。

図14-1、2　歯面へのナノレベルペーストの塗りこみ

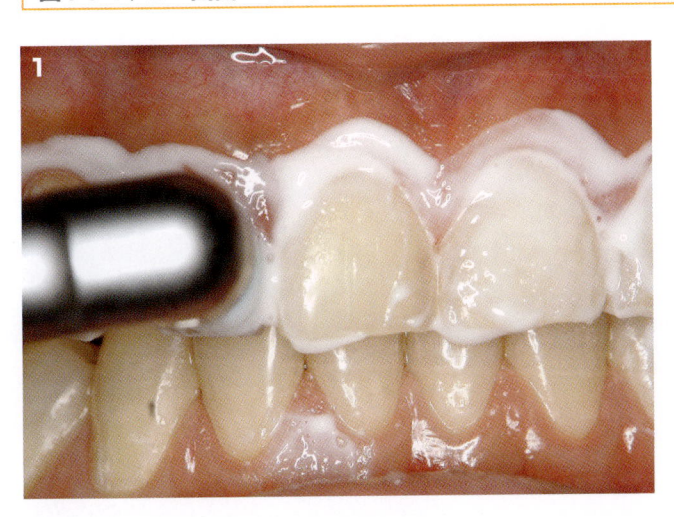

図14-1　PMTC用コントラに装着したラバーカップで、低速（750回転）でRENAMEL®を塗りこむ。

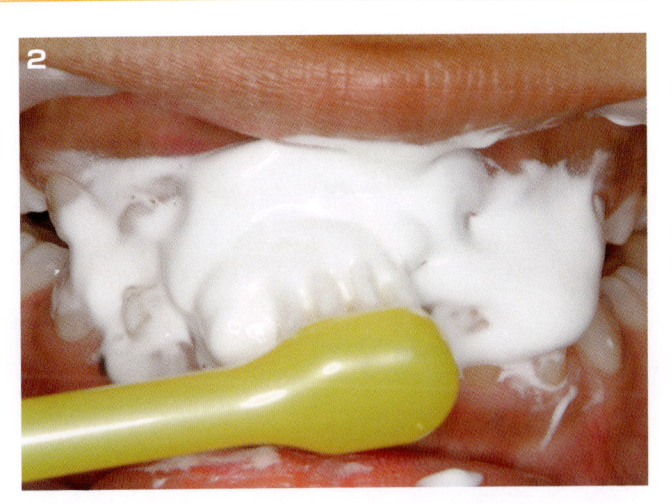

図14-2　幼若永久歯に対し、MIペーストを歯ブラシを用いて塗りこんでいる例。状況に応じて塗布方法をアレンジする。

STEP 3　歯面にナノレベルのリン酸カルシウム製剤の供給

　ナノケアに用いることができるリン酸カルシウム製剤で、現在臨床で使用できる製品は2つしか存在しない。

　1つはサンギ社製RENAMEL®である（図12）。これは数十ナノレベルのハイドロキシアパタイト製剤で、研磨剤は無配合である。もともとPMTCの最終仕上げ用途に用いることがうたわれているが、有機質溶解処理と併用することで、歯面修復材としての効果が期待できる。

　もう1つはジーシー社製のMIペーストで、次亜塩素酸ナトリウムによる前処理を行うと、再石灰化率が2倍に増加することが報告されている（図13）[24]。MIペーストはCPP-ACPと呼ばれる非結晶リン酸カルシウム製剤で、数百ナノレベルの粒子が配合されている。

　筆者は、RENAMEL®とMIペーストの作用のしかたを以下のように考えている。RENAMEL®はナノ粒子ハイドロキシアパタイト製剤である特性から、ダイレクトに結晶間隙や微細な凹凸に入り込んで間隙を埋める充填材になるものである。一方MIペーストは、脱灰により失われた歯質のミネラル、すなわちCaやPを過供給することで、再石灰化を促すものである。フッ化物が歯質を強化し耐酸性を向上させる役割を担っていることに対し、これら2製品はフッ化物そのものにはない結晶のもとを供給する役割を担当していると言えるだろう。

　歯面の有機質の完全除去後、防湿下にて、これらナノレベルの粒子配合ペーストを、PMTC専用コントラにラバーカップにつけて低速回転で歯面に塗りこむ（図14-1、2）。なお、回

図15-1、2　隣接面へのナノレベルペーストの塗りこみ

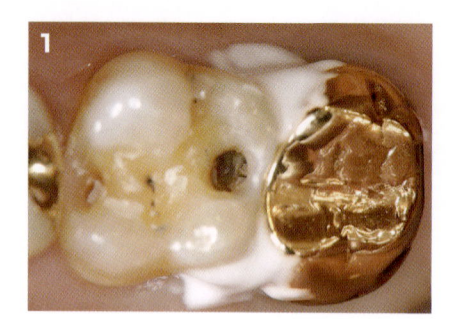

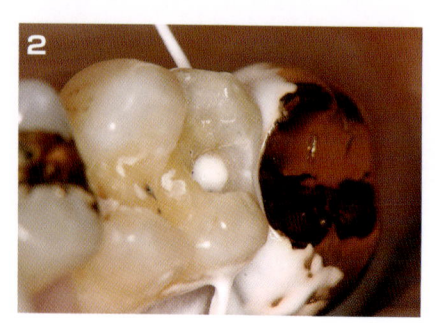

図15-1、2　隣接面う蝕のあるインレーを便宜的に除去し、歯ブラシにて頬側・口蓋側からMIペースト塗布したが、う窩には届いていない（1）。そこでルシェロフロスで側方圧をかけながらフロッシングを行ったところ、隣接面う蝕にまでMIペーストを届かせることができた（2）。

図16-1、2　フロッシングによるペーストのドラッグデリバリー効果の検討（抜去歯）

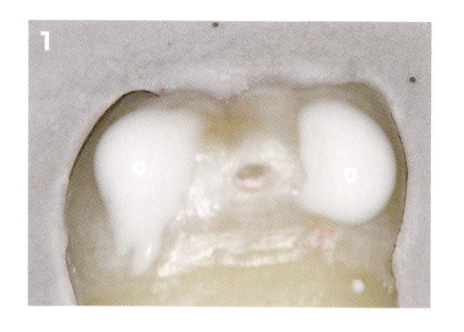

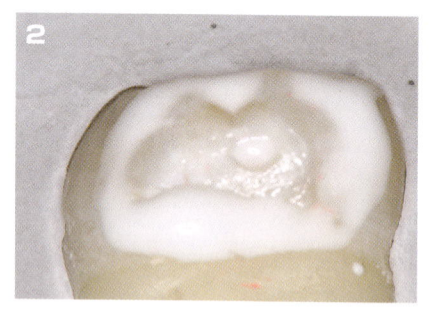

図16-1、2　C1程度のう窩を有する抜去歯を用いて、フロッシングによるドラッグデリバリーが可能かどうか検討した。う窩付近に頬舌側からMIペーストを塗布した場合を想定し、ルシェロフロス・アンワックスタイプで数回往復させると、う窩内にペーストを満たすことができた。

図17-1〜3　フロッシングによるドラッグデリバリーの実際

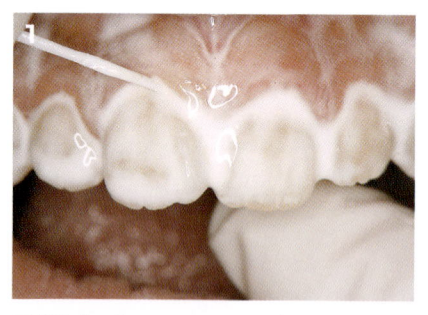

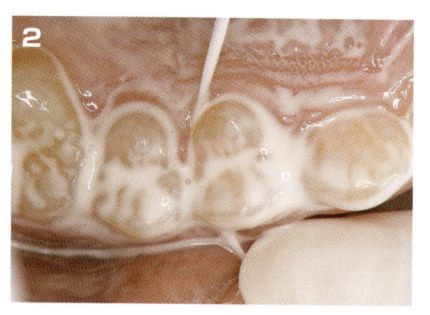

図17-1、2　フロッシングはコンタクトポイントのように効かせたい部分へ薬剤を運ぶドラッグデリバリーとしての機能を果たすことができる。

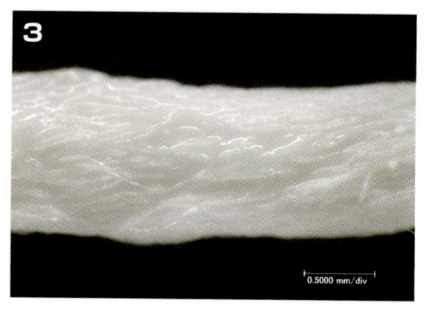

図17-3　ルシェロフロス・アンワックスタイプはプラーク除去性能に優れているだけでなく、吸水力に優れているため、繊維間に薬剤をたっぷりと含ませることができる。

転数は750回転を目安に、ラバーの形状や歯面形態、押しつけ圧に応じてコントロールする。ドラッグリテーナーを用いる場合は、5〜10分間保持する。

なお隣接面や微細なC1程度の隣接面う蝕には、デンタルフロスをドラッグデリバリーとして活用するとよい[23]。

MIペーストなどの粘稠度の高いペーストは、歯ブラシで歯間部に塗布しても、隣接面う蝕などの患部まで到達していないことが多い。**図15-1、2**は、ペーストの到達性を確認するために、隣接面う蝕が明らかに認められる症例に対して便宜的にインレー除去して観察を行ったものである。頬側および口蓋側からMIペーストを歯間部に歯ブラシで塗布したが、う窩まで到達していない（**図15-1**）。そこでルシェロフロスでコンタクトポイントを数回こすることで側方圧が加わり、患部までMIペーストを到達させることができた（**図15-2**）。

抜去歯を包埋した実験においても、歯間部においたペーストはフロッシングによってう窩に埋め込まれることが確認できた（**図16-1、2**）。

なお、MIペーストはミュータンス菌を取り込む効果があるともいわれており、またRENAMEL®も除菌効果があることから（詳細は**第6部**で後述）、これらの予防ペースト塗布時にフロッシングすることは有効であると考える（**図17-1、2**）。アンワックスタイプはデリバリー効果に優れており（**図17-3**）、逆にデンタルテープのような吸水性がなくほぐれないタイプは、患部へのデリバリー後の薬剤の圧接に用いるとよい。

図18-1、2　POs-Caによる再石灰化効果

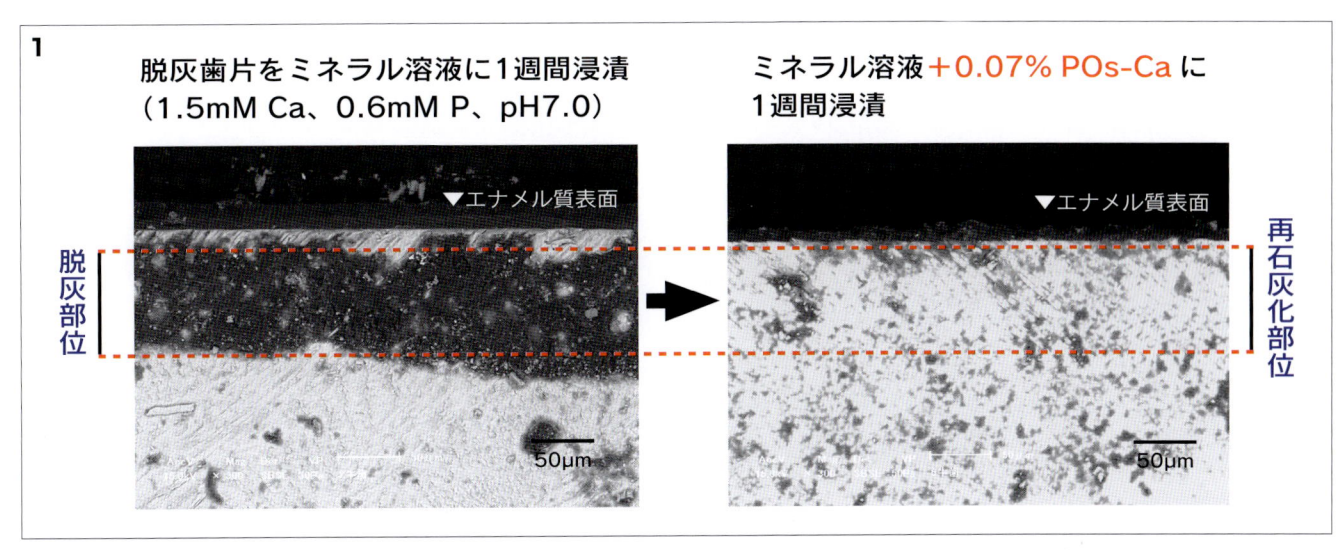

図18-1　脱灰歯片を、POs-Caを加えた人工唾液（ミネラル溶液）に1週間浸漬すると、表層下脱灰部位が最深部より再石灰化して、ミネラルが健全部分と同程度まで回復した。（写真提供：グリコ健康科学研究所）

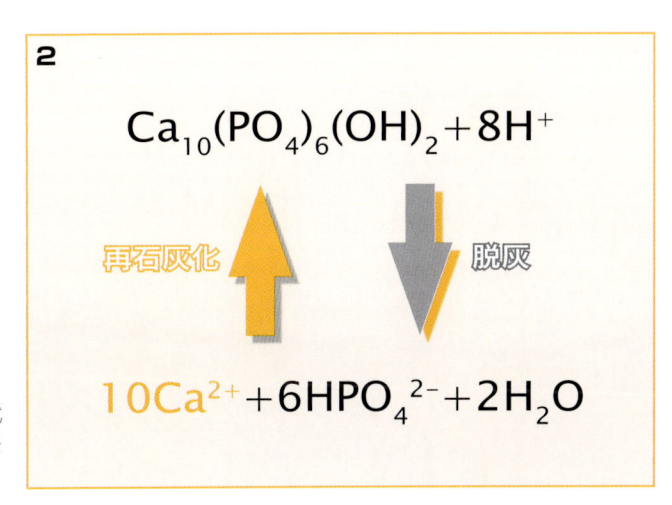

$$Ca_{10}(PO_4)_6(OH)_2 + 8H^+ \rightleftharpoons 10Ca^{2+} + 6HPO_4^{2-} + 2H_2O$$

図18-2　脱灰と再石灰化の機序を化学式で表わしたもの。この式から、理論的にはモル濃度比 Ca/P＝1.67であれば、再石灰化を効率よく起こすことが可能と考えられる。

STEP 4　ミネラルの供給をより確実にするPOs-Ca配合ガムの活用

　ナノケアではRENAMEL®を用いるが、本来ハイドロキシアパタイトはイオン化していないため、生体の一部となりうるためには、カルシウムイオンやリン酸イオンによって結晶間隙や粒子の間隙が再石灰化されるような環境を作り出す必要がある。
　特に表層下脱灰を起こした脆弱なエナメル質表層は、イオンやナノ粒子が進入しやすくなっているため、タイミングよくケアを行えば脱灰基底部からの再石灰化を誘導できる可能性が高い（**図18-1**）。
　脱灰と再石灰化の機序を化学反応式にすると、**図18-2**のようになる。ハイドロキシアパタイトの形成、すなわち再石灰化のためには、上方向への矢印の反応を起こさせる環境が必要である。イオンの数は、理論的には10個のカルシウムと6個のリン酸が必要ということになる。カルシウムとリンのモル濃度の比は Ca/P＝10/6＝1.67であり、再石灰化を効率よく起こさせるためには、唾液中のCa/Pが1.67に近づくことが望ましい[25〜28]。リンは通常唾液中に十分存在しているが、カルシウムは不足している。そこ

77

図19-1、2　カルシウムイオンの供給が有利なPOs-Ca配合ガムの特徴

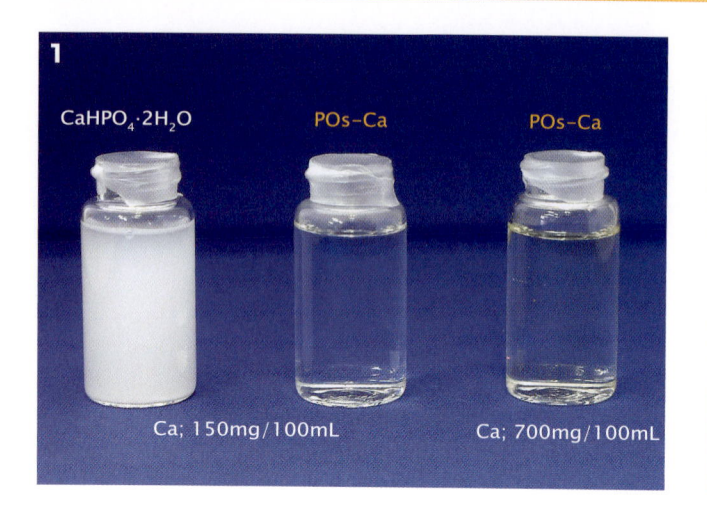

図19-1　水に難溶性を示すリン酸水素カルシウムは、0.5％程度の溶解度であるのに比べ、POs-Caはきわめて水溶性が高く、70％もの溶解度がある。

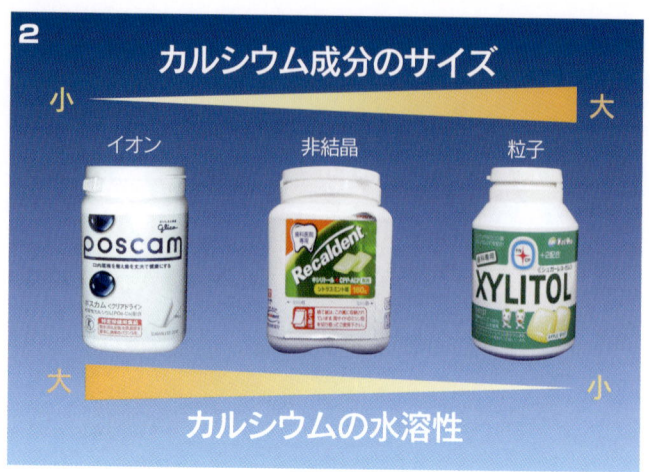

図19-2　製品によって、カルシウム成分もサイズも異なる。結晶や粒子間への浸透を考えた場合、イオン化して唾液中に溶出してくるものが有利と考えている。

図20　POs-Ca配合ガムとPOs-Ca非配合ガムの、唾液中のカルシウムイオン濃度の比較（簡易的なテスト）

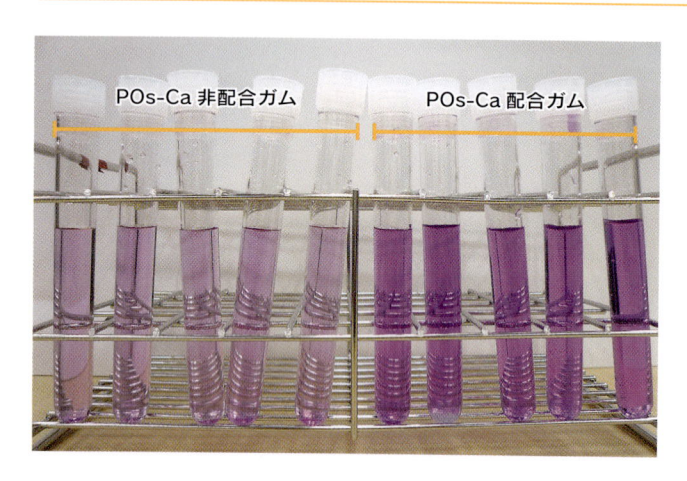

図20　あるセミナー参加者に、実際にPOs-Ca配合ガムとPOs-Ca非配合ガムをそれぞれ5人ずつに5分間噛んでもらい、採取した唾液中のカルシウムイオン濃度を比較したもの。右の5本がPOs-Ca配合ガム摂取群、左の5本が非配合ガム摂取群である。試料中のカルシウムはアルカリ性条件下でOCPC（オルトクレゾールフタレインコンプレクソン）とキレート結合して紫紅色を呈する原理を利用したもので、カルシウム濃度が高いほど色が濃くなる（実際にはこの紫紅色の吸光度（575nm）を定量することにより、試料中のカルシウム量を求める試験である）。POs-Ca配合ガム摂取群全員から、カルシウムイオン濃度の高い唾液が採取できたことがわかる。

　で筆者は、効率よくカルシウムイオンを供給することを目指し、高水溶性カルシウム素材であるPOs-Ca配合ガム[29～33]（図19、図20）を活用している。

　Kamasakaらは、POs-Ca配合ガムによる唾液中のCa/Pの上昇について報告している[34]。それによると、POs-Ca配合ガムを噛むことで、唾液中のカルシウムイオンは上昇し、ガムを噛み始めて10分間のCa/P平均値は1.12まで上昇する。一方、POs-Ca非配合ガムでは0.28に留まり、再石灰化してハイドロキシアパタイトを作るためには極めて効率が悪いことがわかる（表1）。また、口腔内装置を用いた田中らの報告では、POs-Caによって再石灰化した構造は、単なるミネラルの堆積ではなく、本来の天然歯ハイドロキシアパタイトと同様な結晶構造と配向性の認められる再結晶化であることも確認されている（図21-1、2）[35～38]。

　カルシウム供給以外にも、POs-Caの有効性は認められている。POs-Ca配合ガムを咀嚼すると瞬間的にプラーク内のpHが上昇する[39]ことから、食後、ブラッシング前にPOs-Ca配合ガムを噛むことで、脱灰域から早く脱出できることも再石灰化効果の向上に有利に働いていると考えられる。また、ガムを噛むことで機械的に歯面の付着物を取り除く効果が期待できるが、POs-Caを配合することで、非水溶性グルカンの形成が抑制される効果も注目されている[40,41]。

　図22は、POs-Ca配合ガムの注目すべき臨床効果についてまとめたものである。POs-Ca配合ガムを上手に取り入れてナノケアと組み合わせ、さらにセルフケアでもケア剤として取り入れることで、これらの効果は実感することができる。

表1　POs-Ca 配合および非配合ガム咀嚼時のヒト唾液中の pH およびカルシウムイオン、リン酸イオン含量の比較[34]

表1　POs-Ca 配合ガムを噛み始めて10分間の Ca/P 平均値は1.12まで上昇する。一方、POs-Ca 非配合ガムでは0.28に留まり、再石灰化してハイドロキシアパタイトを作るためには極めて効率が悪いことがわかる。

	POs-Ca	FS Means ± SD	p^a	LS Means ± SD	p^a	p^b
Saliva volume (ml)	+	20.34±4.13	ns	9.35±3.24	ns	**
	−	20.74±4.43		9.65±3.35		**
Ca (mM)	+	6.29±2.44	**	1.72±0.27	*	**
	−	1.69±0.41		1.39±0.37		ns
P (mM)	+	5.62±1.41	ns	6.22±1.31	ns	ns
	−	6.15±1.35		6.49±1.15		ns
Ca/P	+	1.12±0.31	**	0.27±0.05	*	**
	−	0.28±0.08		0.22±0.05		ns

FS: Colected whole saliva for the first 10 min.　LS: Colected whole saliva for the last 10 min.
a: p for + POs-Ca vs − POs-Ca.　b: p for FS vs LS.　ns: not significant, ** $p<0.00001$, * $p<0.05$.

図21-1〜3　POs-Ca 配合ガムによるミネラル回復率と再結晶化に関する研究

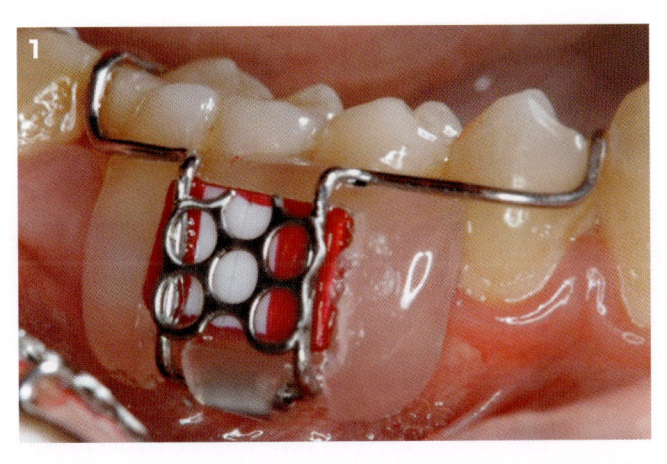

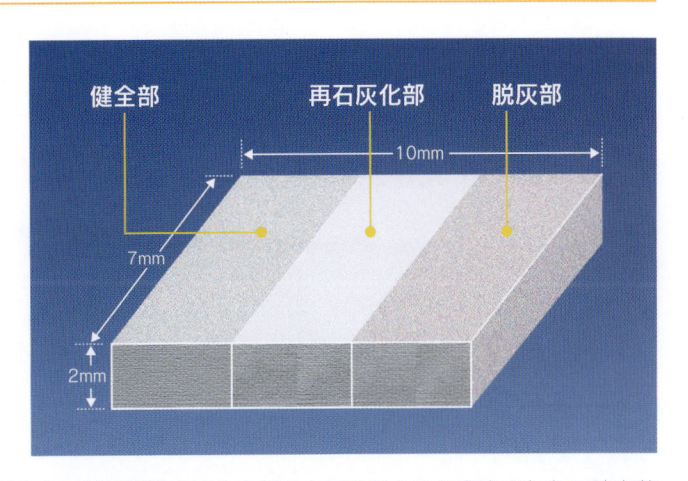

図21-1　ヒト口腔内環境下における POs-Ca による再石灰化効果および結晶構造の変化を明らかにするために考案された口腔内装置と試料ブロック。試料ブロックの再石灰化部以外は、ネイルバーニッシュが塗布されている。装着時間：POs-Ca 摂取中20分間および摂取後20分間の計40分間。摂取時間・回数：1回2粒20分間摂取／1日3回14日間。歯磨剤：フッ化物非配合歯磨剤使用。（写真は、東京医科歯科大学・う蝕制御学分野　北迫勇一先生、田上順次教授のご厚意による）

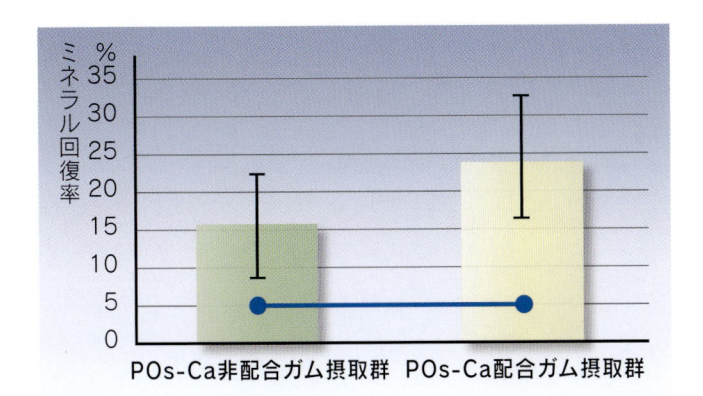

図21-2　ミネラル回復率。POs-Ca 非配合ガム摂取群では15.8%であるのに対し、POs-Ca 配合ガム摂取群では24.2%と有意に高い値を示した（$p<0.05$）。

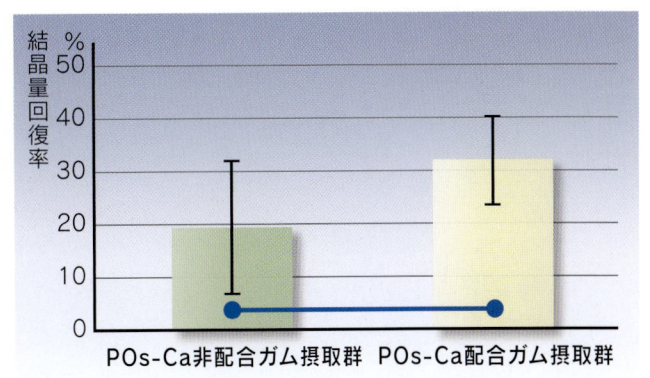

図21-3　結晶量回復率。POs-Ca 非配合ガム摂取群では19.8%であるのに対し、POs-Ca 配合ガム摂取群では31.8%と有意に高い値を示した（$p<0.05$）。

図22　POs-Caの3大臨床的効果

1. 高水溶性カルシウム素材による唾液中カルシウムイオンの増加
   ☞再石灰化＆再結晶化
2. プラーク内pH調整作用
   ☞ガム咀嚼直後にpHが中性域に上昇
3. 非水溶性グルカン形成量の抑制効果
   ☞プラーク量の減少

図22　POs-Caを選択する臨床的理由。

図23-1、2　リン酸カルシウム製剤とフッ化物の組み合わせは注意が必要

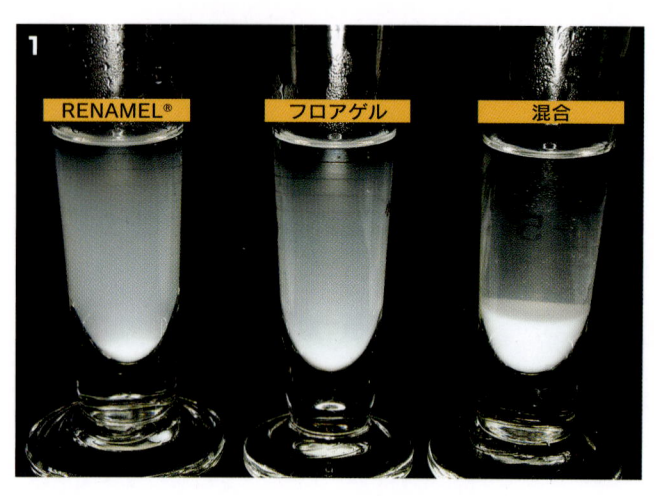

図23-1　精製水に、左からRENAMEL®、フロアゲル、RENAMEL®＋フロアゲルを溶かしたもの。RENAMEL®＋フロアゲルでは大量のフッ化カルシウムが生成され、それぞれ単独の沈殿物総量よりもはるかに多くの沈殿物が確認できる。

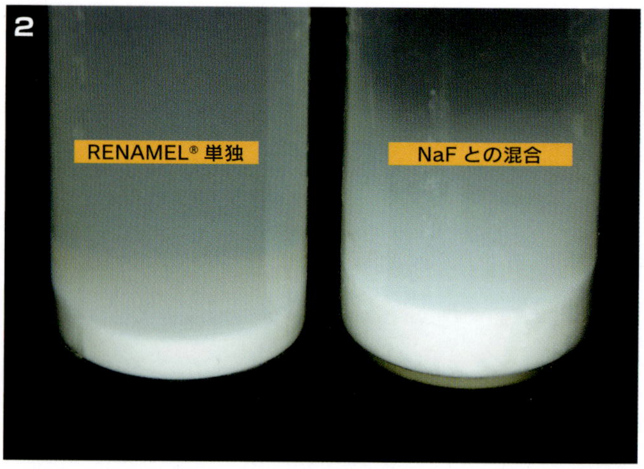

図23-2　フッ化ナトリウムとリン酸カルシウム製剤の反応は、100ppm程度の低濃度フッ化ナトリウムでも生じると考えてよい。

リン酸カルシウム製剤使用時の注意点

　ナノケアでは、フッ化物との組み合わせには注意しなければならない。
　RENAMEL®を代表とするリン酸カルシウム製剤は、フッ化物と反応し不溶性のフッ化カルシウムが生成され、単独の沈殿物総量よりもはるかに多くの沈殿物ができる（図23-1）。この反応は、100ppm程度の低濃度フッ化ナトリウムでも起こるので注意が必要である（図23-2）。
　STEP 4でフッ化物を併用する場合は、モノフルオロリン酸ナトリウムの選択を検討し、余剰なRENAMEL®を水洗してから用いる。また、CPP-ACP製剤は歯面付着性が高いので、効果が相殺される可能性があることから、同時に使用しないようにする。
　このような例は歯科医院内で簡単に調べられるので、単純にいいもの同士を混ぜるような使用法は、一度確認してから行ったほうがよいだろう。

Chapter 4

エナメル質への臨床応用例① 傷ついたエナメル質へのアプローチ

Case 1　エナメル質の傷の修復

Case 1は、誤ったケアによりダメージを受けたエナメル質に対し、ナノケアを繰り返し行って歯面の修復を試みた症例である。研磨ペーストは一切使用せず、AD ゲルと RENAMEL® によるケアを定期的に行った。

約1年後には研磨によってついた傷は埋め立てられ、表面粗さの改善が肉眼的にも確認できるほどに回復し、光沢感を取り戻した。60～61ページの SPM 観察で示したように、RENAMEL® により表面粗さの回復がなされている。開始時の傷の深さから、長期にわたる継続が必要である。セルフケアにおいても、研磨材無配合歯磨剤と RENAMEL® を併用している。

図24-1～3　傷ついたエナメル質へのナノケアの応用（初回～1年後）

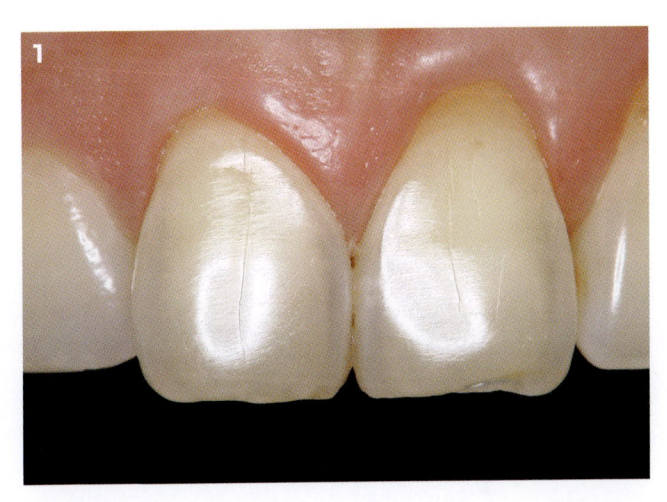

図24-1　ナノケア開始時。エナメル質は誤ったケアを継続的に受けたことによる傷がついている。

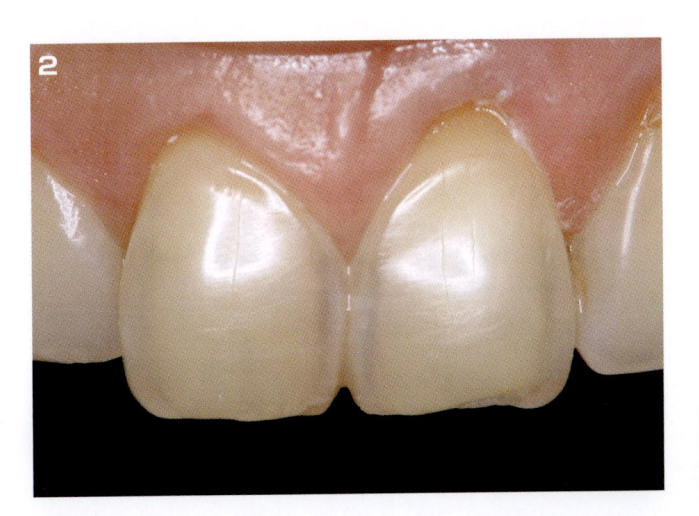

図24-2　約半年後の状態。肉眼ではっきり認識できるほどの傷は、徐々に目立たなくなっている。研磨材を一切用いないケアにより、摩耗は感じられない。

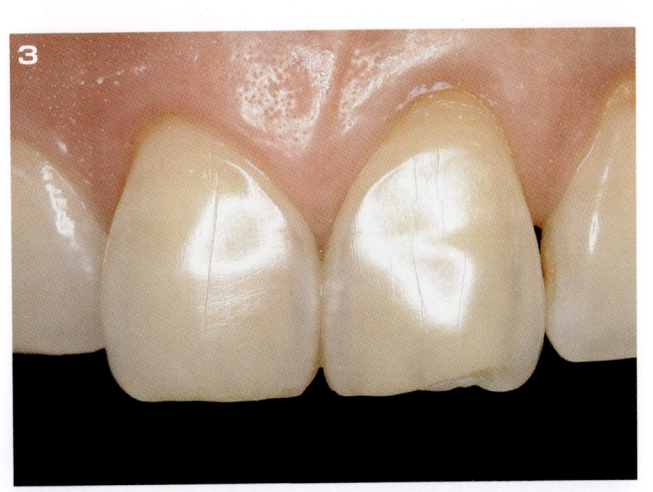

図24-3　約1年の状態。最初から存在する縦のクラックは残存しているが、研磨傷はかなり消えてきている。セルフケア技量も上達し、研磨材を用いなくとも清掃効果が得られている。歯肉の状態も改善している。RENAMEL® による歯面修復効果と、歯肉溝内の除菌効果（後述）も感じさせるケースである。

図24-4〜6　ナノケアの術後評価

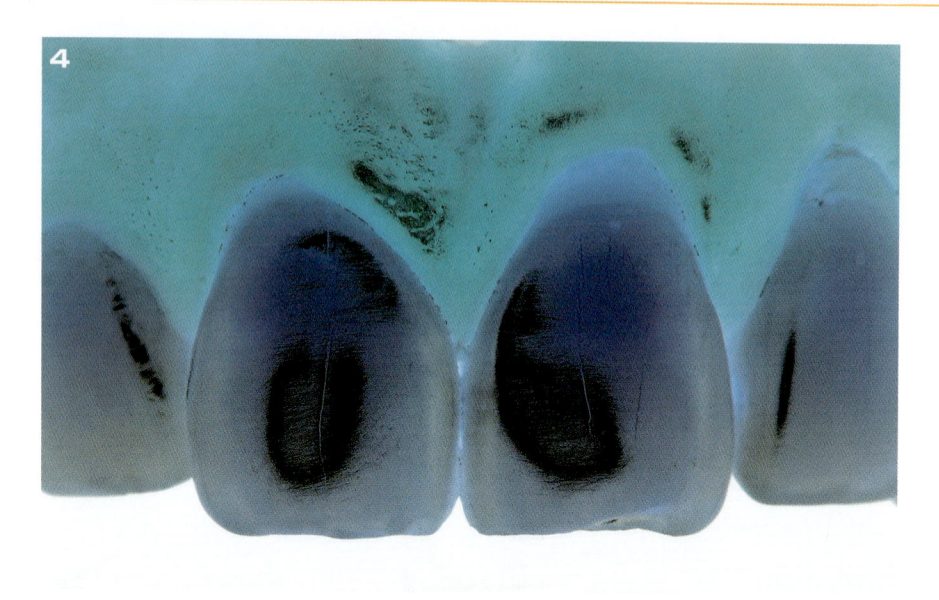

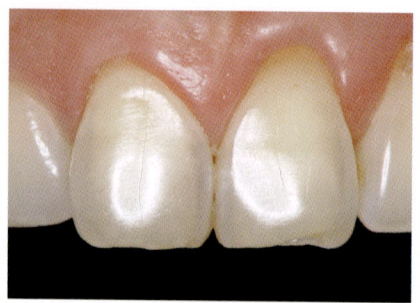

図24-4　画像を反転してみると、傷の状況がわかりやすく把握できる。ナノケア開始時の傷のようす。

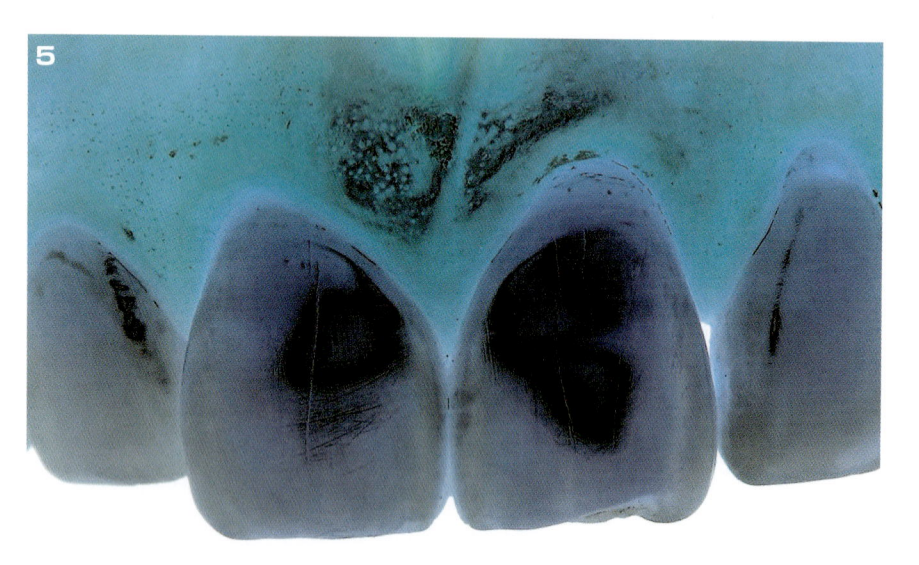

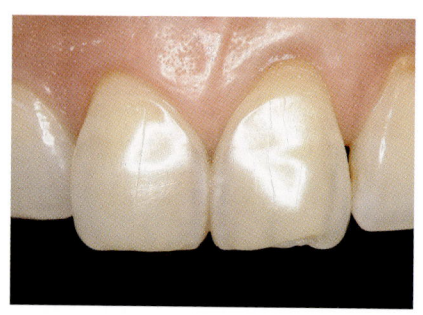

図24-5　約1年の状態。

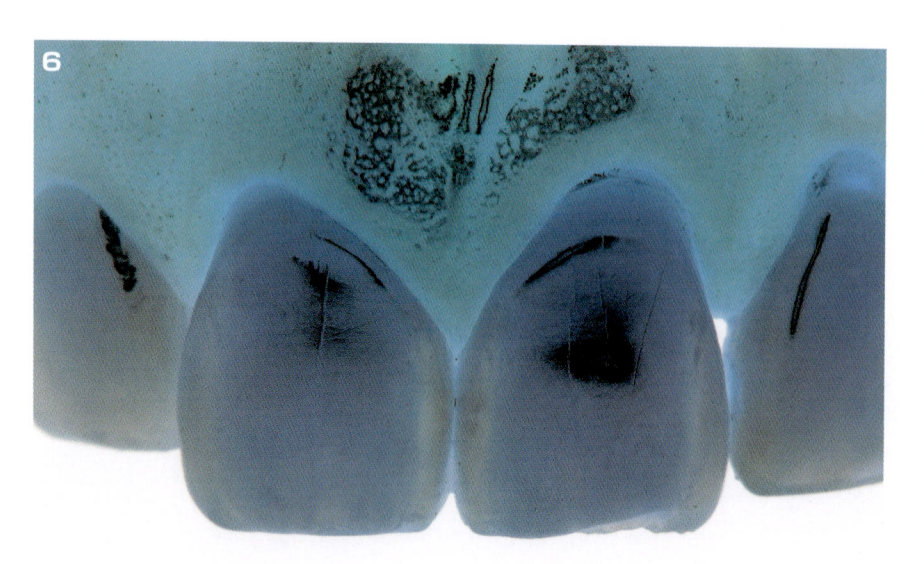

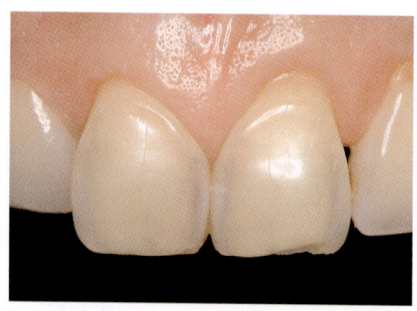

図24-6　約3年の状態。

Chapter 5

エナメル質への臨床応用例②
初期脱灰病変へのアプローチ

白濁の種類を見極める

　白濁にはさまざまなタイプがある。成因で分類するならば、
・初期う蝕によるもの
・エナメル質形成不全によるもの（**図25-1**）
・フッ素症によるもの
などがある。この中でナノケアの対象とするものは、初期う蝕によるものである。

　さらに初期う蝕による白濁は、
・脱灰進行中のものか
・すでに表層部が再石灰化して光沢を帯びているものか（**図25-2**）
を見極めることで、その後のケアの方針が決まってくる。

　ナノケアのターゲットは、脱灰進行中の初期う蝕である。有機質溶解処理後、白濁部がくもって粗造感があれば、早急な対応が求められる。すなわち、ダイレクトにRENAMEL®を打ち込むようにして、エナメル質の崩壊の危機から脱出することが第一である[42]。

　すでに再石灰化が進み、光沢のある表層の結晶が閉じたステージでは、白濁は残存するが、陥没の可能性を回避するよう、表層の硬度を高めていくようなアプローチをすることになる。

図25-1 エナメル質形成不全によると思われる白濁

図25-2 石灰化異常による光沢を帯びた白濁

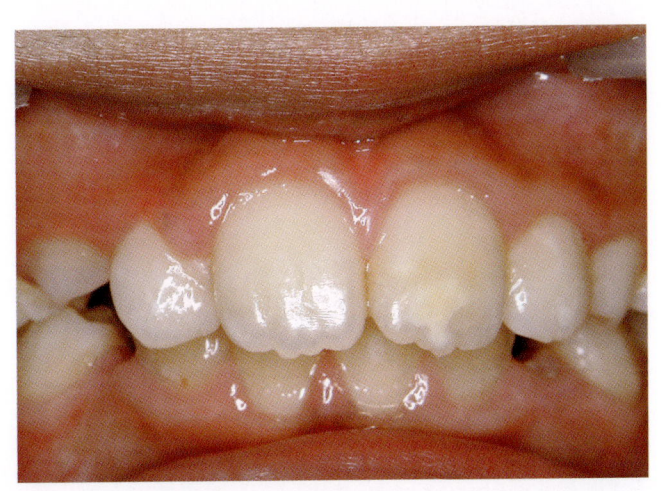

図25-1　エナメル質形成期に由来すると考えられる白濁は、ナノケアでは消せない白濁である。

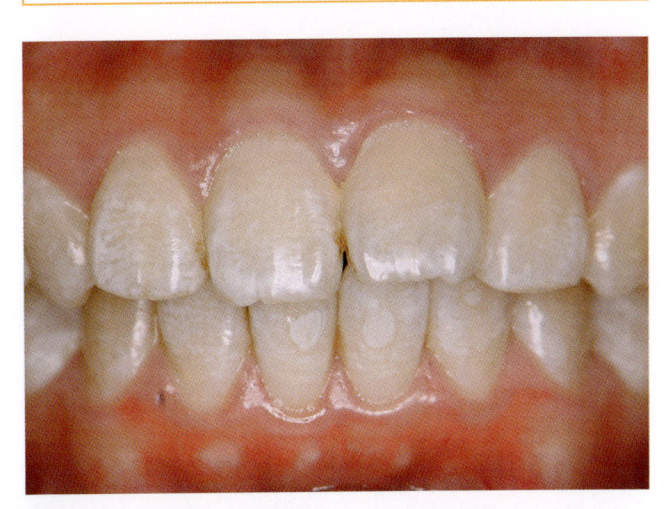

図25-2　15歳女性。幼児期より3ヵ月毎に他院にて高濃度フッ化物の塗布を受けていた履歴がある。主因はエナメル質形成に元来の原因があると考えられるが、高濃度フッ化物の頻回使用に過剰反応した可能性も否定できない。このような石灰化異常も、ナノケアでは消せない白濁である。

Case 2　ブラキシズムを伴う清掃不良による脱灰への対応

　Case 2は20歳の男性である。初診時、歯頸部付近は清掃不良による脱灰が進行していた（**図26-1**）。
　ADゲルで侵襲を加えないように汚染物質を溶解・除去すると、表面が粗造でくもった白濁部が現れた（**図26-2**）。隣接面にもう蝕ができていることがわかる。
　また、前歯切縁の咬耗状態からも、歯ぎしりの存在が疑われる。ブラキシズムは、特に側方圧によって犬歯から小臼歯にかけて歯頸部付近に応力が集中するため、エナメル‐象牙境付近の薄いエナメル質はひずみによって崩れやすくなってしまう。Case 2では、特に|4歯頸部ですでに実質欠損が生じ、根面の脱灰が確実に進行していることがわかる（**図26-3**）。これは、くさび状欠損の成因と同じように考えることができ（**図26-4**）、初期う蝕により結晶構造がもろくなっている場合では、その進行に拍車がかかることは容易に推測できる。
　Case 2のような症例では、ナノケアによる歯質強化・回復を図ると同時に（**図26-5〜7**）、歯ぎしり防止装置の役目も兼ね備えたドラッグリテーナーを用いたケアプラン（**図26-8**）も1つの案として考えるべきだろう。
　上顎前歯歯頸部付近に発現した白濁は、アパタイト供給とブラッシング圧のコントロール、ブラキシズムのコントロールによって徐々に回復し、4ヵ月後には白濁部の減少が認められた（**図26-9〜11**）。
　このような初期う蝕に対する再石灰化は、肉眼的には白濁部の減少によって判断することになるが、CMR観察では黒い透過部が減少していく像として観察される（**図27-1、2**）。

図26-1〜4　来院時の状態と、ブラキシズムと歯頸部脱灰の関係

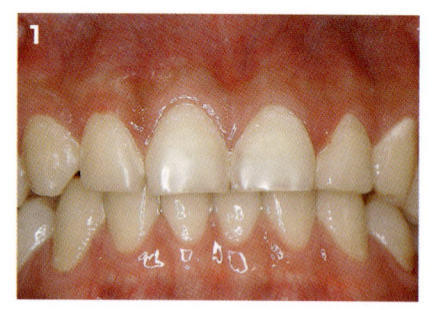

図26-1　20歳男性。初診時の状態。

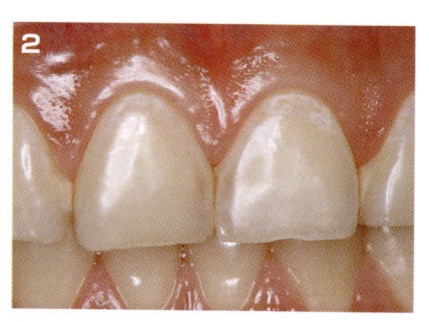

図26-2　ADゲルにより歯面の汚染物質を非侵襲的に除去したところ、表面が曇った白濁部が確認できた。

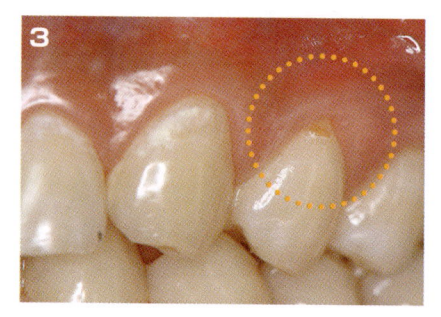

図26-3　|4歯頸部に認められた実質欠損。

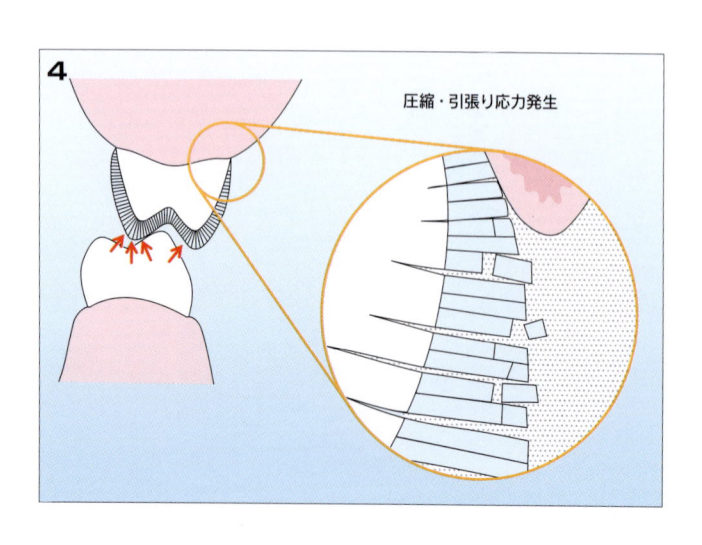

図26-4　歯頸部では、圧縮や引張り応力が発生することで、弾性率の高いエナメル質が剥離してくることが知られている。その歯頸部に白濁が存在すれば、過度な側方圧で崩壊の進行が促進されることは容易に想像できる。

図26-5〜8　Case 2のプロケア手順

図26-5　有機系汚染物質の確認。肉眼でわかりにくい場合は染め出しを行う。ただし染まりにくい場合もあるので、注意が必要である。

図26-6　ADゲルを歯面に塗布し、数十秒おいてからワンタフトブラシで反応を促しながら有機質を溶解させる。

図26-7　コントラにラバーカップを装着して、RENAMEL® を作用させる。低速（500〜750回転）で十分に塗り込むようにする。

図26-8　プロケア最終段階では、ドラッグリテーナーを用いて、RENAMEL® を約5分間保持する。セルフケアでは、ドラッグリテーナーをブラキシズム抑制のためのナイトガードとしても使用する。

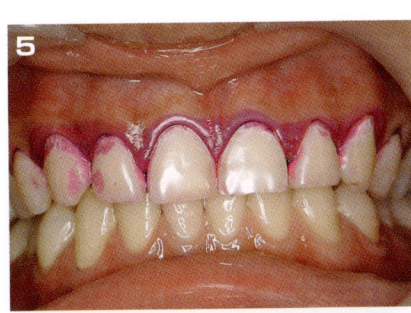

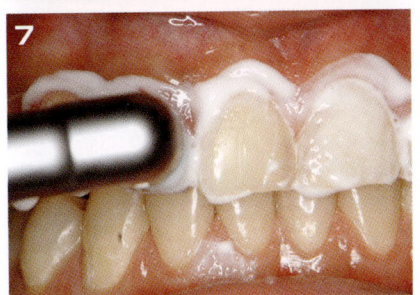

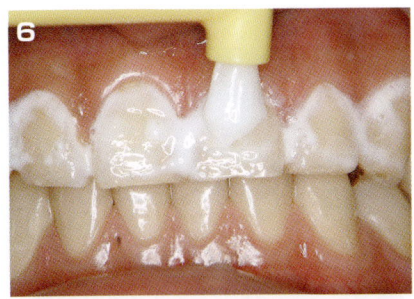

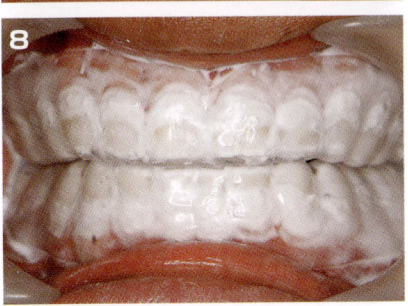

図26-9〜11　Case 2の経過

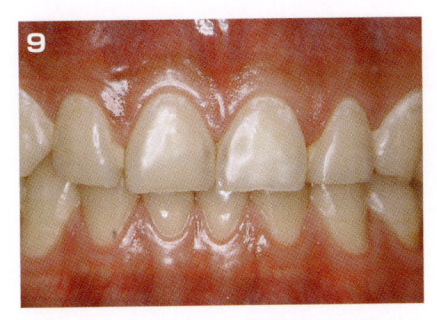

図26-9　初回ナノケア直後（2008年3月）。

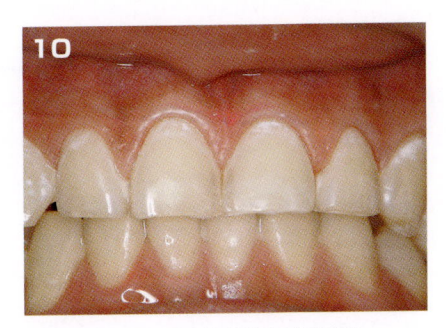

図26-10　2ヵ月後（2008年5月）。

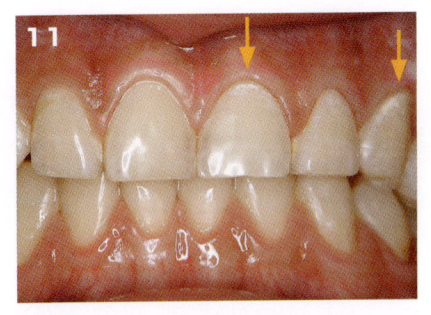

図26-11　4ヵ月後（2008年7月）。上顎前歯歯頸部付近に発現した白濁は、アパタイト供給とブラッシング圧のコントロール、ブラキシズムのコントロールにより徐々に回復し、白濁部の減少が認められた。

図27-1、2　CMR観察像で見るナノ粒子ハイドロキシアパタイトによる天然歯初期う蝕の再石灰化

図27-1、2　天然歯の初期う蝕表層下脱灰層に対して（**1**）、ナノ粒子ハイドロキシアパタイト含有再石灰化液を調整して10時間毎50時間まで浸漬した後のCMR観察像（**2**）。臨床的な白濁部の減少は、CMR像では黒い透過部の減少として読影される。（写真提供：サンギ中央研究所）

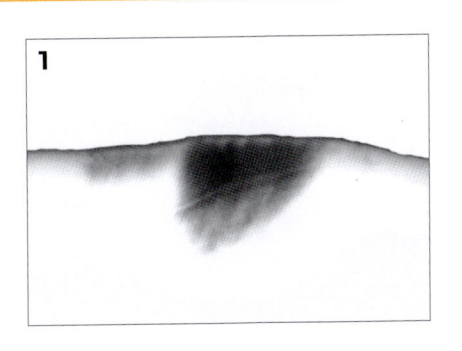

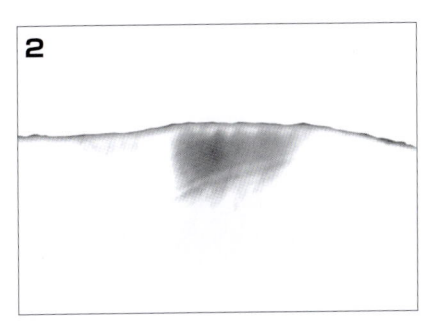

Case 3　清掃不良による萌出期の白濁への対応①

Case 3は6歳男児である。萌出期前から清掃不良が続いており、上顎中切歯の萌出期に白濁が出現した患者である（図28-1、2）。

本来萌出期の白濁は、清掃状態が良好で唾液の循環があれば、自然に回復することが多い。しかし家庭での協力が得られにくく、脱灰スピードが速いために再石灰化が追いつかない症例では、ナノケアが有効である。

Case 3では、2週間に一度の間隔でナノケアを行い、約3ヵ月後には白濁は消退傾向を示し、約6ヵ月後にはほぼ消退（図28-12）、9ヵ月後も良好な状態が維持できている（図28-13）。

もともと大人用歯磨剤を使用していたが、保護者に事情を説明の上、最低限子ども用歯磨剤をセルフケアでは使用してもらうように指導した。家庭の経済事情を考慮する必要がある場合もあるが、モニターなどで拡大写真を見せながら歯科医院の取り組みを理解してもらい、協力を仰ぐことは大切であると考えている。

図28-1〜3　初診時

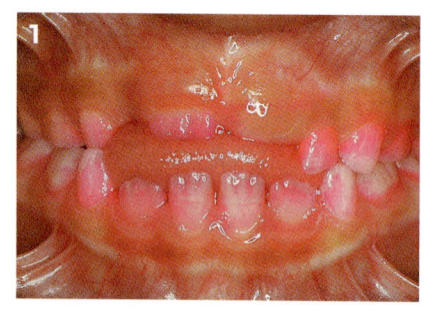

図28-1　6歳男子。萌出期前から清掃不良が続いており、上顎中切歯の萌出期に白濁が出現している。

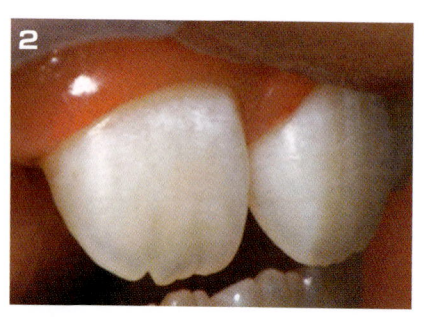

図28-2　ADゲルにてバイオフィルム、ペリクルまで溶解した状態。歯頸部付近から白濁が広がっている。

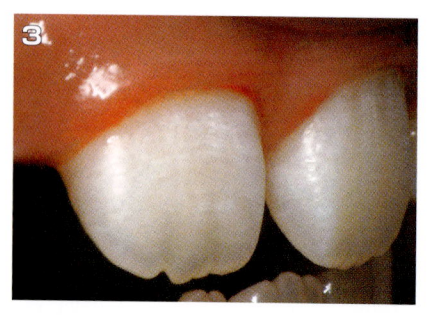

図28-3　洗口させずに、防湿下でRENAMEL®を20秒間、十分に塗り込んだ。脱灰部に粒子が埋め込まれて光の屈折が変化するため、白濁は減少した。

図28-4、5　2ヵ月目の来院時

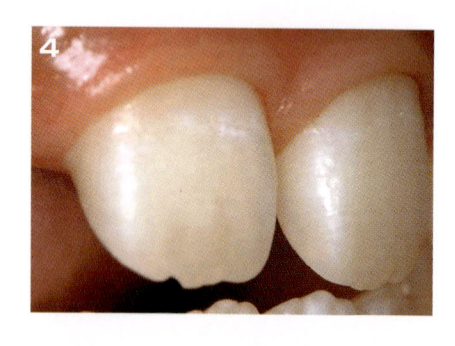

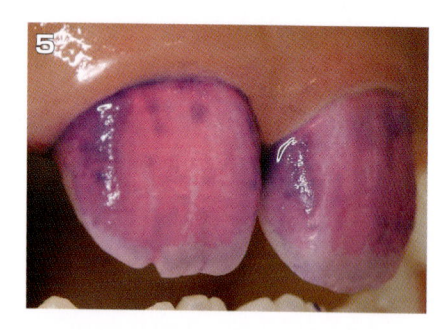

図28-4　家庭でのセルフケアは改善していない。初期の白濁では、有機質が一層付着しているため、視診あるいは手用歯ブラシによるブラッシングでは正確な観察が困難であることが多い。

図28-5　染め出しは汚染物質の付着状況を判断する一助となるので、白濁の程度を見極めたいときには積極的に行う。その上でADゲルによる処理を行えば、より確実な歯面の状況が確認できる。

図28-6、7　3ヵ月目の来院時

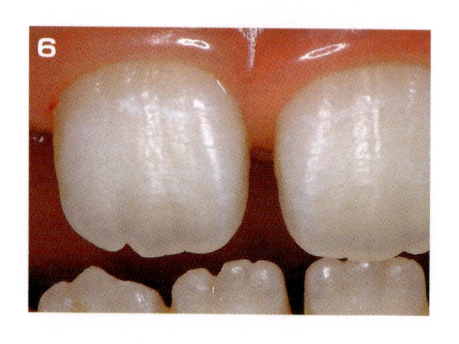

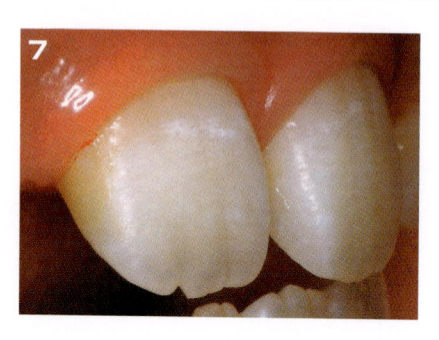

図28-6、7　3ヵ月後の来院時における歯面観察では、白濁部は認められるものの、危機的状況は早期に脱することができたと考えられる。

図28-8〜12　6ヵ月目の来院時

図28-8、9　6ヵ月後の来院時の状態。清掃状態は十分ではないためADゲルを塗布し、ワンタフトブラシにて有機質を溶解した。

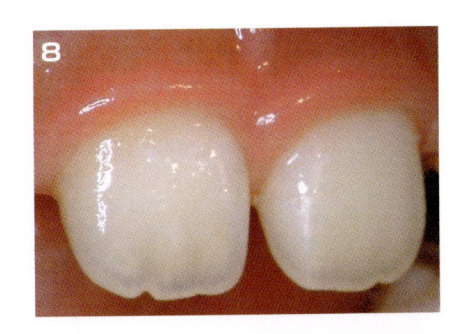

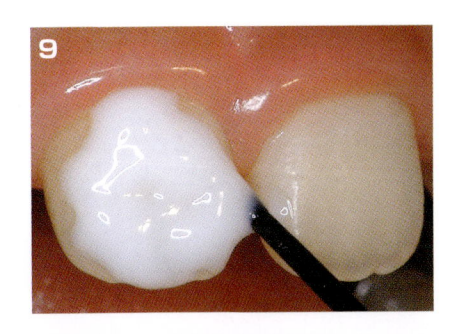

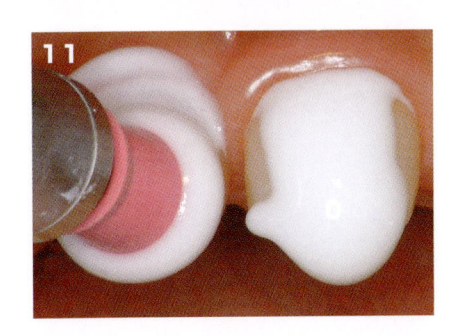

図28-10、11　精製水にて水洗・乾燥すると、若干の白濁が観察されたが、ナノケア開始時より明らかな改善が認められた。その後、RENAMEL®をラバーカップにて十分に塗り込んだ。

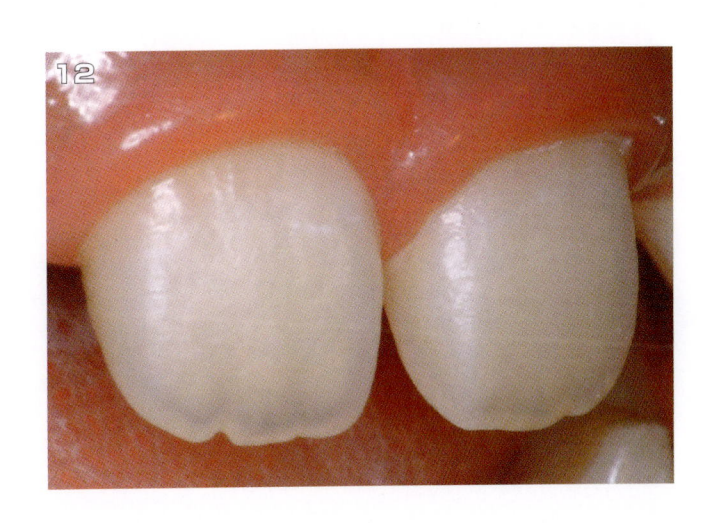

図28-12　6ヵ月時のナノケア終了後の状態。白濁は肉眼では気にならない程度まで消失した。

図28-13　9ヵ月目の来院時

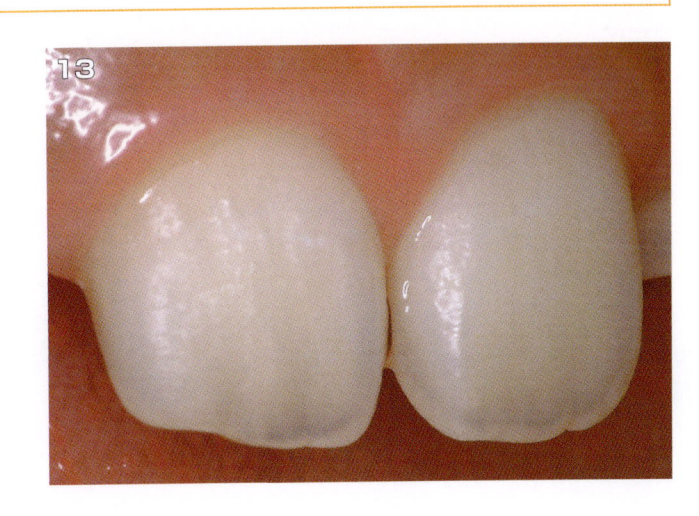

図28-13　9ヵ月後も良好な状態が維持できている。なお、1̲ の切縁は、転倒により破折している。

Case 4　清掃不良による萌出期の白濁への対応②

　ナノケアは初期脱灰病変の再石灰化促進に有効であるが、特に脱灰スピードが速いと考えられる症例、たとえば慢性的な清掃不良や口呼吸などで、再石灰化が追いつかない症例に積極的に適用したい。
　Case 4は、ナノケア開始時7歳の男児で、アデノイドによる口呼吸が問題となる。
　ナノケア開始前の上顎前歯は、堆積したプラークに覆われていた（図29-1）。歯面を手用歯ブラシにて清掃後、白濁部が観察されたため、さらにADゲルを1～2分間塗布した。精製水にて水洗・乾燥すると、白濁部が明瞭になる（図29-3）。
　この状態でRENAMEL®を塗り込み、最後にPOs-Ca配合ガムをチェアサイドで噛んでもらい、唾液中のカルシウムイオン量を増加させるようにした。
　ナノケア開始から約1年後、新たな白濁の発生は認められない（図29-10）。ナノケア開始前に萌出していた部位の白濁の深度が深い部分も、少しずつ改善がみられる。さらに1年後、隅角部に残っていた白濁も回復している（図29-11）。
　ただし、口呼吸は改善していない（図29-12）。

図29-1～4　ナノケア開始期の基本ステップ

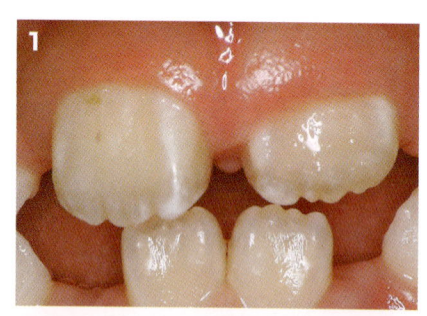

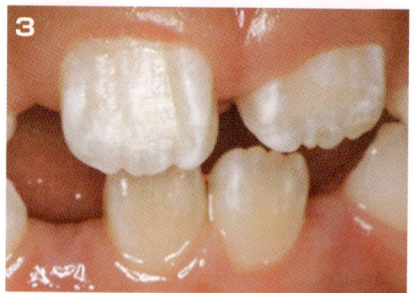

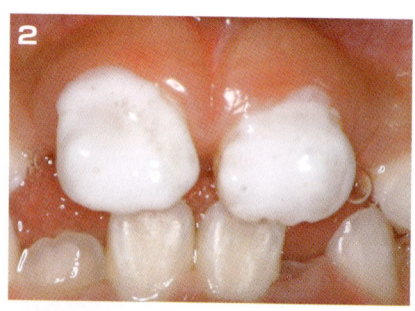

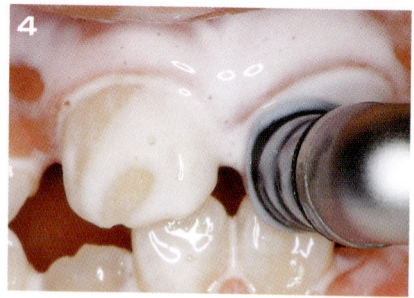

図29-1～4　ナノケア開始期の基本ステップ。1、3は初回、2、4は3か月目の写真。

図29-1　ナノケア開始前の状態（初診時）。
図29-2　手用歯ブラシにて清掃後、ADゲルを1～2分塗布した。
図29-3　精製水にて十分に水洗後しっかり乾燥すると、隠れていた白濁が現れた。
図29-4　乾燥後はそのまま防湿して、RENAMEL®を低速にて十分に塗りこんだ。

図29-5、6　2ヵ月目、3ヵ月目の来院時

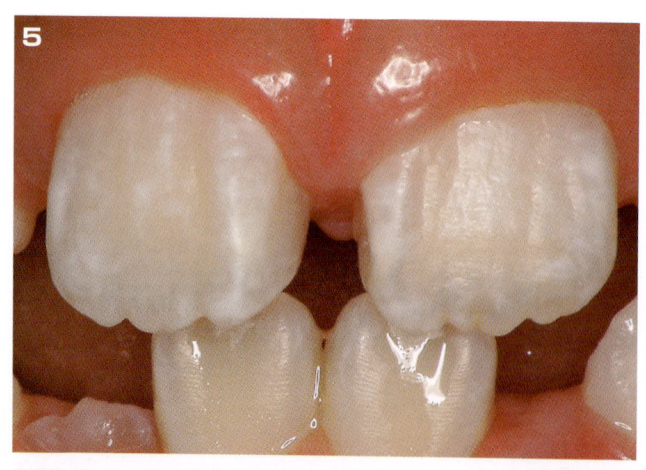

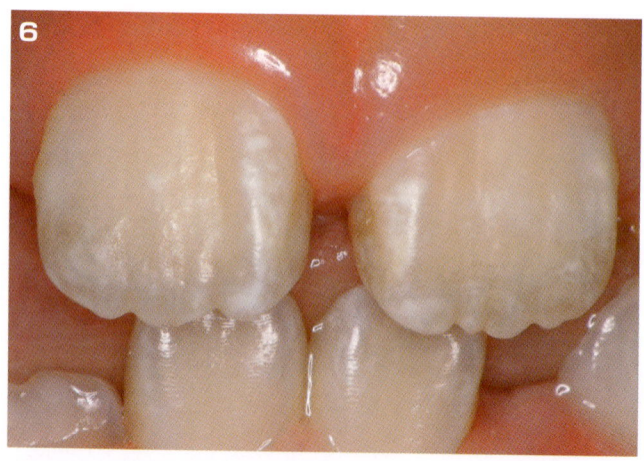

図29-5、6　同処置を月2回行ったところ、ナノケア開始後に萌出してきた部分に関しては白濁の出現が抑えられている（5：2ヵ月後、6：3ヵ月後）。なお、セルフケアでもRENAMEL®を使用し、POs-Ca配合ガム・ポスカムを積極的に噛むように指導している。

図29-7〜9　ナノケア各ステップにおける歯面の表情

図29-7〜9　ナノケア術前と有機質溶解処理後、そして RENAMEL® による再石灰化処理後では、歯面の表情がまったく異なる。ただし白濁の見え具合は、開口時間が長くなるほど歯質から水分が奪われて乾燥するため、白濁がいっそう強調されて見えることがある。この点を考慮して比較観察するよう注意したい。

図29-7　ナノケア術前。歯面を乾燥すると、汚染物質に一層覆われているため、光沢がなく曇った状態で観察される。

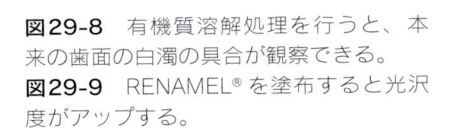

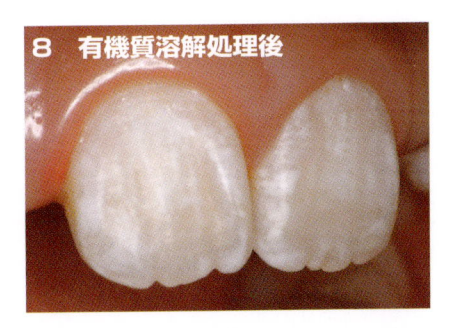

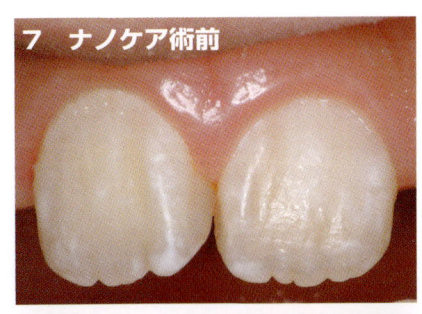

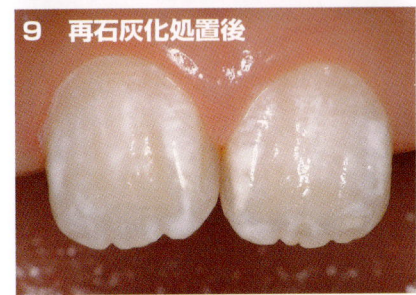

図29-8　有機質溶解処理を行うと、本来の歯面の白濁の具合が観察できる。

図29-9　RENAMEL® を塗布すると光沢度がアップする。

図29-10〜13　1年後、2年後、3年後、5年後の来院時（有機質溶解処理後に乾燥状態で撮影）

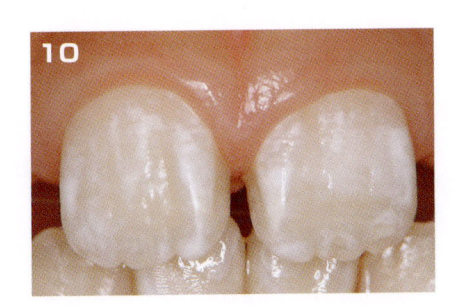

図29-10　ナノケア開始から約1年後。新たな白濁の発生は認められない。ナノケア開始前に萌出していた部位の白濁の深度が深い部分も、少しずつ改善が見られる。

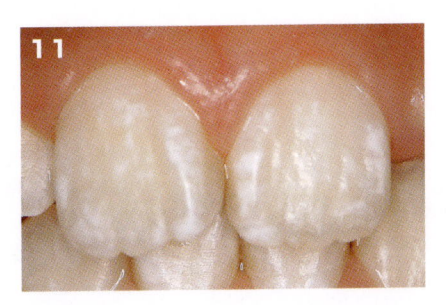

図29-11　約2年後。隅角部に残っていた白濁もさらに回復している。

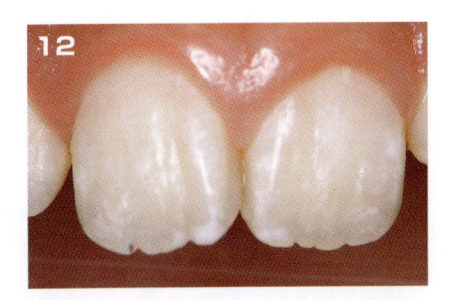

図29-12　約3年後。再石灰化が急速に進行し、白濁部が大幅に減少した。ただし、口呼吸は改善していない。

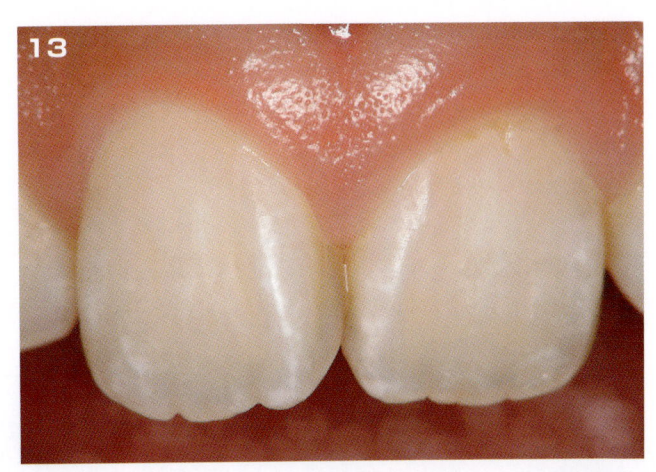

図29-13　約5年後。さらに白濁部は消失した。[1]歯頸部に微小欠損が出現。あらたに注意が必要となる。

幼若永久歯の白濁は特別扱いを！

　萌出期からエナメル質が成熟するまでの幼若永久歯の白濁に関しては、特別扱いする必要がある。なぜなら、この時期のエナメル質表面には無数の凹凸、形成期に由来する微細な欠損部が存在することと、石灰化度が上がっていないために容易に白濁が出現したり消失したりする時期だからである。
　したがって、成人用の研磨ペーストはもちろん、歯磨剤も大人用ではなく、研磨力を押さえた子ども用を使用するように、養育者に指導するべきである。最近は、子ども用のミント味も発売されている。

Chapter 6

エナメル質への臨床応用例③ ステインへのアプローチ

「ついたら落とす」から「つきにくくする」への発想の転換

ステイン除去は、その必要性が議論されることが多いものの、患者側からの要望、特に審美的要求に答えるという点だけでなく、より健康な歯面に改質していくことを目標とするならば、除去することが前提となるであろう。

しかし、超音波スケーラーやPMTCペーストは用いかたによっては表面が徐々に荒れていく可能性が高く、その結果、表面粗さが増大することで、逆にステイン沈着を助長している可能性は否定できない。

また、食生活や嗜好を変えないかぎりステインの原因物質を排除することは困難であるが、食生活や嗜好の変更は現実的ではない。

そこで筆者は、発想を転換して、「ついたら落とす、再度ついてきたら落とす」の繰り返しから、「つきにくくする、落ちやすくする」ことを目指すナノケアを応用したアプローチ法を実践している（**図30**）。ナノケアにより表面粗さが改善し、ステインが沈着しにくい歯面が獲得できる（**Case 5**）。

図30 ナノケアを応用した新しいステインへのアプローチ

①初回は、歯質へのダメージの少ない方法から試してみる
②落としっぱなしにしない
③2回目以降は、出発点をかえる
④研磨力を徐々に下げていく
⑤セルフケアを連動させる

図30 歯質へのダメージをできるだけ少なくし、かつ「つきにくくする、落としやすくする」を前提に考えたステイン除去方法。

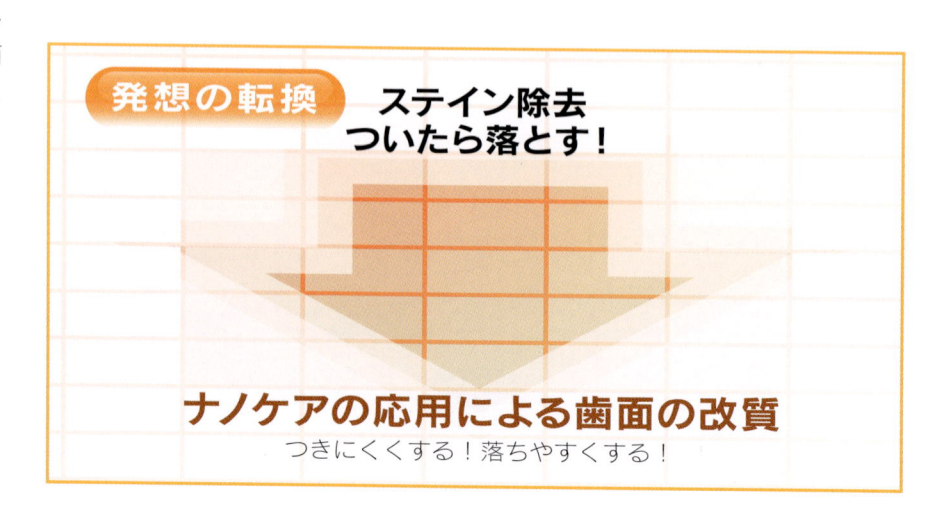

発想の転換　ステイン除去 ついたら落とす！

↓

ナノケアの応用による歯面の改質
つきにくくする！落ちやすくする！

タバコ由来のステインの厚みを減じる方法

タバコ由来のステインはタールが主体となり、その除去は食物由来（ポリフェノール系）よりも困難であることが多い（**図31-1**）。

タバコ由来のステインへのナノケアでは、まず歯面に沈着したステインの厚みを減じることからスタートする。歯面の状態とステインの厚みを鑑みながら、器具を選択することがポイントである（**図31-2～6**）。

そして、使用する器具による侵襲を徐々に減らし（次ページ**図31-7、8**）、歯面のコンディションを整えていくようにケアすることで、落としやすくなっていくことを目指す。

図31-1～6　ステインの厚みを減じる際に用いる器具とその特徴

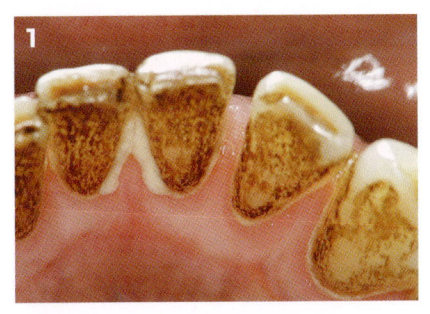

図31-1　タバコ由来のステイン。ナノケア前にステインの厚みを減じる必要がある。

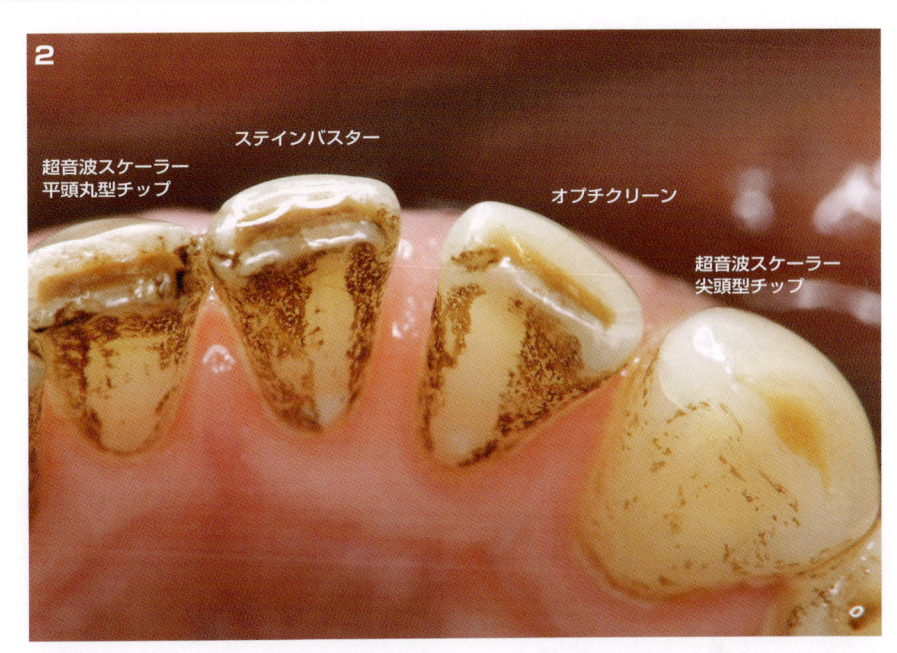

図31-2　各種ステイン除去時に用いる器具による、歯面の状況。

図31-3　超音波スケーラー平頭丸型チップ：歯面本来の凹凸が少ない場合、そぎ落とすようにあてると効率よく除去できる。

図31-4　ステインバスター：繊維を束ねた樹脂系バーで、歯質への侵襲は少ない。

図31-5　オプチクリーン：支台歯形成面の仮着材除去に用いるソフトシリコンポイント。消しゴムのようにステインを落とせるので凹凸面に適用しやすいが、ポイントの消耗は早い。

図31-6　超音波スケーラー尖頭型チップ：細かいところに到達できるが、パワーやあてる角度によっては歯面へのダメージが大きい。

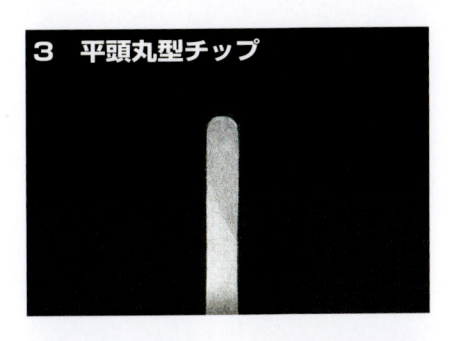

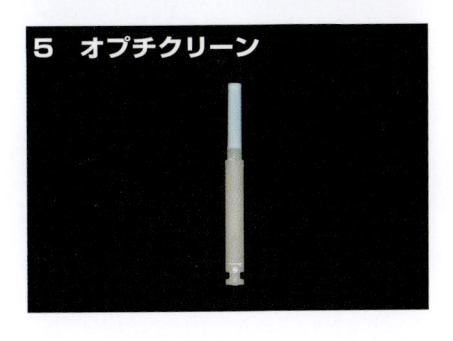

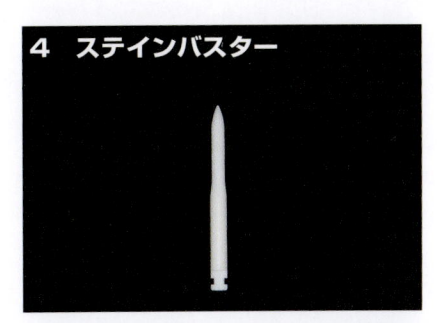

図31-7、8　ステイン除去に応用できる器具の表面性状

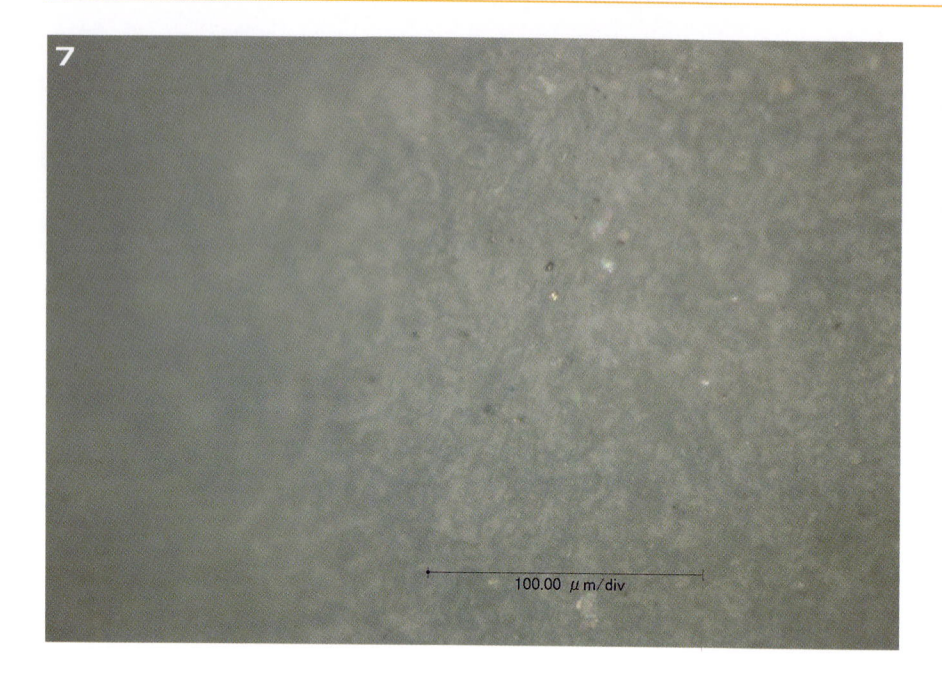

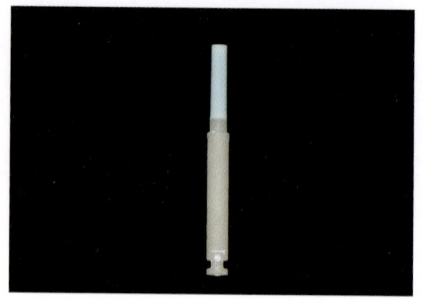

図31-7　オプチクリーンの実体顕微鏡像(×1000)。オプチクリーンは支台歯の形成面に付着した仮着材を歯面を傷つけずに取り除くためのポイントだが、ステイン除去に用いた場合にはポイントの消耗が早いぶん、マイルドな除去が期待できる。実体顕微鏡1000倍拡大でも、粗造な感じは認められない。

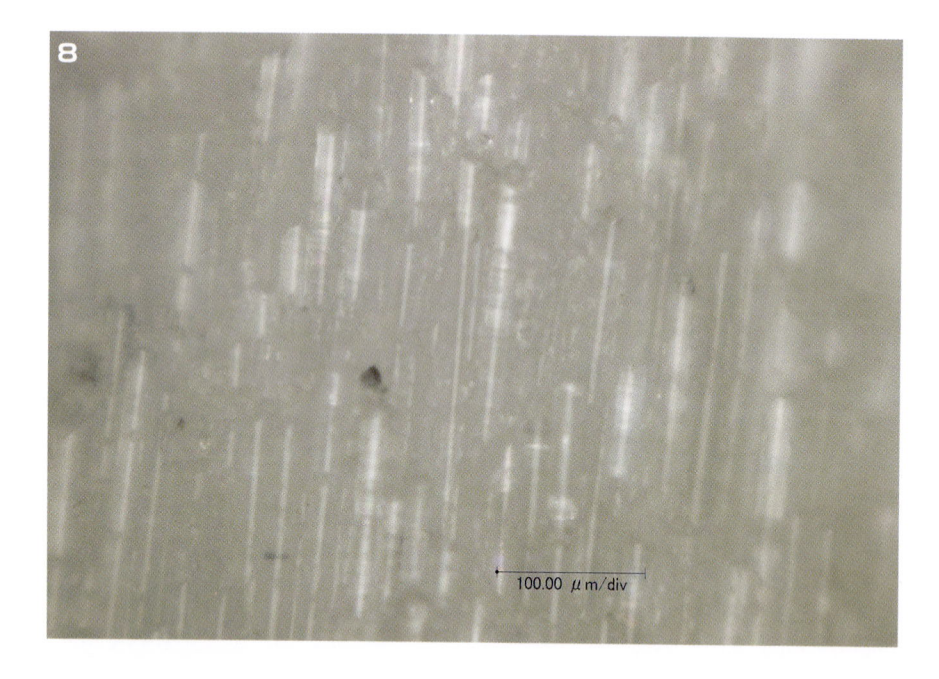

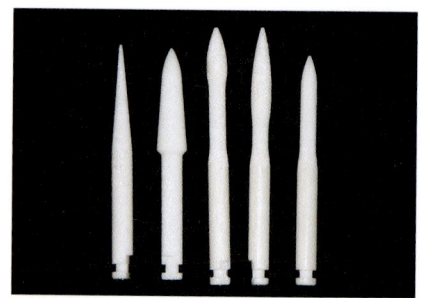

図31-8　ステインバスターの実体顕微鏡像(×500)。ステインバスターは、その名のとおりステイン除去用であり、なおかつ矯正用ブラケット除去後のPMMA系レジンセメントの除去にも使用できるバーである。実体顕微鏡500倍拡大では、繊維を束ねたような像が確認できた。

Case 5　PMTCによるステイン除去とナノケアによる対応の比較

ステイン沈着は、表面の凹凸の影響を受ける。肉眼で観察できるほど大きな凹凸は、ステイン除去に用いる器具の選択にも関わってくるであろう。そこでCase 5では、ステイン除去に用いる器具・コンセプトにより術後にどんな差が生じるかを検討している。

患者の協力を得て、1̲は通常のPMTCペースト(RDA120)にて研磨してステイン除去し(図32-2)、1̲は研磨材や回転式器具は一切使用せず、ADゲルを塗布してステインを溶解後、ナノケアを行った(図32-4、5)。

2週経過後では、左右の違いはほとんど認められない(次ページ図32-6)。もともとステインは、1̲のほうが強く沈着する傾向があったが、10週後の来院時に1̲にうっすらと沈着が見られ、それと比べると1̲の沈着は少ない状態であった(次ページ図32-7)。

この間のセルフケアは、低研磨性歯科用歯磨剤のみを使用するように指示した。

図32-1　来院時の状態

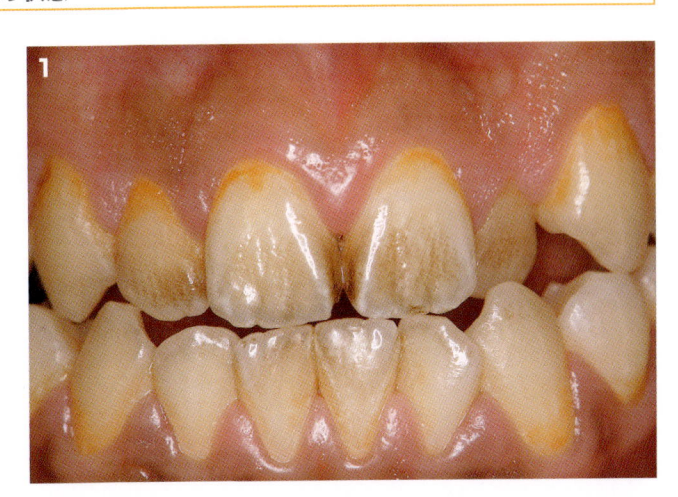

図32-1　歯面の凹凸が大きくステインが沈着しやすい歯面である。なお、ステインと同時に古いバイオフィルムに着色している場合では、脱灰病変と同様に付着物の下がどうなっているか注意を払う必要がある。

図32-2、3　ステインの除去

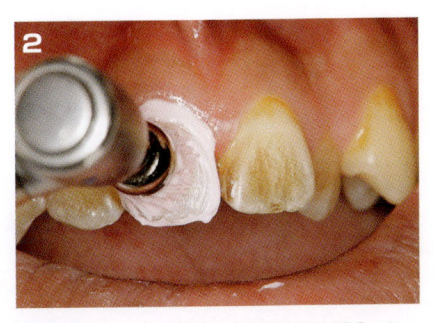

図32-2　1̲はRDA120のPMTCペーストを用いてステインを除去。

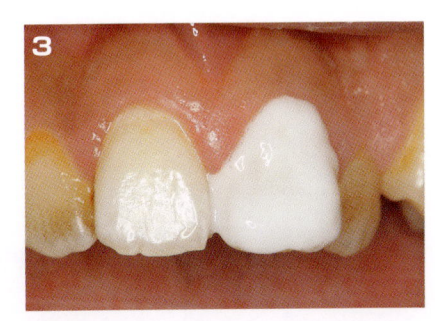

図32-3　1̲はADゲルを使用してステインを溶解。

図32-4、5　ステイン除去後の歯周観察および1̲へのRENAMEL®塗布

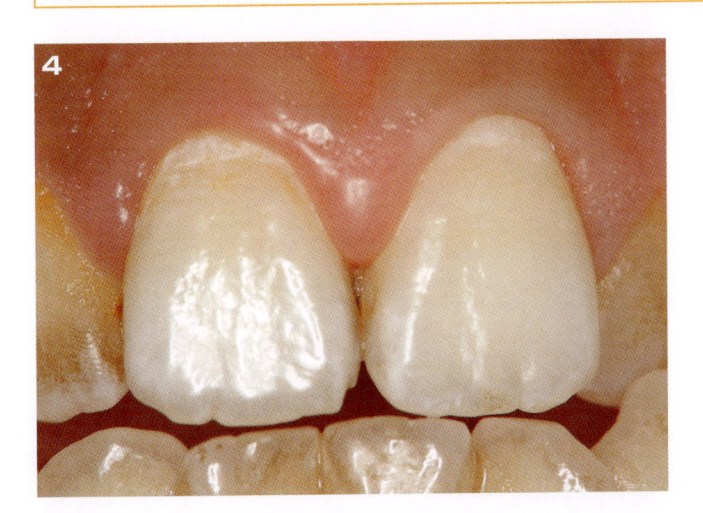

図32-4　ステインを除去すると、歯頸部には一部崩壊しかかった脱灰部が白濁として現れた。白濁部の表面は粗造感を呈しており、バイオフィルムの付着やステインの沈着を助長していたものと推測される。粗い研磨ペーストの使用は避けなければならない。

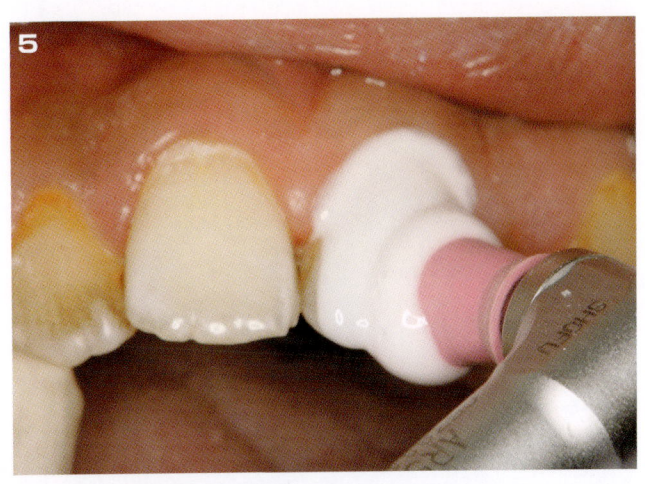

図32-5　有機質溶解処理を行った1̲のみ、RENAMEL®を750回転にて20秒間塗り込んだ。

図32-6〜8　術後2週、10週、3年3ヵ月経過時の比較

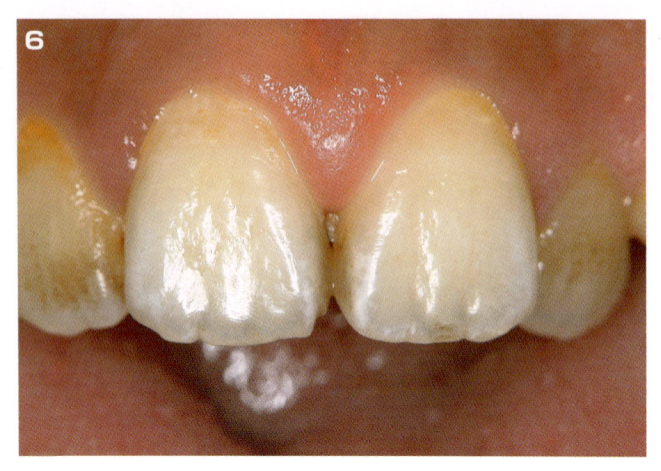

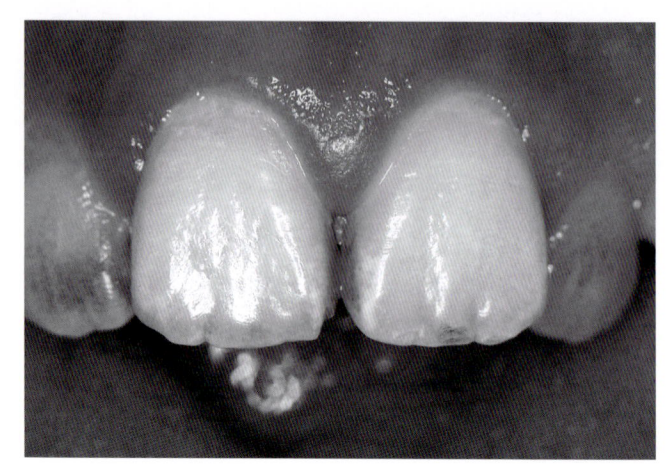

図32-6　2週後。1|(PMTC)と|1（ナノケア）との違いはほとんど認められない。

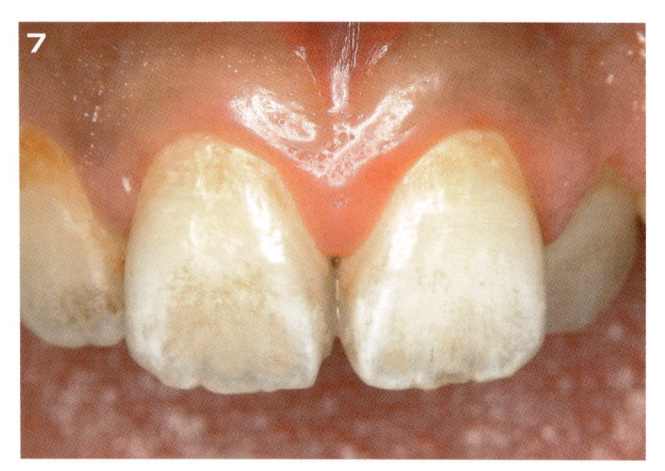

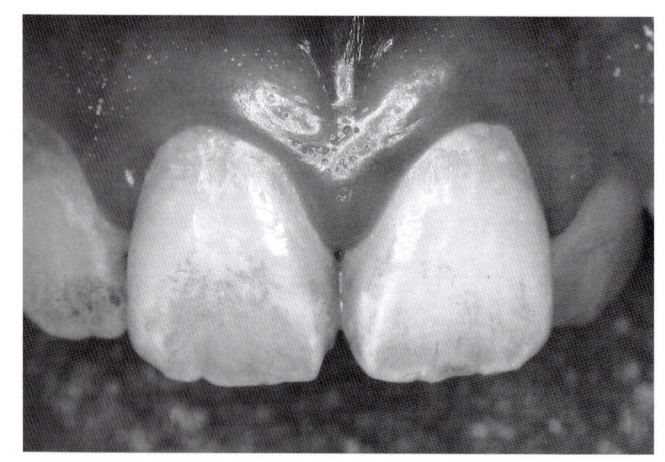

図32-7　10週後。1|(PMTC)にうっすらとステインの沈着が見られる。グレースケールで見てみると、より左右の差が確認できる。ナノケアを行った|1のほうが、ステインが沈着しにくくなっている。

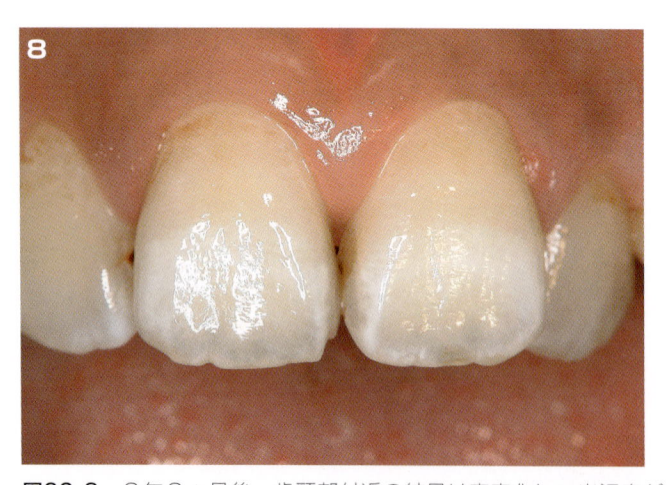

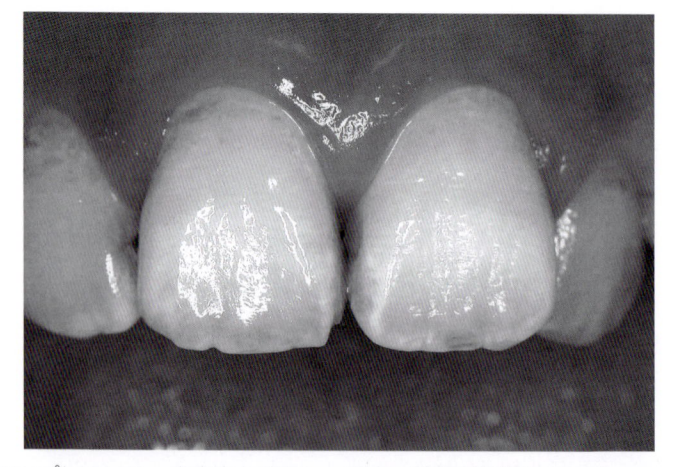

図32-8　3年3ヵ月後。歯頸部付近の結晶は安定化し、光沢度がアップしている。歯肉炎も改善し、発赤・腫脹は消退している。

Case 6　食物由来のステイン沈着への対応

　食物由来のステインはポリフェノールが主体であるともいわれており（図33-1）、有機質溶解剤（10％次亜塩素酸ナトリウムゲル・ADゲル）で化学的に除去することができる場合が多い。ただし、ADゲルを使用する場合は、口唇や皮膚を十分にガードし、安全に使用できるように準備する（図33-2）。

　準備が整ったら、ナノケアに準じて歯面清掃を行う。ADゲルは少数歯ずつ塗布し、一度に大量に使用しない（図32-3）。ADゲル処理が終わったら、水洗・乾燥後、PMTC専用コントラにラバーカップやコーンを装着し、低速750回転でRENAMEL®を各歯20秒を目安に塗りこむ（図32-4）。以上の操作を、状況に応じて2週毎あるいは1ヵ月毎にくりかえす。

　Case 6では、1ヵ月に1回施術し、合計3回のナノケアを行った。セルフケアでも同様に、研磨剤無配合のRENAMEL®を使用してもらっている（図33-5～7）。なお、歯磨剤は低研磨性のものからスタートし、研磨剤無配合のアパタイト系のものに変更して、徐々に研磨力をコントロールしていった。

　最終回から約1ヵ月後の来院時にはステインの沈着が認められないため、ナノケアは行わず経過観察のみとし、セルフケアは同処方で継続とした（図33-8）。さらに1ヵ月後の来院時には、歯間部にわずかな歯石沈着が認められるものの、従来のようなステイン沈着は認められない（図33-9）。

　ステインへの対応は、プロフェッショナルケアとセルフケアのバランスをとることがきわめて大きなポイントである。Case 6では研磨材によるステイン除去ではなく、ナノケアにより表面粗さを改善していくことで、ステインが沈着しにくい歯面を獲得することができた。

図33-1　ナノケア開始前の状態

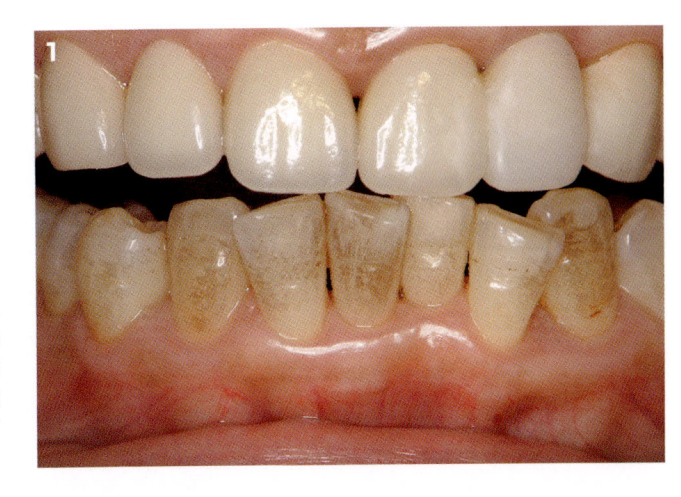

図33-1　ポリフェノールが主体といわれる、食物由来のステインが下顎に大量に沈着している。

図33-2～4　ナノケアの実施

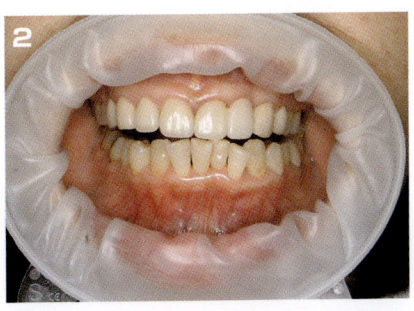

図33-2　ADゲル使用時には、口唇や皮膚への配慮は欠かせない。ここでは口唇全体をプロテクトできるオプトラゲート（Ivoclar Vivadent）を使用し、穴あきタオルも併用した。

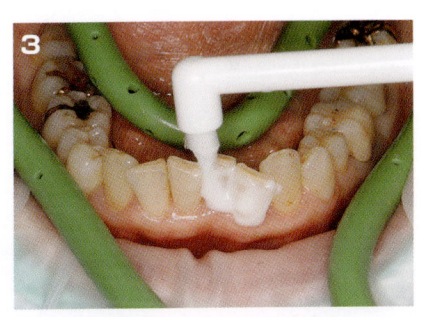

図33-3　ADゲル塗布。防湿時には、バキューム直結型チューブを適切な形状に整えて使用すると、操作が行いやすい。

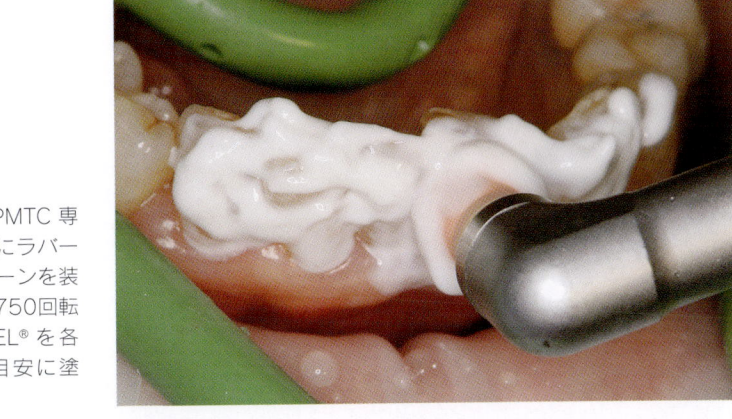

図33-4　PMTC専用コントラにラバーカップやコーンを装着し、低速750回転でRENAMEL®を各歯20秒を目安に塗りこむ。

図33-5〜7　ナノケア開始1回目〜3回目の歯面の状態

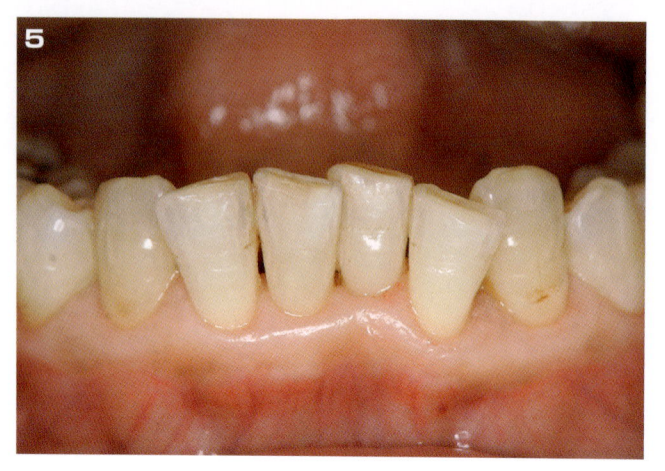

図33-5　初回ナノケア終了時の状態(2008年9月24日)。

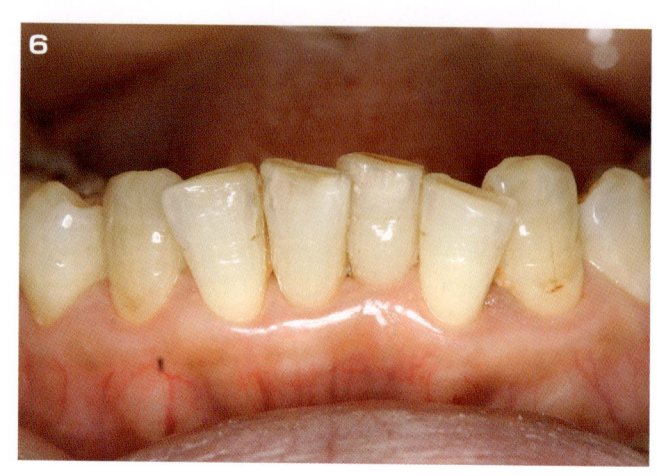

図33-6　約1ヵ月後(2008年10月15日)、2回目来院時(ナノケア術前)の歯面。ステインの沈着は認められない。

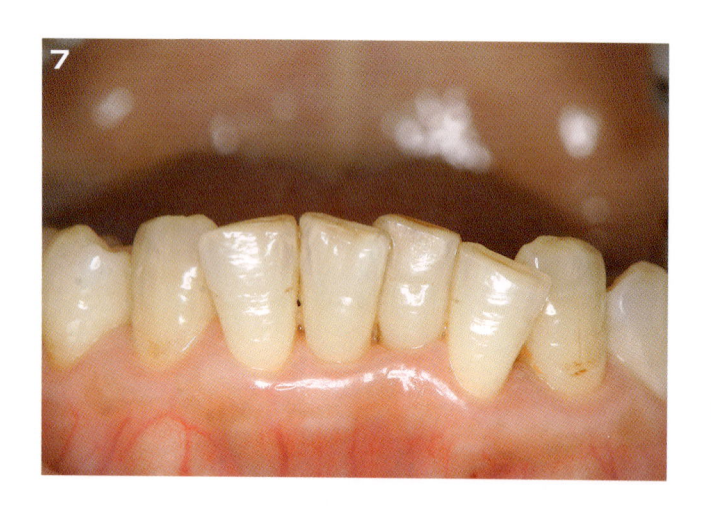

図33-7　さらに約1ヵ月後(2008年11月7日)、3回目来院時(ナノケア術前)の歯面。問題となっていたステインの沈着は認められなかった。

図33-8、9　ナノケア術後経過

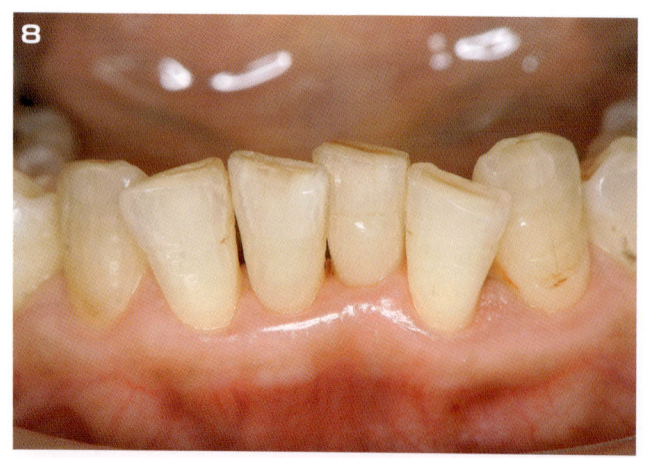

図33-8　ナノケア3回目(最終回)から約1ヵ月後(2008年12月25日)の歯面。ステイン沈着は認められなかったため、経過観察のみとした。

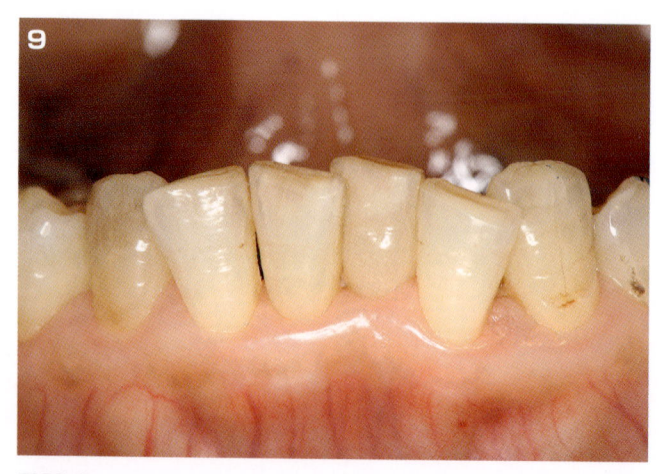

図33-9　さらに約1ヵ月後(2009年1月20日)の歯面。わずかな歯石沈着は認められるが、ステインの沈着は認められない。

Case 7　叢生によるステイン沈着への対応①

　ステインをコントロールするためには、ナノケアによる表面粗さの改善とセルフケアとの相乗効果にて、最大の効果を引き出したい。

　Case 7は、従来の手法では術後2週ほどで前歯唇側に食物由来のステインが沈着してくる患者だが、ナノケアと同時に、セルフケアでも低研磨力歯磨剤と超微粒子配合フッ化物ジェルの併用により、ステインは沈着しなくなった。

図34-1～3　ナノケアの実施

図34-1　術前の状態。

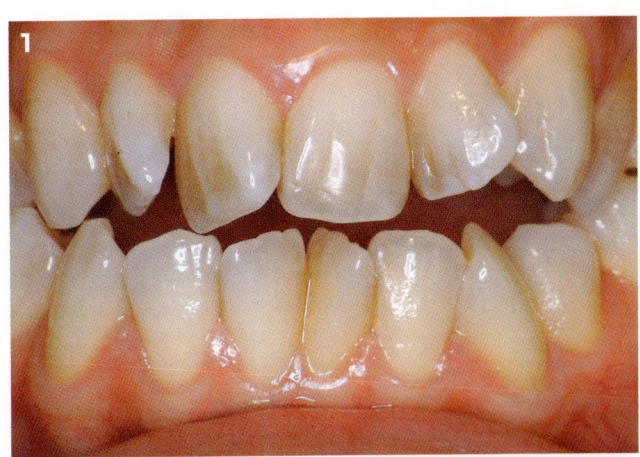

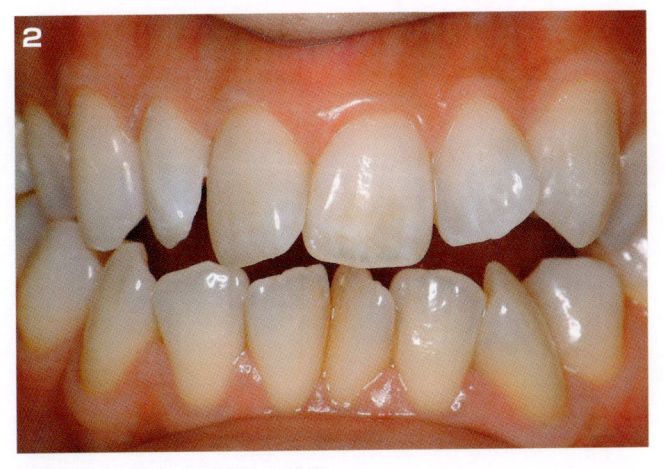

図34-2　ADゲル処理後の状態。

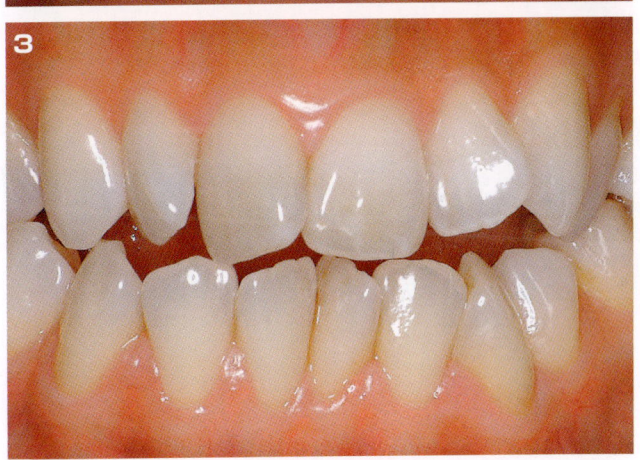

図34-3　RENAMEL® 処理後の状態。ナノケアは、以後1ヵ月ごと実施した。

図34-4　ナノケア実施後3ヵ月の状態

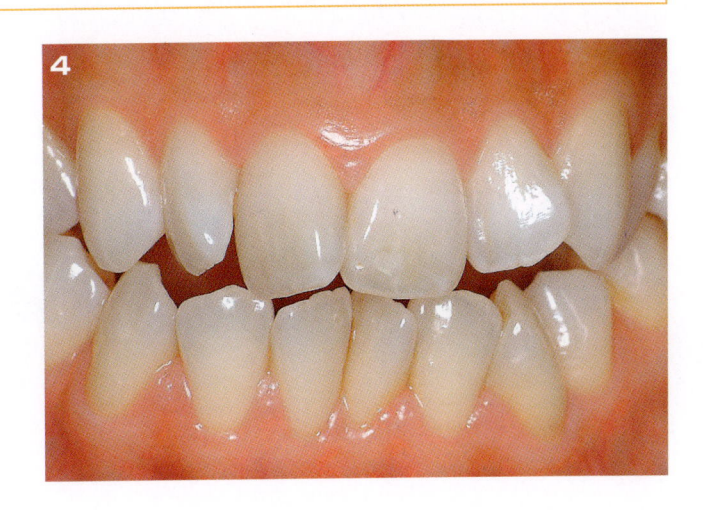

図34-4　最後のナノケアより3ヵ月後の来院時の状態。完全乾燥状態の歯面でも、写真のように光沢のある状態になっている。

Case 8　叢生によるステイン沈着への対応②

　Case 8は、前歯部の着色が気になり他院にてクリーニングを定期的に受けていたが、ステイン沈着の間隔が早くなったことを主訴として、筆者の歯科医院に来院した患者である。Case 7と同様に、ナノケアを3回行った。

　術前とナノケア後2年6ヵ月の状態を比較すると、上顎口蓋側はシャベル状の形態によりステインが沈着している（**図35-8**）が、唇側と下顎前歯部には沈着しにくくなっている（**図35-7**）。

　TBIによる叢生部のブラッシング法の改善と、セルフケア時の歯磨剤の変更（審美系の歯磨剤から低研磨力および研磨材無配合の歯磨剤の併用）の効果が大きい。

図35-1〜8　ナノケアの実施とその経過

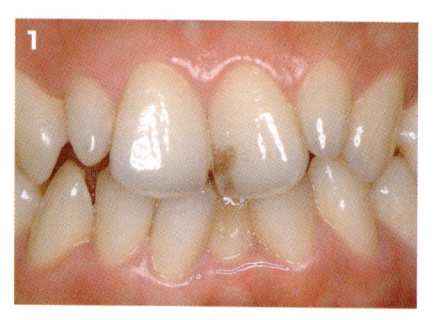

初診時

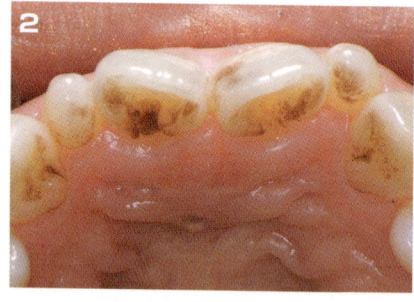

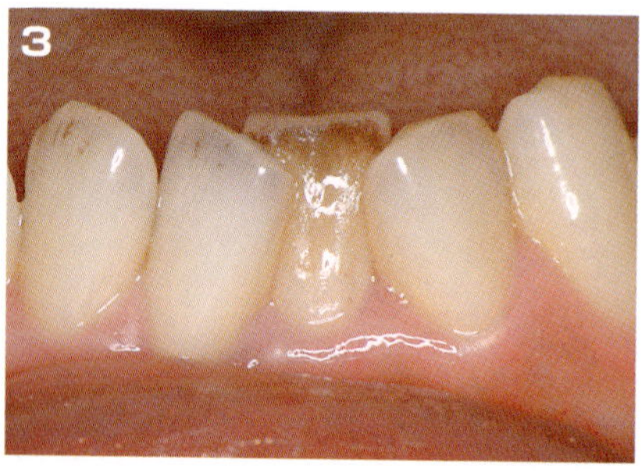

2ヵ月後

7ヵ月後

2年6ヵ月後

図35-1〜3　術前。他院にてクリーニングを継続的に受けていたものの、ステイン沈着が早まったことを主訴に来院。上顎口蓋側はシャベル状の形態をしている。

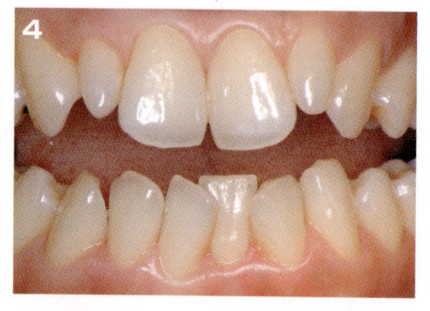

図35-4　2ヵ月後。ナノケア終了時の状態。

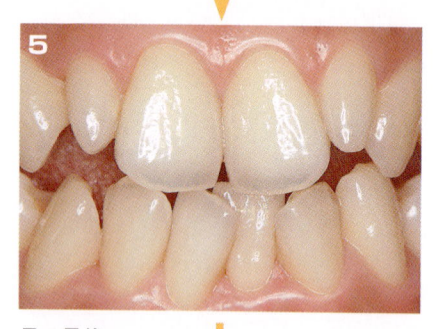

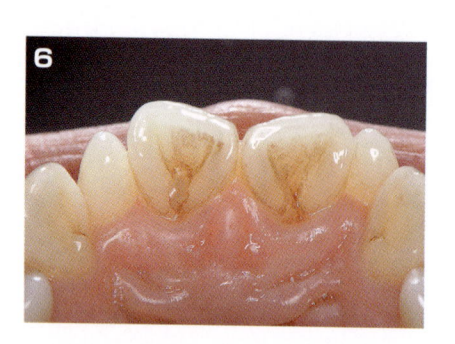

図35-5、6　ナノケア終了7ヵ月後。来院時（プロケア施術前）の状態。

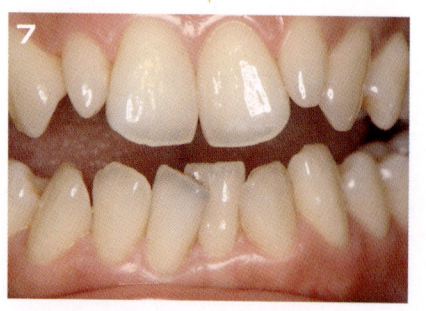

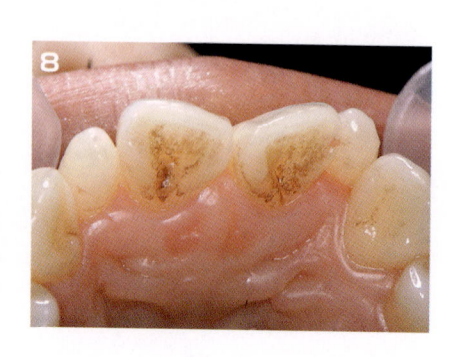

図35-7、8　初診より2年6ヵ月後。来院時（プロケア施術前）の状態。唇側のステインは沈着しにくくなっている。上顎口蓋側にはステインは沈着しているものの、ナノケア前と比較して、明らかに沈着しにくくなっている。

Case 9　先天的に歯面の凹凸・粗造感が大きい歯面への対応

　先天的に歯面の凹凸や粗造感が大きいと、バイオフィルムやステインは除去しにくい。しかし、強力な除去法を用いれば、歯質に対してダメージが及ぶことは明らかである。
　エナメル質の表面性状、周波条などが明瞭な歯では、表面性状よりも歯ブラシの毛先のほうが太いために、付着物まで毛先があたりにくくなっている。このような歯面では、やはり化学的清掃が有効である。
　図36-4は、ADゲル処理後にRE-NAMEL®を作用させた後の状態である。白濁部には酸が充満しやすいため、次亜塩素酸ナトリウムの強アルカリで中和することができ、その結果、中性になることから再石灰化の促進が期待できる。

図36-1～5　ナノケアの実施とその経過

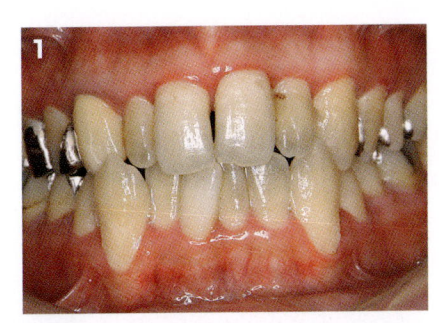

図36-1　初診時の状態。清掃状態が悪く、プラーク下での脱灰進行が疑われた。ナノケアに先立ち、歯肉炎の改善と低研磨性歯磨剤によるTBIを行った。

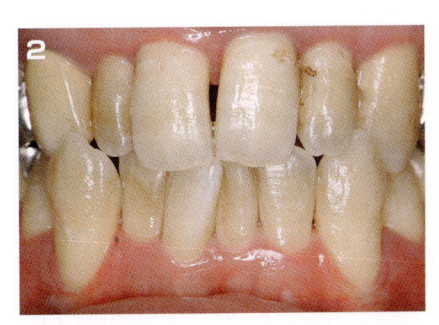

図36-2　ナノケア実施前。先天的に歯面の凹凸や粗造感が大きく、ステインが沈着しやすい歯面である。

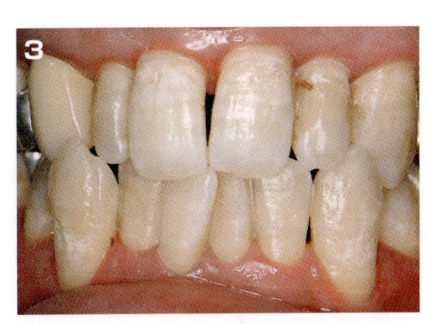

図36-3　ADゲル処理後の歯面。粗造面が大きいと物理的な除去は困難であるが、化学的清掃によりダメージを与えることなくステインを除去できた。

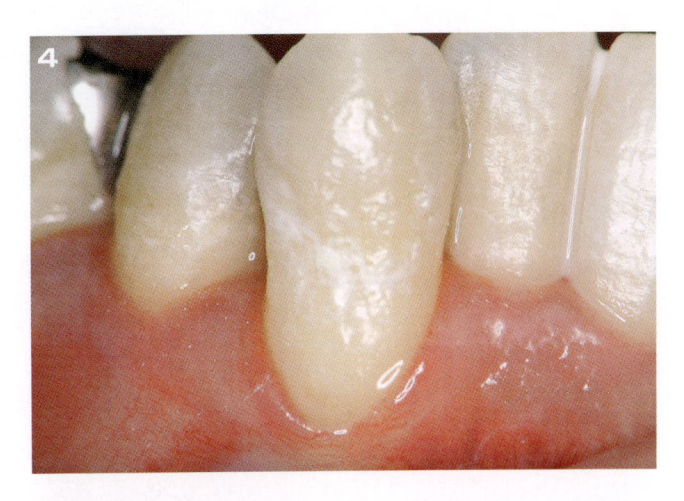

図36-4　RENAMEL®塗布後の状態。

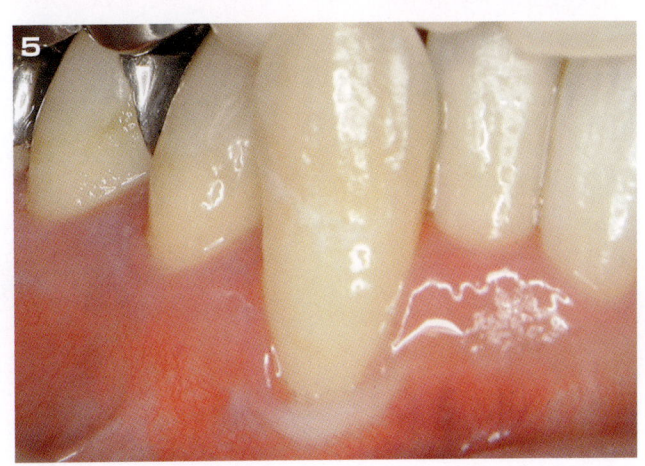

図36-5　ナノケアより1年後の状態。

Case 10　喫煙による強固な舌側ステイン沈着への対応

　Case 10は喫煙1日1箱の男性である（図37-1）。下顎前歯舌側に強固に沈着した厚いステインに対し、手用エキスカベータを用いて厚みを減じた後、自己崩壊型ペーストにて研磨を行い、RENAMEL®を十分に塗り込んで初回プロケアを終了した（図37-2）。

　4週後（図37-4）、沈着したステインの厚みがまだ感じられない段階でADゲルによる化学的清掃を行うと（図37-5）、60秒の塗布で十分に除去効果が認められた（図37-6）。

　なお、ステイン除去後は落としっぱなしにせず、必ずナノ粒子ハイドロキシアパタイト製剤を塗布する。また、歯磨剤の研磨力を徐々に下げていくことが必要である。

　このように、喫煙者のヤニ沈着を防止することは困難であるが、ナノケアを応用することで、徐々に落としやすくしていくことは可能である。

　タバコ由来の強固なステインが沈着した症例では、毎回ハードな器具から始めるようなケアを繰り返すのではなく、回数を重ねる毎にマイルドなケアに変えていくことを試みることが大切である。その際、化学的清掃の併用も含めて検討することと、適切な来院間隔を設定することもポイントとなる。

図37-1〜6　ナノケアの実施とその経過

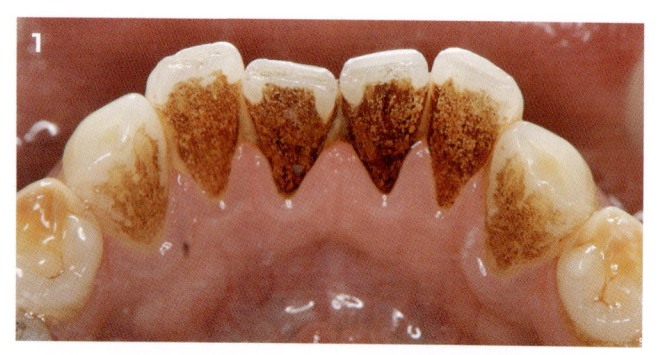

図37-1　ナノケア実施前。1日1箱の喫煙者である。

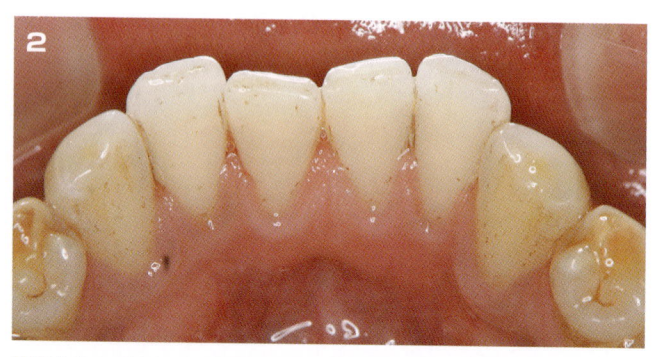

図37-2　手用エキスカベータでステインの厚みを減じた後、自己崩壊型ペーストで研磨、RENAMEL®を塗布。

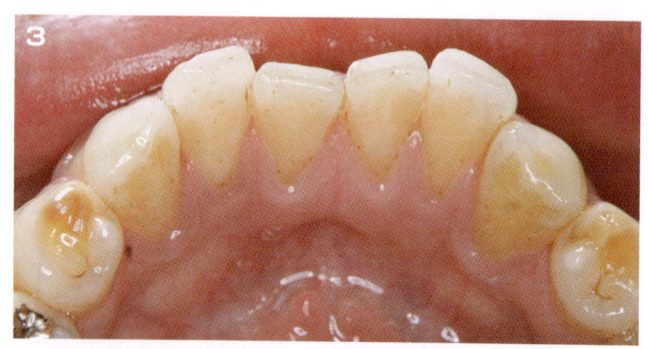

図37-3　ナノケア後2週目の状態。通常どおりの喫煙量で来院した。ステインが一層沈着してるのがわかる。

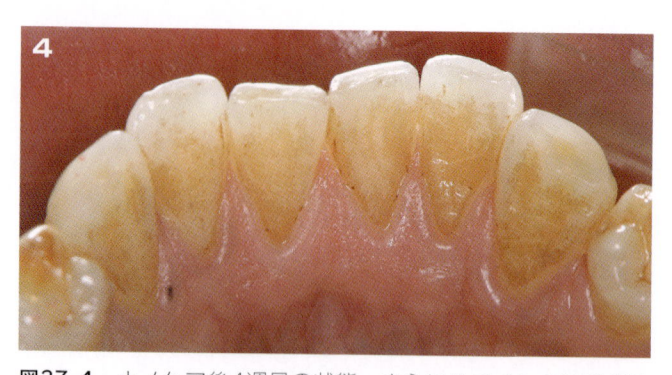

図37-4　ナノケア後4週目の状態。さらにステインの沈着が進んでいる。

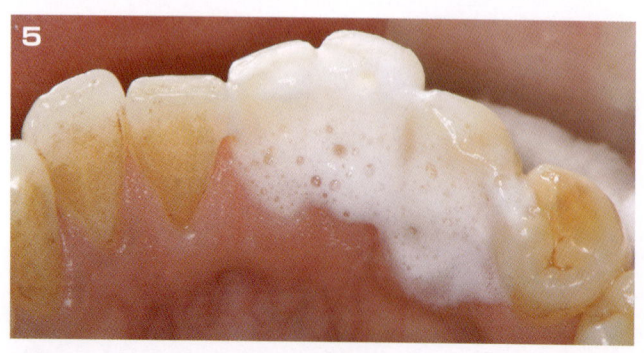

図37-5　まだステインの厚みが感じられない段階で、ADゲルを60秒間塗布した。

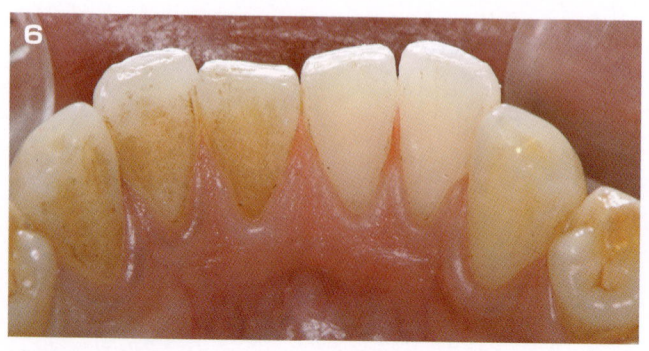

図37-6　物理的なステイン除去を行わなくても、ステインを除去することができた。以後もナノケアを継続している。

Case 11　除去できないステイン

　ステインには、除去できないものもある。

　たとえば、過去の脱灰により粗造化したエナメル質にステインが入り込み、そのまま再石灰化してしまった場合（**図38-1**）や、エナメル質そのものが変色している場合である。

　これらに対しては、機械的清掃、化学的清掃ともに無効である。無理に超音波機器などのパワーを上げて除去を試みると、もともと表層下脱灰を起こしていた部位では容易に歯質が崩壊してしまう（**図38-3**）ので、注意が必要である。

　歯冠色が施された補綴物と同様に、内部ステインなのか、最表層にある外部ステインなのかを見極める判断力が求められる。

図38-1〜3　除去できないステイン

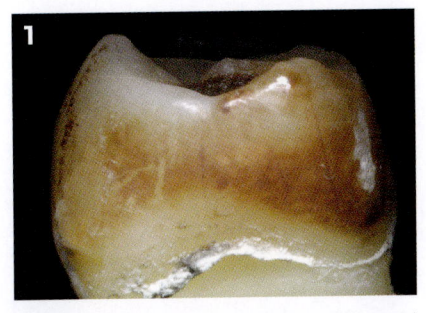

図38-1　最表層は再石灰化して光沢があり、ステインはその内部に入り込んでいる。

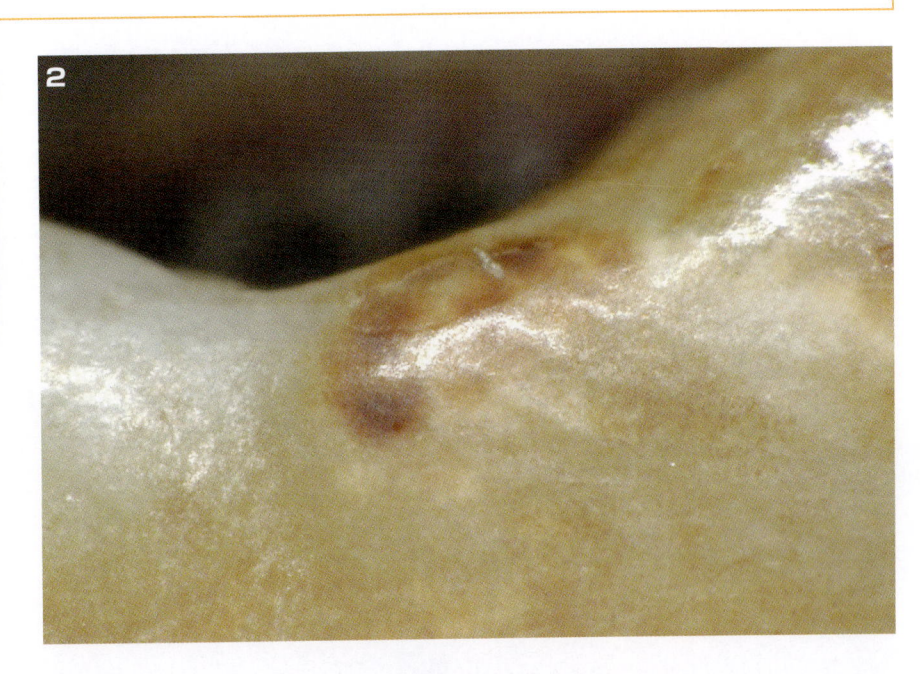

図38-2　同、100倍。

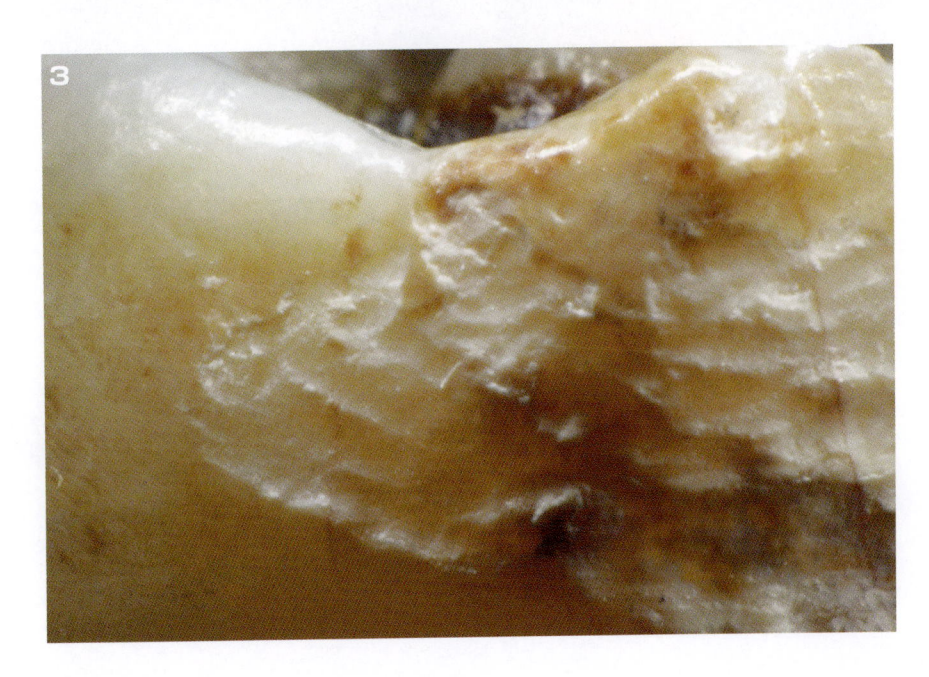

図38-3　もともと表層下脱灰を起こしていた部位なので、容易に歯質が崩壊してしまう。超音波機器などの使用には注意が必要である。

Chapter 7

エナメル質への臨床応用例④
ディボンディング後の対応

ディボンディング後に行うナノケアによるエナメル質のケア

　矯正ブラケットの長期にわたる装着は、歯面にとって大きな負担がかかる。接着面自体はしっかり接着していれば守られているが、ブラケット周囲はう蝕リスクが高くなっている。また、ブラケットの除去のしかたにもよるが、エナメル質にクラックが入ることも珍しくない。接着剤の除去で発熱の負担を強いる場面もあり、エナメル質にとっては過酷な状態である。肉眼で観察できるようなクラックに対しては、ナノ粒子ハイドロキシアパタイトを使用すると、クラックのエナメル表層が充填修復されることが確認されている（図39-1～3）。

　そこで筆者は、ディボンディング後は必ず、ナノケアによるエナメル質のケアを行うべきと考えている。

　ナノケアの手技は基本的に同じであるが、処置歯が多いため、分割して安全に行う必要がある。また、ドラッグリテーナーを作製したほうが効果が確実である（**Case 12**）。

図39-1～3 ディボンディング後のエナメル質の状態とRENAMEL®によるケアの効果

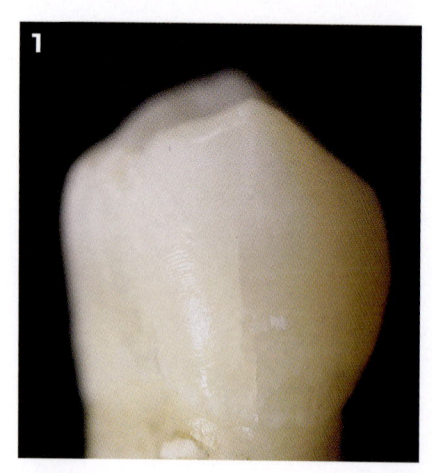

図39-1 歯冠中央部エナメル質内に肉眼でクラックが観察された。

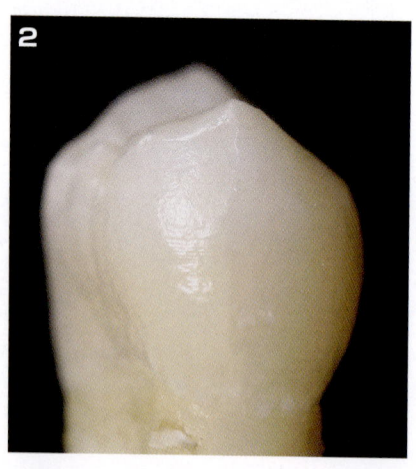

図39-2 クラックの修復を目的にRENAMEL®を使用したところ、クラックの状態は改善されていることが確認できる。

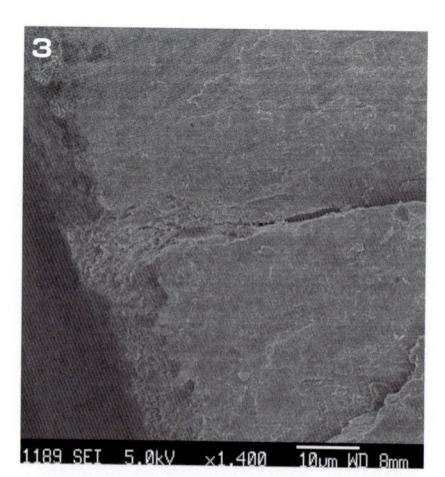

図39-3 同試料について、クラックを横断するようにエナメル質を割断し、走査型電子顕微鏡で観察したところ、エナメル質表層近傍のクラックがナノ粒子ハイドロキシアパタイトで充填されていることが確認された（1400倍）。

（写真は、日本大学松戸歯学部歯科矯正学講座・山口　大准教授のご厚意による）

Case 12　矯正治療後のディボンディング歯面への対応

　Case 12では、矯正治療のディボンディング後に行ったナノケアの具体的な手法を解説する。

　ブラケット除去時にはクラックが入らないように衝撃を最小限にし、発熱に注意しながら専用ポイントにてレジンセメントを除去する。歯面が汚染されている場合にはダメージを最小に抑えた清掃を行い、ADゲルを1〜2分塗布する。Case 12では、歯肉をホワイトニング用のワックスでブロックした。続いて十分に水洗乾燥する。このとき精製水を使用してすすぎ、予期せぬイオン成分の影響を排除するようにする。また、唾液の歯面への付着を回避するため、うがいをしないようにすることが望ましい。

　次に、唾液による汚染を回避しながら、防湿下にてRENAMEL®をPMTC専用コントラにラバーカップを装着して塗りこむようにする。コントラは低速の750回転程度を目安とする。作用時間は、歯面の状況を考慮して判断する。

　水洗後は、ナノ粒子ハイドロキシアパタイトの定着を図るとともに、歯質強化と耐酸性向上を目的に、フッ化物配合ジェルや脱灰抑制と再石灰化促進のためにCPP-ACPなどを併用するようにしている。この際、ドラッグリテーナーを使用すると防湿効果が向上し、薬剤使用量も必要最小限に抑えられるというメリットがある。ここでは、ブラケット除去後に即日装着する暫間リテーナーを製作して利用した。

　なお、ナノケア実施当日は着色性の食物は控えるように指示する。ナノケアの直後にカルシウムイオンを多く含む唾液に接触させるため、POs-Ca配合ガムをチェアサイドで噛んでもらうと効果的である。

図40-1〜4　ナノケアの実施

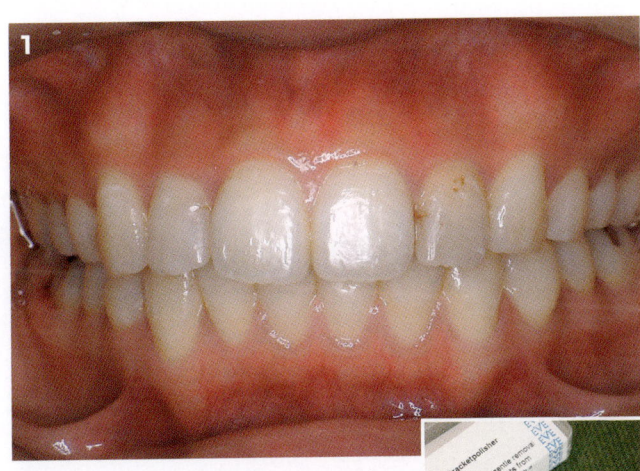

図40-1　ボンディング後のPMMA系レジンセメントの除去には、専用のポイントを用いる。（写真はEVEブラケットポリッシャー）

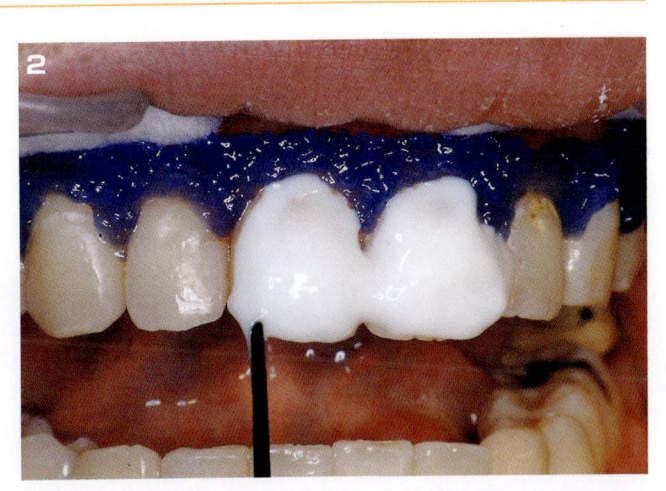

図40-2　歯肉をオフィスホワイトニング用のワックスで保護し、ADゲル処理を数歯ずつ分割して行う。続いて十分に水洗・乾燥する。

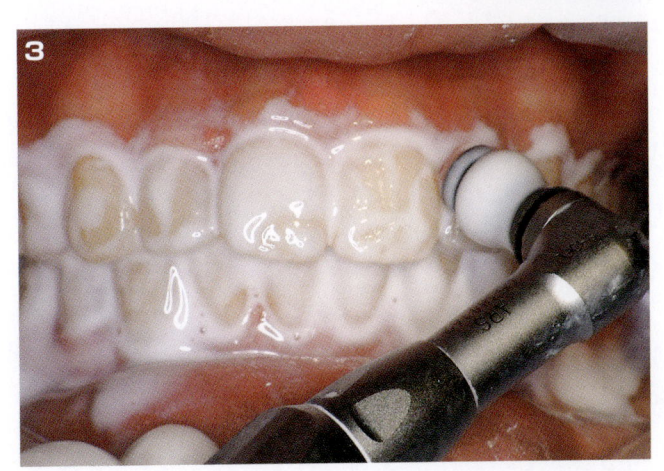

図40-3　PMTC用コントラにラバーカップを装着し、RENAMEL®を750回転の低速で歯面に塗りこむ。

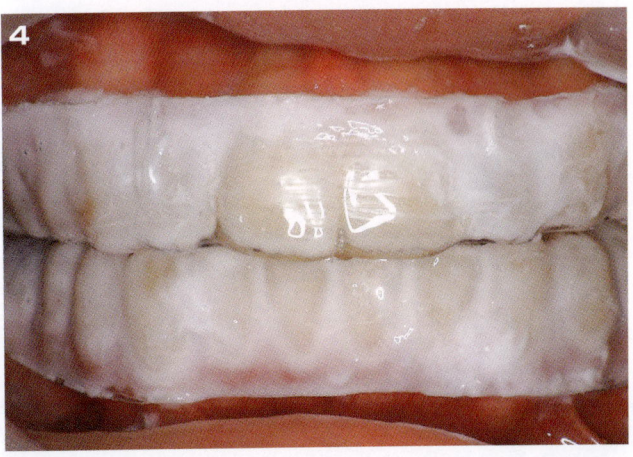

図40-4　ドラッグリテーナーを作製し、フッ化物配合ジェルを塗布して5分間装着する。本症例では、ブラケット除去後の暫間リテーナーをドラッグリテーナーとして再利用した。

図40-5〜7　ナノケア術後経過

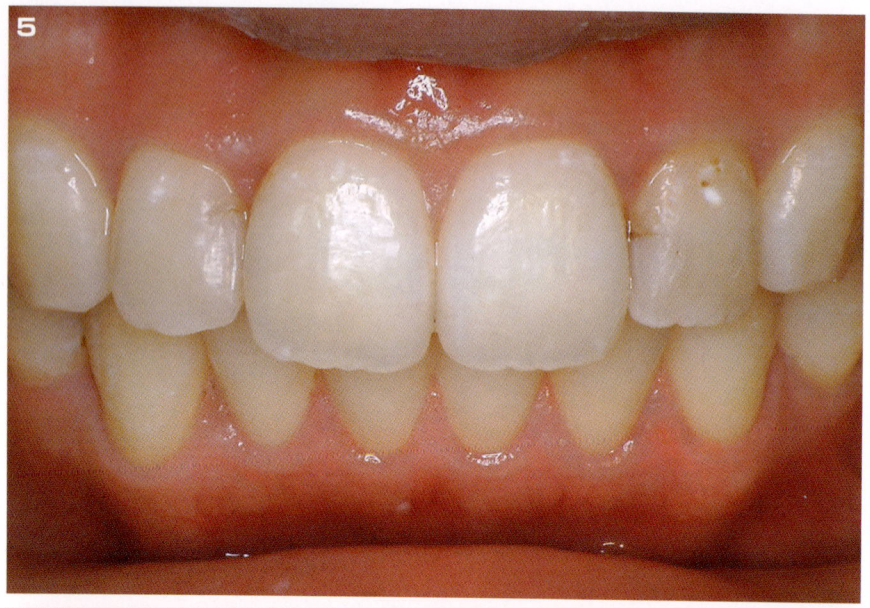

図40-5　ナノケア直後。

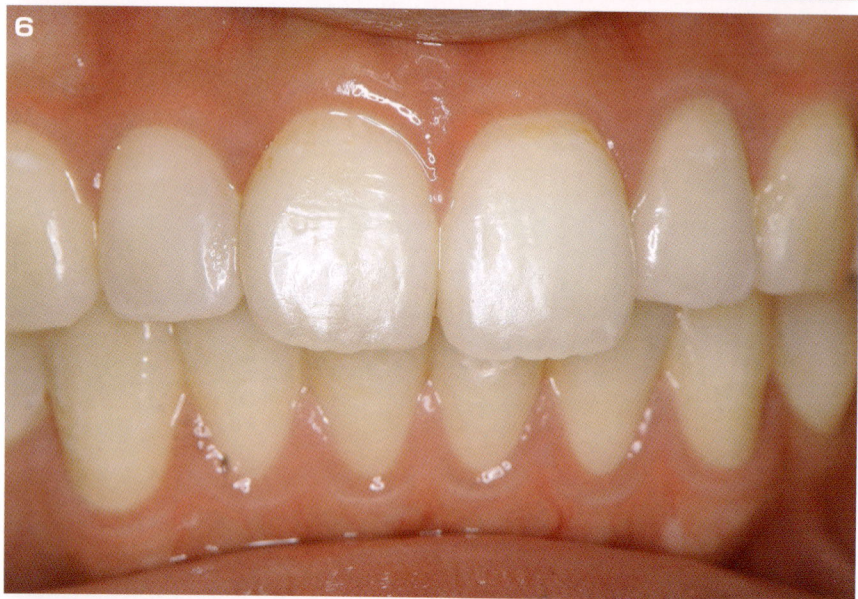

図40-6　2年後。来院時プロケア施術前の状態。2̲は補綴処置を行った。

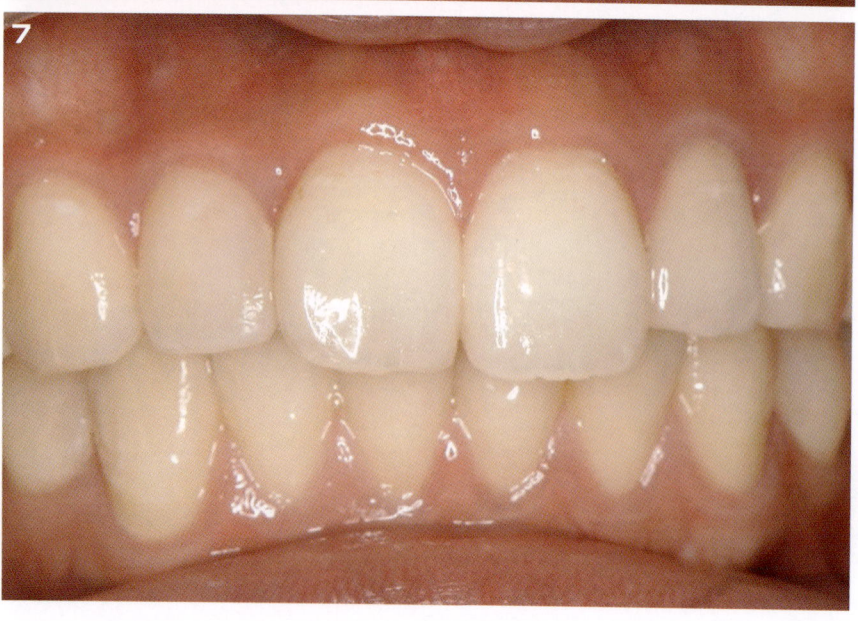

図40-7　4年後。来院時プロケア施術前の状態。歯面の荒れはだいぶ改善されている。

Case 13　ディボンディング後のセメント残留歯面への対応①

　Case13は15歳男子である。かつて矯正装置を装着した経験があるが、途中で断念している。歯面の黄ばみが気になって来院した（**図41-1**）。
　初診時は清掃状態が悪く、ブラッシングでは落とせない程度にまで汚れが付着していた。染め出しでも濃染部が多い（**図41-2**）。清掃後、ディボンディング時のレジンセメントが残留していることがわかり（**図41-3**）、明示するために数秒エッチングを行った。残留セメントを専用ポイントで除去したのち、ナノケアを実施した。ナノケアは計5回実施し、約5ヵ月後にはほぼ健康な状態を取り戻した（**図41-5**）。

図41-1～5　ナノケアの実施とその経過

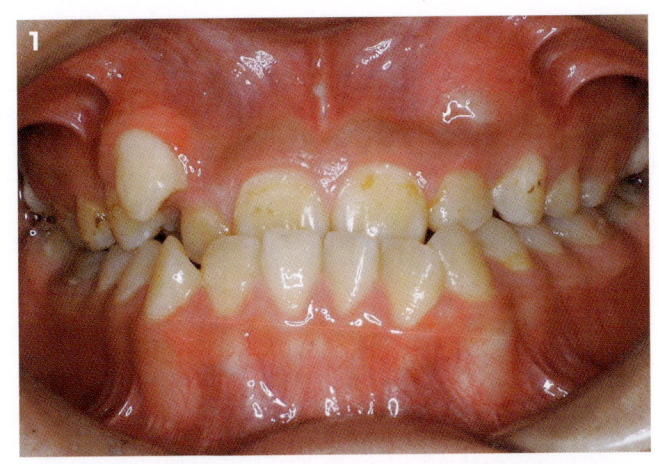

図41-1、2　来院時の状態。セルフケアの状態が非常に悪く、Mira-2-Tonでの濃染部も多い。

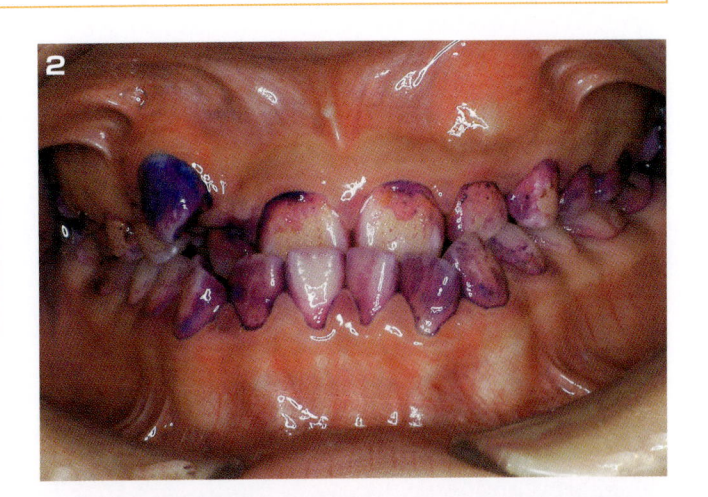

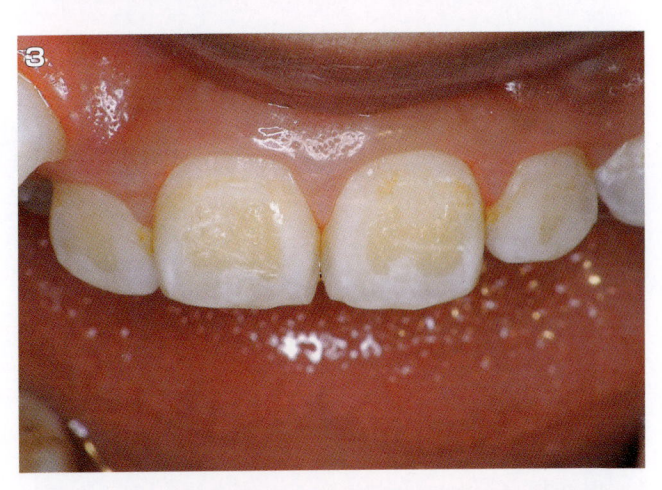

図41-3　プラークを除去し、3秒間リン酸エッチングすると、ディボンディング後のレジンセメントの残留が確認された。

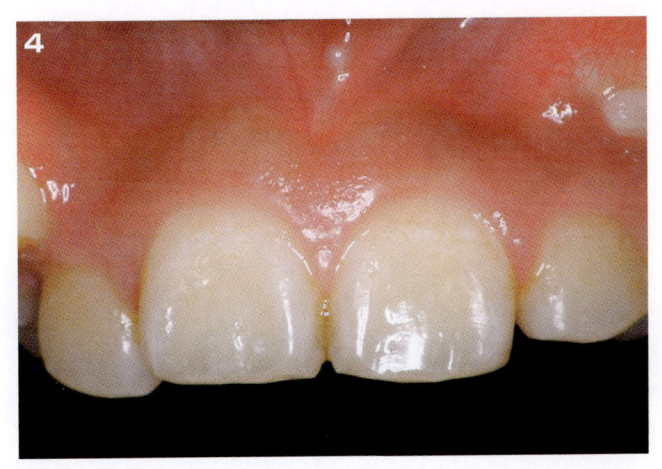

図41-4　ナノケアを開始。

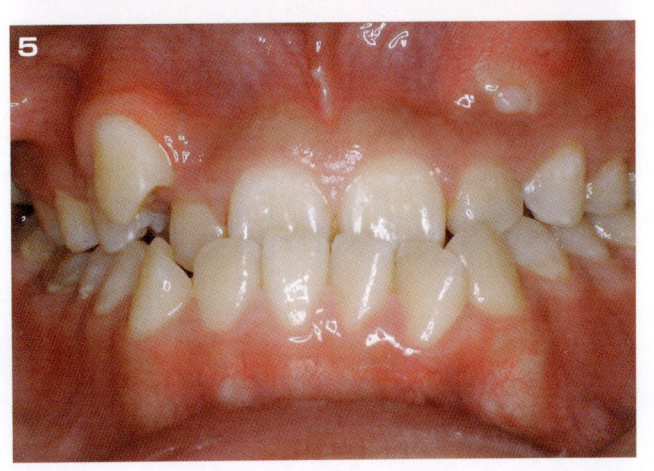

図41-5　ナノケア開始5ヵ月後（計5回実施）。歯面は健康な状態を取り戻した。

Case 14　ディボンディング後のセメント残留歯面への対応②

　ディボンディング後のセメント残留に起因する審美的問題を主訴に来院する人は珍しくない。
　Case 14は18歳女性で、中途半端に残留したレジンセメントの表面に汚染物質が堆積していた。除去すると、すでに脱灰して白濁を呈していた。
　白濁の深度が深く、ナノケアだけでは改善が難しいと判断されたが、計4回実施したところ歯面は光沢を取り戻し、白濁部のエリアも減少した。
　同時に行った口蓋側の処理により、口蓋側のステインは沈着しても除去しやすくなっている。

図42-1〜5　ナノケアの実施とその経過

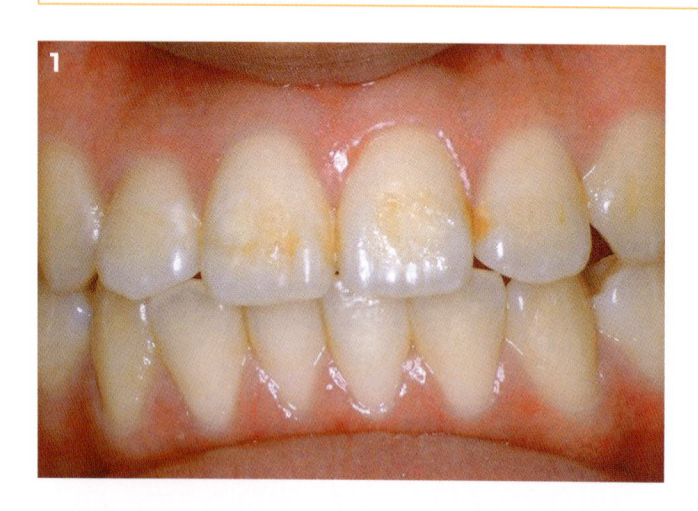

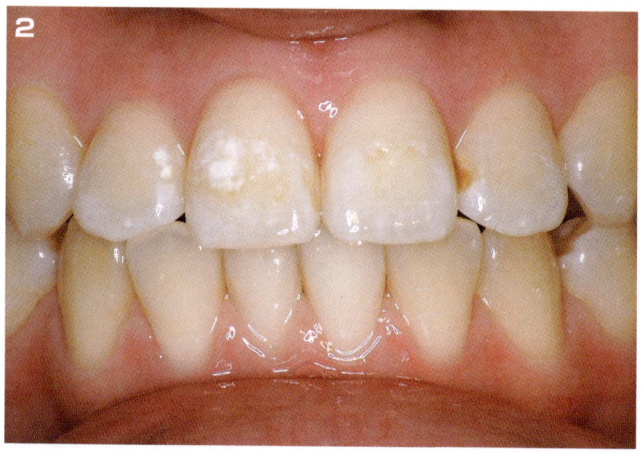

図42-1　初診時、ブラケットが装着されていた唇面中央部にバイオフィルムが堆積していた。
図42-2　初回ナノケア実施後、クリスタルジェルオレンジの塗布により湿潤した状態。脱灰による白濁が明瞭となった。
図42-3　ナノケア計4回実施後、歯面を十分に乾燥させた状態。白濁部のエリアは減少している。 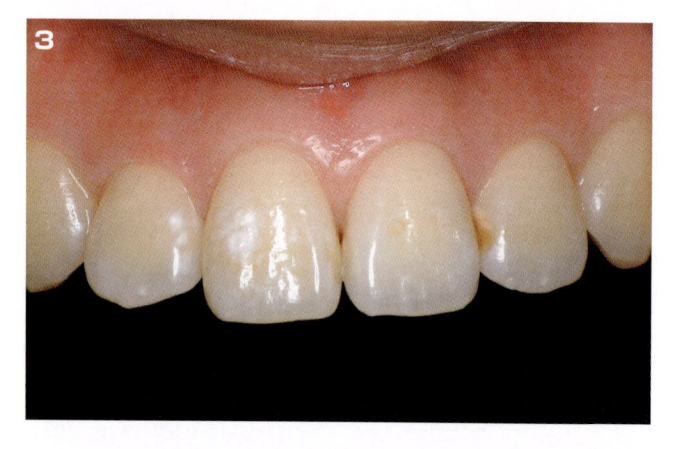
図42-4　口蓋側凹部は、ナノケアを行った場合でもステイン沈着が起きやすいが、繰り返し行うことで除去が容易になる。 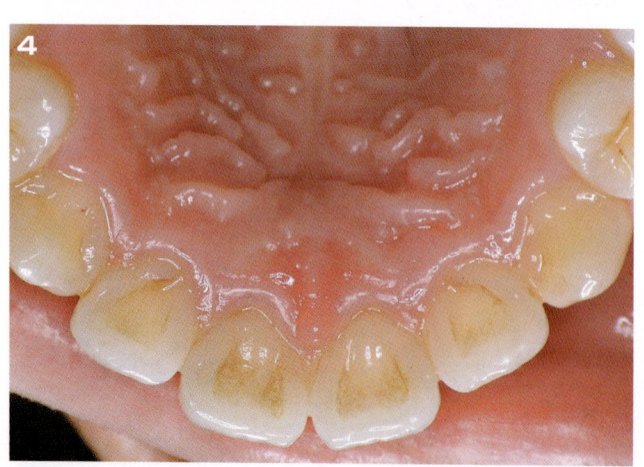
図42-5　ADゲルをわずか30秒間塗布するだけで、図41-4の状態からエナメル質を傷つけることなくステインを除去できた。ステイン除去後は、必ず再度RENAMEL®を塗布する。

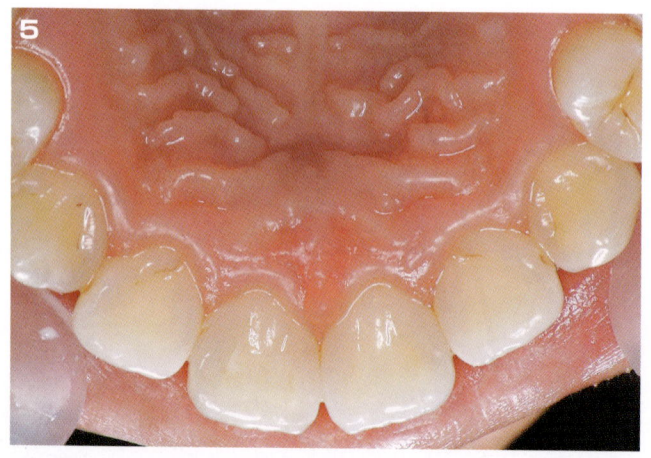

Chapter 8

エナメル質への臨床応用例⑤
ホワイトニング治療への応用

ホワイトニング治療に応用するナノケアによるエナメル質のケア

ホワイトニングには、主として35％過酸化水素水を含有するオフィスホワイトニング剤、あるいは10％過酸化尿素を含有するホームホワイトニング剤が用いられている。これらを用いたホワイトニング後のエナメル質表層部は、ともに脱灰・粗造化することが報告されている。臨床的には、ホワイトニング後にフッ化物を配合した研磨ペーストで仕上げることが推奨されているが、研磨材によってはかえって表面粗さを増大させてしまう可能性が指摘されている[43]。また、ホワイトニング処置後のヌープ硬さが、38％過酸化水素水ではエナメル質表層から250μm以上深部まで、10％過酸化尿素でも150μmまで低下するとの報告[44, 45]もあることから、弱ったエナメル質にさらに研磨行為を行って歯質を損失させることが望ましいとは考えられない。むしろ、表面粗さと硬さを歯面修復によって回復させることを優先させるべきである。

石崎らは、ホワイトニング後のエナメル質表面にナノ粒子ハイドロキシアパタイト含有ペーストを適用することで、表面粗さの減少と色素浸透に対する耐性が向上することを報告している[46]（図43、次ページ図44）。さらに玉崗らは、エナメル質表面のヌープ硬さはホワイトニングにより低下するが、ナノ粒子ハイドロキシアパタイト含有ペーストにより術前と同レベルまで回復することを報告している（次ページ図45）[43]。ホワイトニング本来の目的を考えたとき、エナメル質への影響を最小限に抑え、ホワイトニング前よりもさらに表面性状を整えていくことで、色の後戻りも押さえられるであろう[19, 47~49]。

これらを踏まえ筆者らは、ホワイトニング前処置としての歯面清掃や薬剤によるダメージを受けたエナメル質を保護し、さらに色素再沈着や知覚過敏、表面荒れを防止するために、ホワイトニング期間中からセルフケアにRENAMEL®を導入している。さらに、ホワイトニング後のエナメル質のケアとしても、RENAMEL®によるナノケアをホワイトニングプログラムの中に組みこんで実施している。

図43-1～3　ホワイトニング処置前後のエナメル質表面のSEM観察（写真提供：サンギ中央研究所）

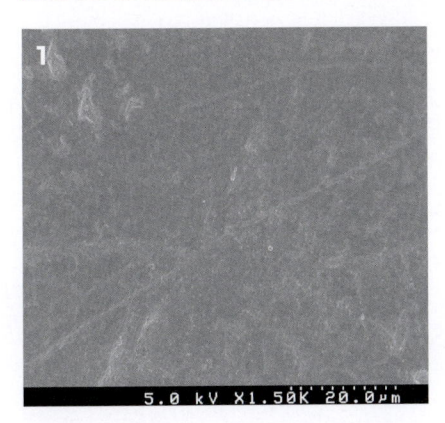

図43-1　健全なエナメル質試料表面のSEM像。

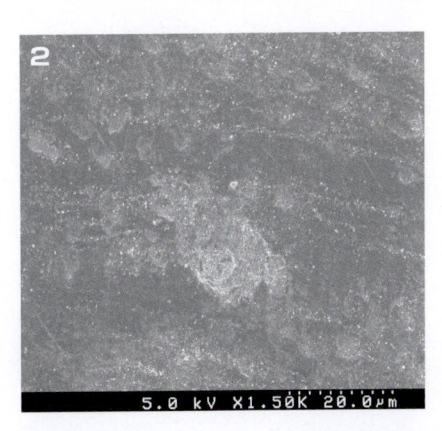

図43-2　ホワイトニング処置後のエナメル質試料表面。ホワイトニング処置により粗造化し、表面性状が悪化しているようすが観察できる。

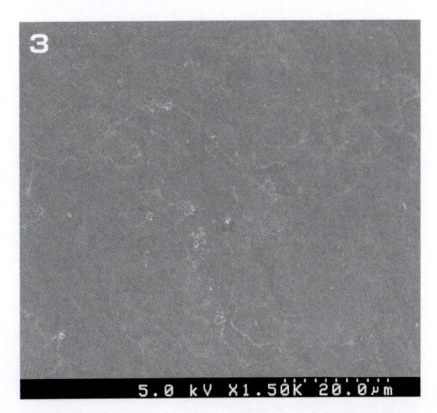

図43-3　ナノ粒子ハイドロキシアパタイト処置実施後。表面性状は健全なエナメル質試料と同程度、あるいはそれ以上に回復しているようすが観察できる。

図43-4 ホワイトニング処置前後のエナメル質表面の SPM 観察像(データ提供：サンギ中央研究所)

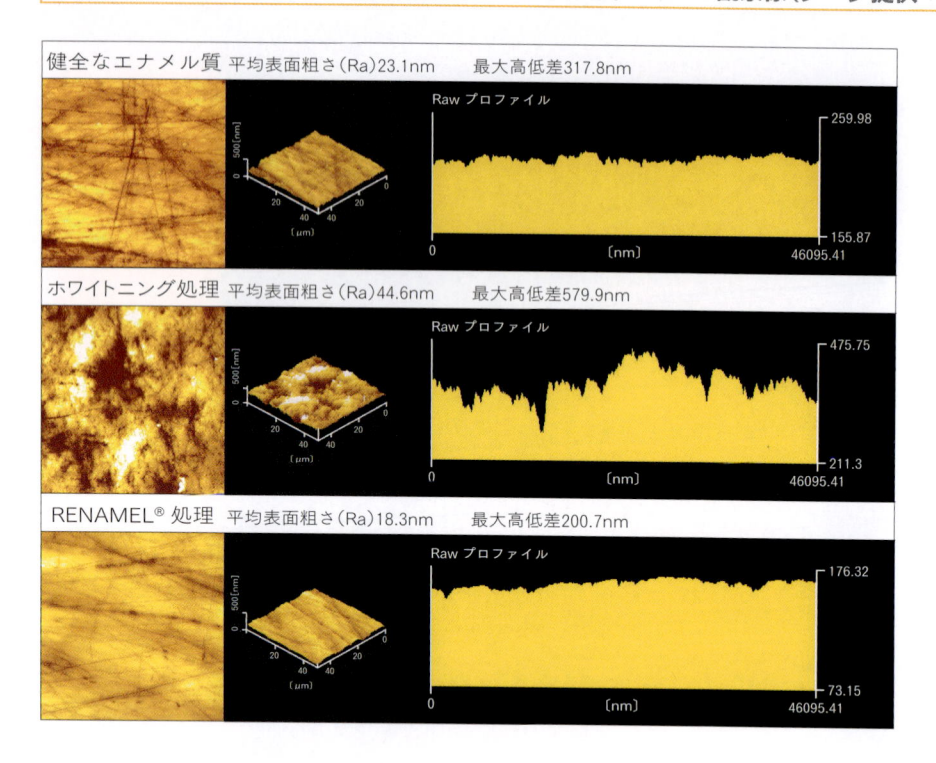

図43-4 ホワイトニング処置に伴うエナメル質表面の SPM 観察像。ホワイトニング処置前の健全エナメル質試料における平均表面粗さ23.1nm に対し、ホワイトニング処置後は44.6nm と2倍近くに増大している。続いて RENAMEL® 処理を行うと18.3nm と術前よりも改善し、最大高低差も減少して表面性状が向上していることがわかる。

図44-1、2 ホワイトニング処置後の色素浸透試験(写真提供：サンギ中央研究所)

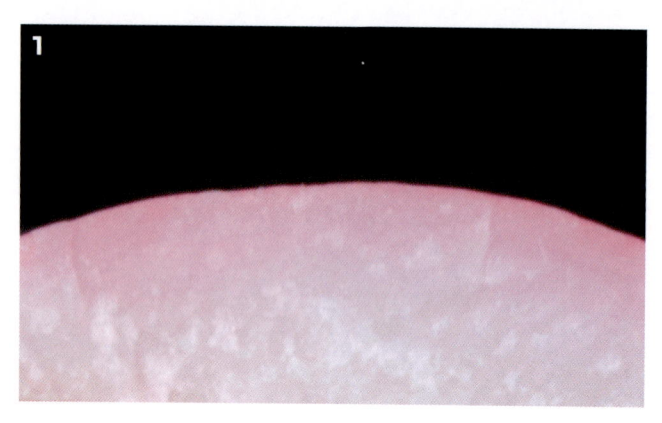

図44-1 ホワイトニング処置後の色素浸透試験結果（エナメル質断面）。ホワイトニングにより表面粗さが増大することにより、色素が浸透しやすくなると考えられる。

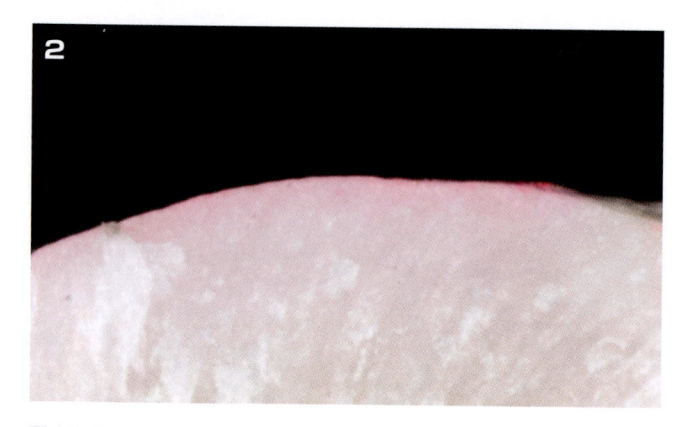

図44-2 ホワイトニング処置＋ RENAMEL® 処理後の色素浸透試験結果。RENAMEL® 処理により表面粗さが改善され、色素浸透に対する耐性が向上している。

図45 RENAMEL® 処理後のエナメル質表面のヌープ硬さ

松風ハイライト
- 漂白前　368.5±22.7
- 漂白後　317.6±16.1
- RENAMEL® 処理　361.4±11.8

NITEホワイト・エクセル
- 漂白前　296.0±42.7
- 漂白後　261.0±26.6
- RENAMEL® 処理　300.8±12.8

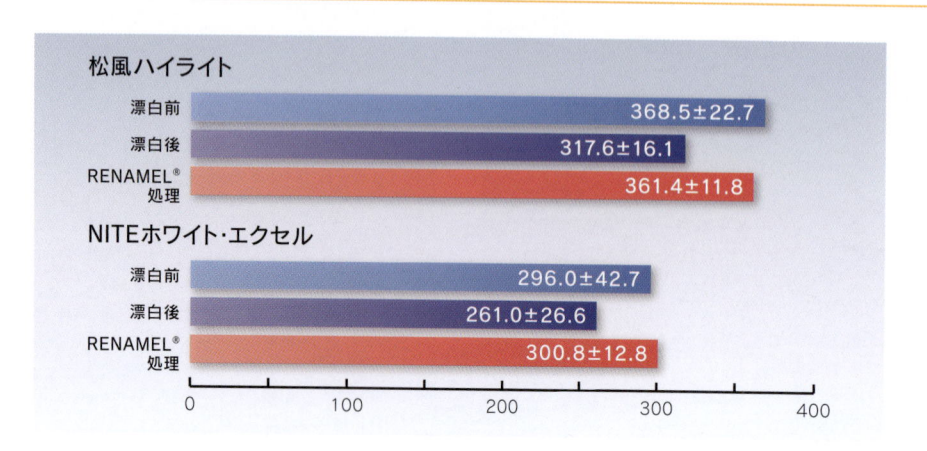

図45 松風ハイライト（35％過酸化水素水）、NITE ホワイト・エクセル（10％過酸化尿素）ともに、ホワイトニング処置後にヌープ硬さの低下が認められるが、RENAMEL® 処理により術前と同レベルまで回復している。
処理条件　松風ハイライト：5分間塗布、3分間光照射×9回。　NITE ホワイト・エクセル：1日4時間×7日間。平均値±SD。n＝3。
（玉崗ら，2007.[43]より引用改変）

Case 15　ホワイトニング後の対応①

　ナノケアはホワイトニングによってダメージを受けたエナメル質にも有効である。

　Case 15は36歳女性である。DBSによる矯正治療後、ホワイトニングも行ったため、エナメル質には相当な負担がかかっていると判断された。

　ホワイトニング後のエナメル質の色調は当然白くなる。しかし表面粗さが増大していると光沢感が弱く、エッチングと同じような効果が現れ、白く見えてしまうことがある。

　ホワイトニング終了後、ナノケアを3ヵ月毎のメンテナンス時に実施し、セルフケアをコントロールすることで、本来のエナメル質の透明感を取り戻した。結晶の整った健康的なエナメル質に回復させることで、ホワイトニング効果を維持することにも寄与しており、色調の後戻り防止にもつながっている。

図46-1、2　矯正治療前後の状態

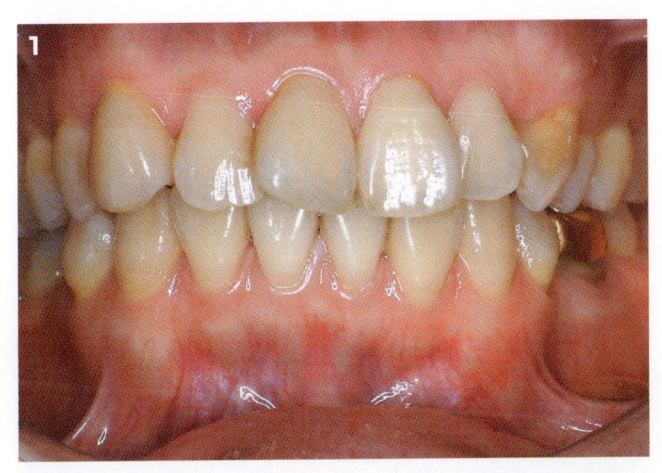

図46-1　患者は矯正治療を希望し来院し、DBSによる矯正治療を行った。

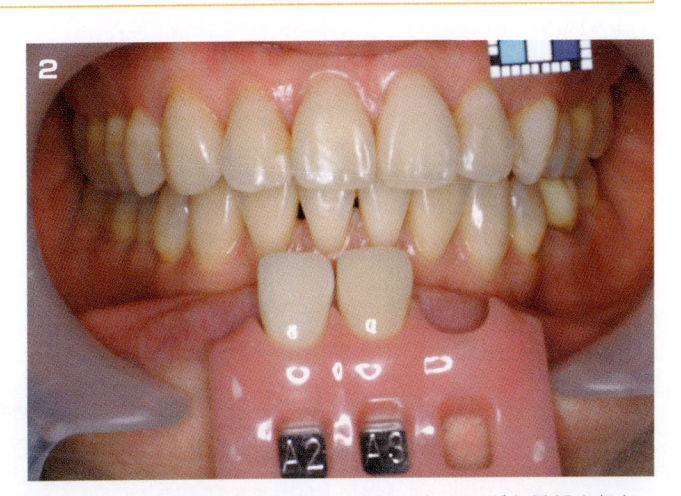

図46-2　矯正治療終了時。患者はホワイトニングも希望された。

図46-3、4　ホワイトニングとナノケアの連携

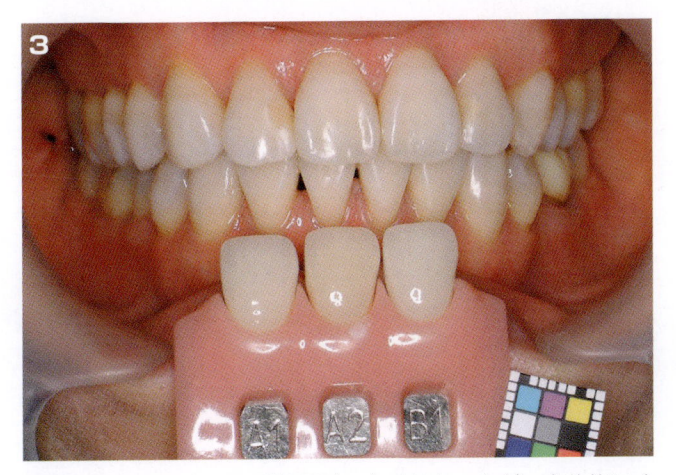

図46-3　ホワイトニング終了時。白くはなったが、全体的にくもった感じになった。

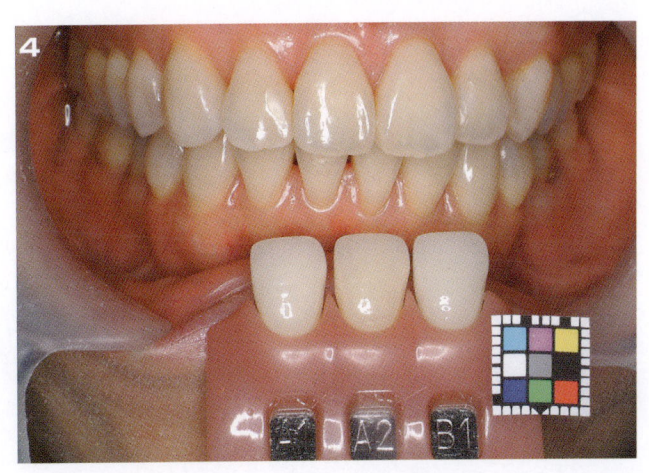

図46-4　3ヵ月に1度のメンテナンス来院時にナノケアを実施している。写真はホワイトニング後3年経過時の状態。

図46-5、6　術後経過（ホワイトニング直後との比較）

ホワイトニング直後

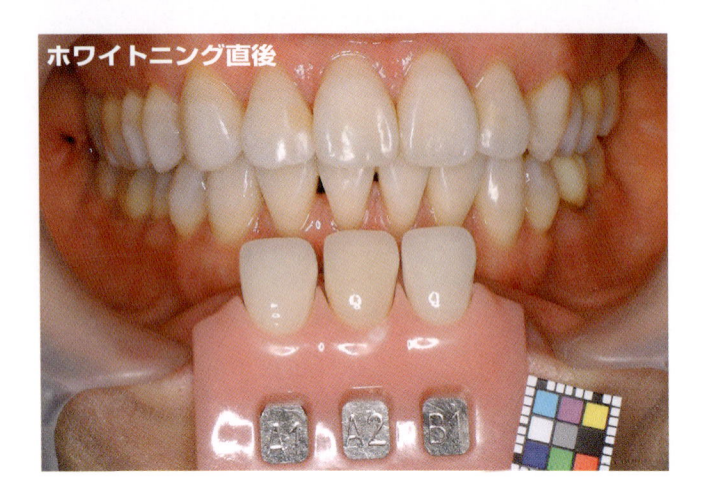

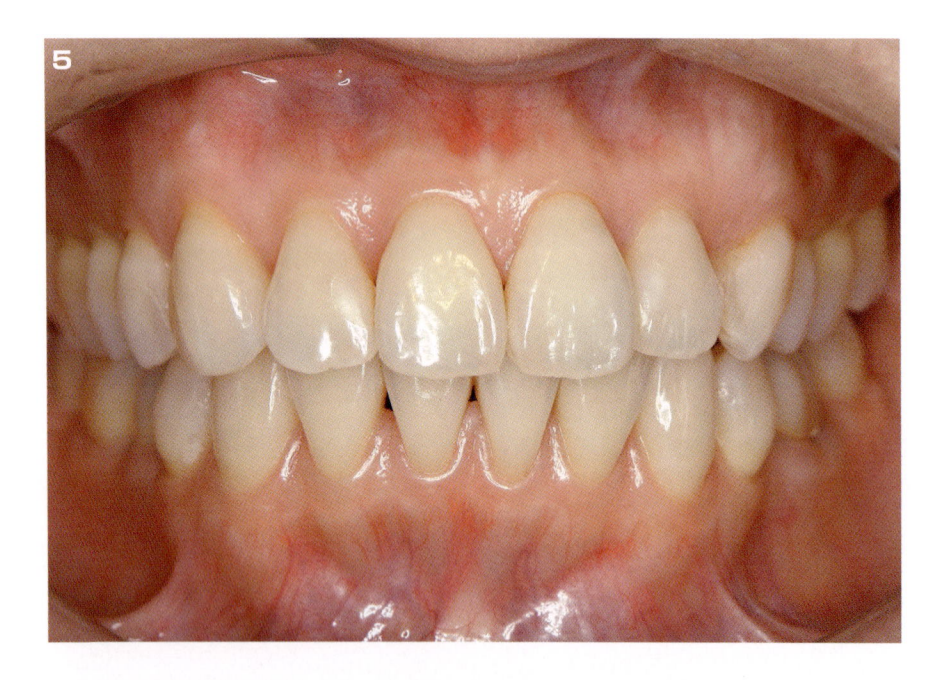

図46-5　ホワイトニング後4年経過時。セルフケアは良好である。

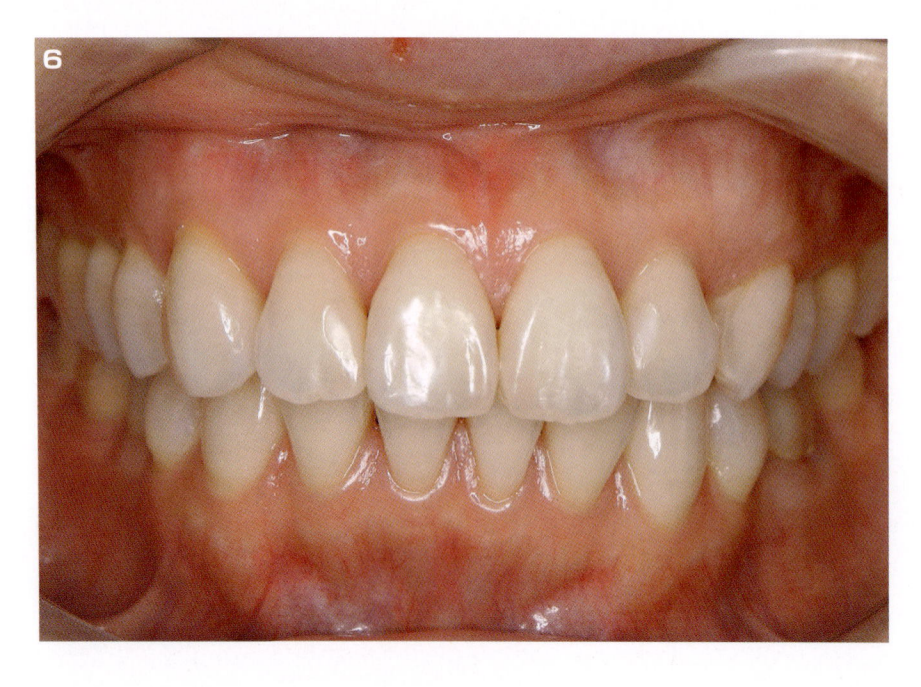

図46-6　ホワイトニング後5年経過時。ホワイトニングの後戻りも最小限に抑えられ、歯面は良好なコンディションを維持している。

Case 16　ホワイトニング後の対応②

　Case16は30歳女性、ホームホワイトニングに引き続きナノケアを実施した症例である。ホワイトニング後のエナメル質の表面荒れを整えることで、後戻り防止と、健康的な光沢のあるエナメル質を獲得する目的でケアを行った。

　診療室では、有機質溶解処理とRENAMEL®によるナノケアを3回行った。セルフケアでは、ホームホワイトニング用トレーを利用し同様にRENAMEL®を入れて5分間装着する操作を取り入れた（図47-5）。

　以後3ヵ月毎にナノケアを行い、2年経過後も自然な透明感と光沢のエナメル質を維持している（図47-6）。

図47-1〜6　ホームホワイトニング後のナノケアの応用

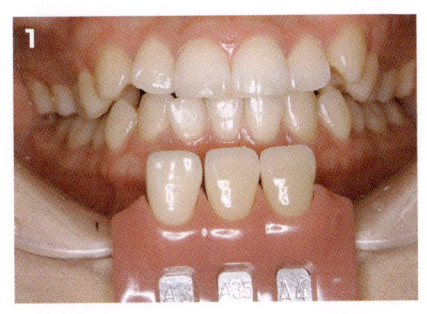

図47-1　ホームホワイトニング開始前の状態。シェードはA3〜A3.5。

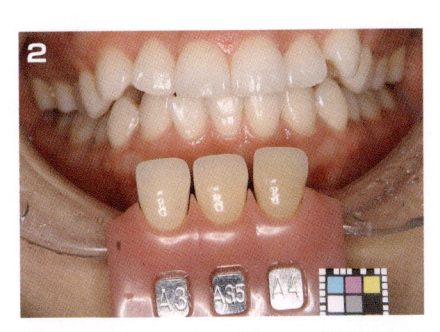

図47-2　ホームホワイトニング開始から1ヵ月後の途中経過。

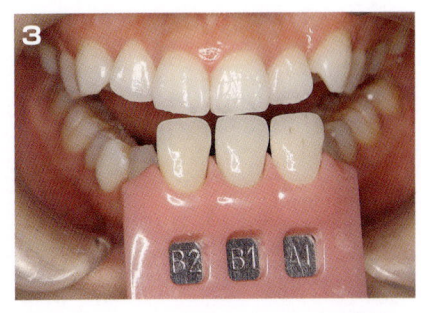

図47-3　ホームホワイトニング開始から2ヵ月後の終了時。色調はB1〜A1にシェードアップしている。

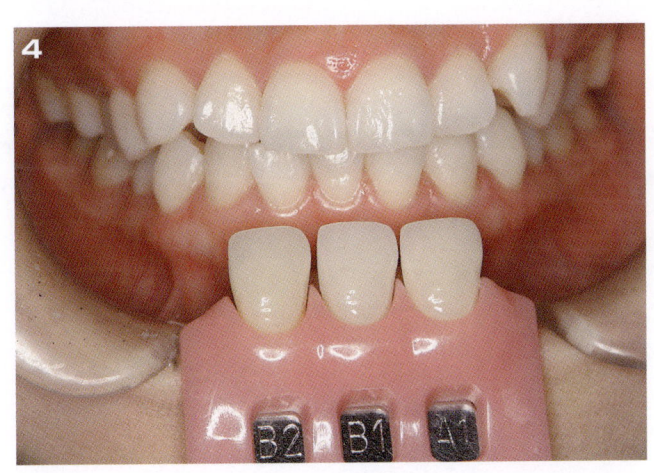

図47-4　ホームホワイトニングに引き続き、ナノケアを実施。写真はホワイトニング終了後1年経過後の来院時。ホームホワイトニング直後のシェードが維持されていることがわかる。

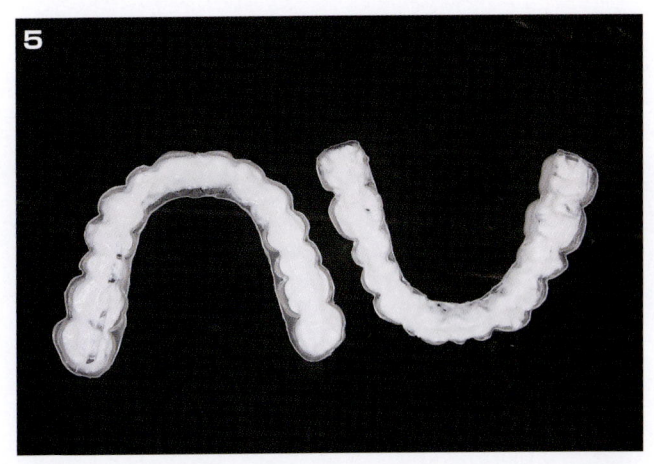

図47-5　セルフケアでもホワイトニング後のエナメル質表面をRENAMEL®で修復することで、光沢のある健康なエナメル質に回復し、後戻りを防止することができる。ホワイトニングトレーを再利用し、RENAMEL®を入れて5分間装着する。

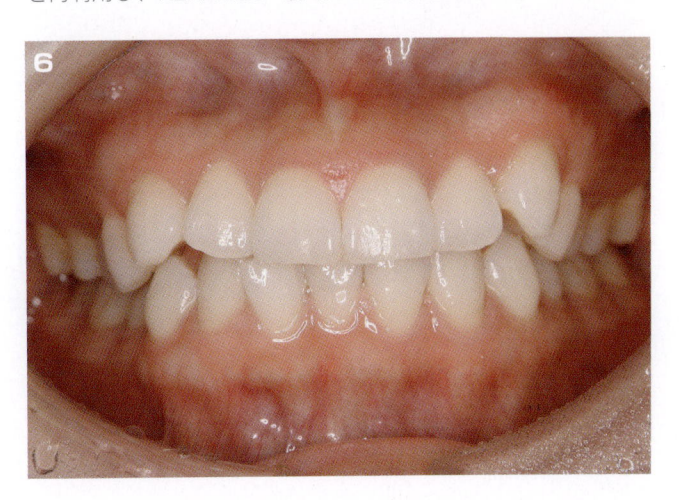

図47-6　2年後の来院時。後戻りは感じられない。エナメル質表面のコンディションも整っている。

Chapter 9

エナメル質のプロケア
掲載 Case 別　セルフケア処方一覧

　Chapter 9では、掲載症例のプロケアに連動して行ったセルフケア処方を示す。セルフケアの処方は、患者の認識度、理解度、協力度に応じて変化させることがポイントである。同じような症例であっても、われわれの一方的な処方にならないよう、患者側の受け入れ状況を考慮しながら提案する。
　ここではケア剤を中心に処方の変化を掲載している。歯ブラシ類については、44ページ記載の理由により症例・状況に応じて適正な選択をあおぐこととし、本項では省略している。

Case 1　エナメル質の傷の修復

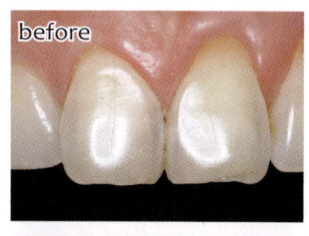

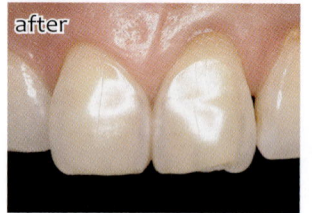

時期	プロフェッショナルケア 主な内容	セルフケア ペースト類／洗口液	プラスα
開始期 2週毎	ナノケア（ADゲル＋RENAMEL®）約6ヵ月間実施	アパガード kids ＋ RENAMEL®	ポスカム
回復期 1ヵ月毎	ナノケア（ADゲル＋RENAMEL®）約6ヵ月間実施	アパガード kids ＋ RENAMEL® ＋バトラーF洗口液	同上
安定期 3ヵ月毎	RENAMEL® もしくは フツ化物塗布	アパガード kids ＋バトラーF洗口液	同上

Case 2　ブラキシズムを伴う清掃不良による脱灰への対応

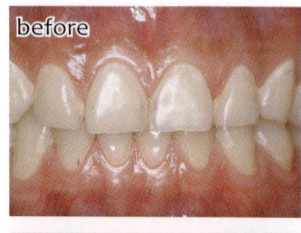

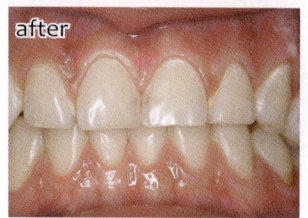

時期	プロフェッショナルケア 主な内容	セルフケア ペースト類／洗口液	プラスα
開始期 2週毎	ナノケア（ADゲル＋RENAMEL®）	バトラーデンタルケアペースト ＋ MIペースト	ポスカム バトラーF洗口液
回復期 1ヵ月毎	ナノケア（ADゲル＋RENAMEL®）ドラッグリテーナー使用	アパガード Kids ＋ RENAMEL®（ドラッグリテーナー使用）就寝時スプリント型ナイトガード使用 ↓ アパガードリナメル＋RENAMEL®（ドラッグリテーナー使用）	同上

Case 3　清掃不良による萌出期の白濁への対応①

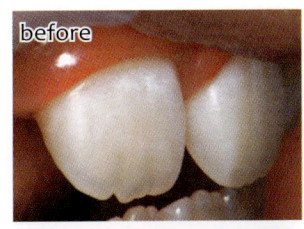

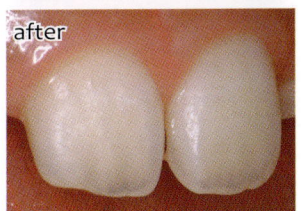

時期	プロフェッショナルケア 主な内容	セルフケア ペースト類／洗口液	プラスα
開始期 2週毎	プラスチックキュレット ADゲル（必要箇所のみ） RENAMEL® ＋ MI ペースト 約3ヵ月間実施	バトラーデンタルケアペーストキッズ MI ペースト	ポスカム
回復期 1ヵ月毎	同上 約6ヵ月間実施	同上	同上
安定期	プラスチックキュレット MI ペースト	同上	同上

※ナノケア開始前：一般市販歯磨剤（大人用）

Case 4　清掃不良による萌出期の白濁への対応②

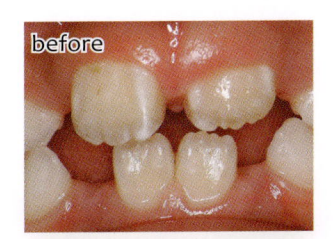

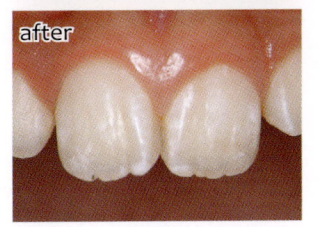

時期	プロフェッショナルケア 主な内容	セルフケア ペースト類／洗口液	プラスα
開始期 2週毎	プラスチックキュレット ADゲル（必要箇所のみ） RENAMEL® ＋ MI ペースト ポスカム（仕上げ）	バトラーデンタルケアペーストキッズ MI ペースト（就寝時）	ポスカム バトラーF
回復期 2週毎	同上	バトラーデンタルケアペーストキッズ ＋ RENAMEL®（仕上げ） MI ペースト（就寝時）	同上
安定期 4週毎	同上	同上	同上

※ナノケア開始前：一般市販歯磨剤（大人用）

Case 5　PMTCによるステイン除去とナノケアによる対応の比較

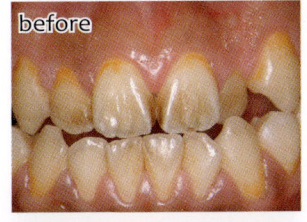

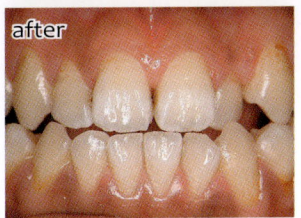

時期	プロフェッショナルケア 主な内容	セルフケア ペースト類／洗口液	プラスα
試行期	ナノケア（1回実施） （ADゲル＋RENAMEL®） 左上1番のみ 約10週間実施	バトラーデンタルケアペースト	ポスカム バトラーF 洗口液
開始期	ナノケア （ADゲル＋RENAMEL®）	リペリオ	同上
来院一時中断			
回復期 3ヵ月毎	ナノケア （ADゲル＋RENAMEL®）	アパガードキッズ	同上

Case 6　食物由来のステイン沈着への対応

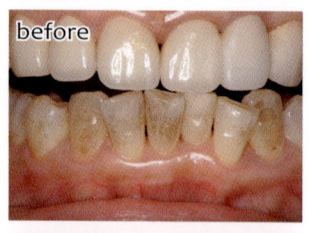

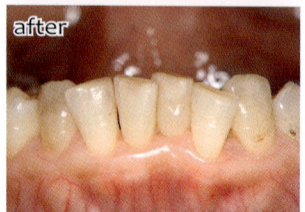

時期	プロフェッショナルケア 主な内容	セルフケア ペースト類／洗口液	プラスα
開始期 1ヵ月毎	ナノケア (AD ゲル + RENAMEL®) 計3回実施	アパガードキッズ バトラーF	システマ洗口液 システマ歯間ジェル ポスカム
回復期 1ヵ月毎	ナノケア (AD ゲル + RENAMEL®)	アパガードリナメル	同上
安定期 3ヵ月毎	ナノケア (AD ゲル + RENAMEL®)	同上	同上

※ナノケア開始前：リベリオ

Case 7　叢生によるステイン沈着への対応①

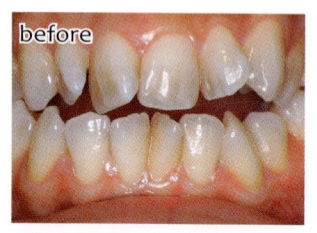

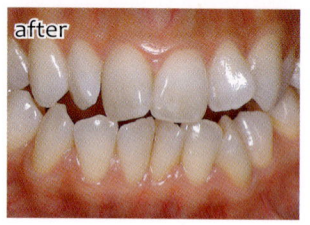

時期	プロフェッショナルケア 主な内容	セルフケア ペースト類／洗口液	プラスα
開始期 1ヵ月毎	PTC ペーストファイン ナノケア (AD ゲル + RENAMEL®)	バトラーデンタルケアペースト +クリスタルジェルミント ↓ アパガード Kids +クリスタルジェルミント	バトラーF 洗口液 ポスカム
回復期 1ヵ月毎	ナノケア (AD ゲル + RENAMEL®)	アパガードリナメル +クリスタルジェルミント アパガード Kids +クリスタルジェルミント(週2日)	同上
安定期 3ヵ月毎	ナノケア (AD ゲル + RENAMEL®)	アパガードリナメル +クリスタルジェルミント	同上

Case 8　叢生によるステイン沈着への対応②

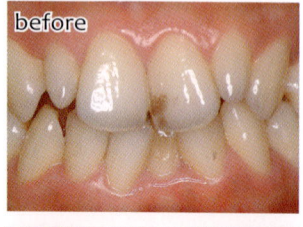

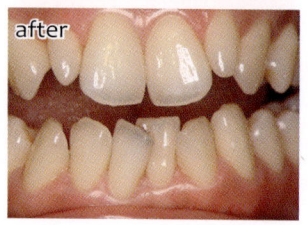

時期	プロフェッショナルケア 主な内容	セルフケア ペースト類／洗口液	プラスα
開始期 1ヵ月毎	PTC ペーストファイン 必要箇所のみナノケア (AD ゲル + RENAMEL®) 計6回実施	バトラーデンタルケアペースト	MI ペースト ポスカタブレット
回復期 3ヵ月毎	必要箇所のみナノケア (AD ゲル + RENAMEL®) 計3回実施	バトラーデンタルケアペースト +アパガード Kids RENAMEL®(週2回)	同上
安定期 6ヵ月毎	必要箇所のみナノケア (AD ゲル + RENAMEL®)	バトラーデンタルケアペースト +アパガード Kids RENAMEL®(週1回)	同上

Case 9　先天的に歯面の凹凸・粗造感が大きい歯面への対応

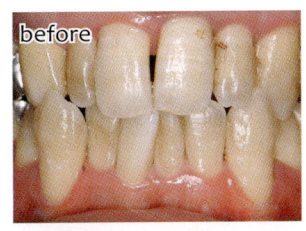

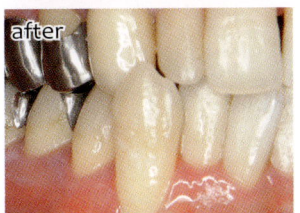

時期	プロフェッショナルケア 主な内容	セルフケア ペースト類／洗口液	プラスα
開始期 1ヵ月毎	PTC ペーストファイン ナノケア (AD ゲル + RENAMEL®) ポスカム	ソラデーメイト G ＋クリスタルジェルオレンジ	ポスカム MI ペースト 歯間ジェル
回復期 1ヵ月毎	ナノケア (AD ゲル + RENAMEL®) ポスカム	バトラーデンタルケアペースト RENAMEL®	同上

Case 12　矯正治療後のディボンディング歯面への対応

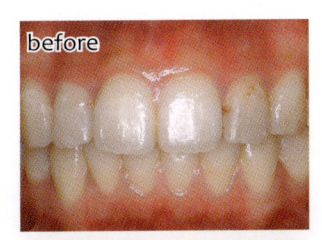

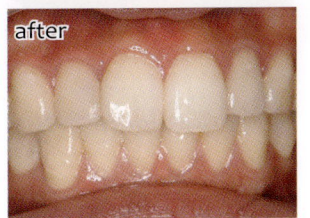

時期	プロフェッショナルケア 主な内容	セルフケア ペースト類／洗口液	プラスα
矯正治療中		チェックアップ ＋チェックアップジェル	
開始期 1ヵ月毎	PTC ペーストファイン ナノケア (AD ゲル + RENAMEL®)		システマ歯間ジェル システマ洗口液 ポスカム
回復期 1ヵ月毎	ナノケア (AD ゲル + RENAMEL®) ポスカム	アパガードリナメル RENAMEL® （ドラッグリテーナー使用）	
安定期 6ヵ月毎	AD ゲル＋バトラーフォーム N	アパガードリナメル ＋チェックアップジェル	同上

Case 13　ディボンディング後のセメント残留歯面への対応①

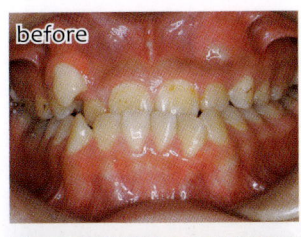

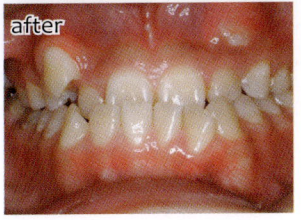

時期	プロフェッショナルケア 主な内容	セルフケア ペースト類／洗口液	プラスα
開始期 2週毎	PTC ペースト ナノケア (AD ゲル + RENAMEL®) ポスカム 計4回実施	バトラーデンタルケアペースト クリスタルジェルオレンジ	MI ペースト ポスカム
回復期 1ヵ月毎	ナノケア (AD ゲル + RENAMEL®) ポスカム 計3回実施	バトラーデンタルケアペースト クリスタルジェルオレンジ	同上
安定期 3ヵ月毎	ナノケア (AD ゲル + MI ペースト) ポスカム	プロスペック®デンタルペースト クリスタルジェルオレンジ	同上

Case 14　ディボンディング後のセメント残留歯面への対応②

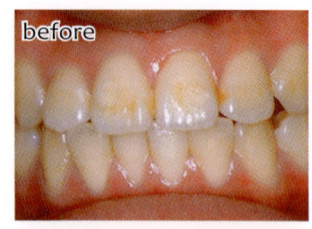

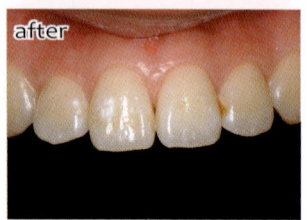

時期	プロフェッショナルケア 主な内容	セルフケア ペースト類／洗口液	プラスα
開始期 1ヵ月毎	PTCペースト ナノケア （ADゲル+RENAMEL®） クリスタルジェルオレンジ	クリスタルジェルミント	ポスカム
回復期 1ヵ月毎	ナノケア （ADゲル+RENAMEL®） ポスカム	アパガードリナメル ＋チェックアップジェル	同上
安定期 3ヵ月毎	ナノケア （ADゲル+MIペースト） ポスカム	プロスペック®デンタルペースト ＋MIペースト	同上

Case 15　ホワイトニング後の対応①

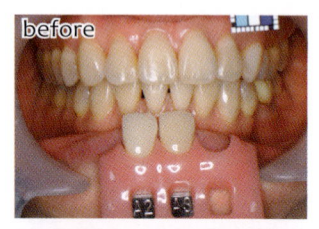

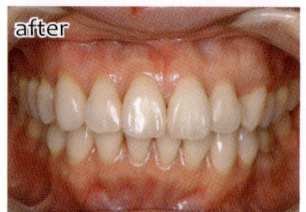

時期	プロフェッショナルケア 主な内容	セルフケア ペースト類／洗口液	プラスα
開始期	ナノケア （ADゲル+RENAMEL®）	プロスペック®デンタルペースト ＋クリスタルジェルオレンジ	ポスカム
回復期	ナノケア （ADゲル+RENAMEL®） ドラッグリテーナー使用	アパガードkids＋RENAMEL® （ドラッグリテーナー使用） バトラーF洗口液	同上
安定期	ナノケア （ADゲル+RENAMEL®） ドラッグリテーナー使用	アパガードkids＋バトラーF洗口液	同上

Case 16　ホワイトニング後の対応②

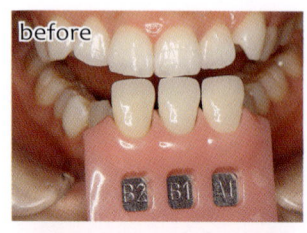

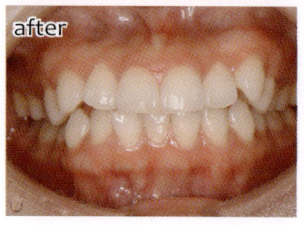

時期	プロフェッショナルケア 主な内容	セルフケア ペースト類／洗口液	プラスα
ホワイトニング開始前	RENAMEL®	クリスタルジェルオレンジ	ポスカム システマデンタルリンス
回復期 ホワイトニング終了後 1ヵ月毎	ナノケア （ADゲル+RENAMEL®） ホワイトニングトレー使用 計3回実施	RENAMEL® （ホワイトニングトレー使用）	同上
安定期 3ヵ月毎	ナノケア （ADゲル+RENAMEL®） ホワイトニングトレー使用	RENAMEL® 週1回	同上

【参考文献】

1. Nishio M, Kawamata H, Fujita K, Ishizaki T, Hayman RE, Ikemi T. A new enamel restoring agent for use after PMTC. J Dent Res 2004;83(Special Issue A):1920.
2. Fujita K, Kawamata H, Ishizaki T, Hayman RE, Uchiyama T, Kimura M, Kiva H, Ikemi T. Two new nethods for evaluation of subsurface enamel lesions. Two new nethods for evaluation of subsurface enamel lesions. J Dent Res 2003;82(Special Issue C):521.
3. 荒川正嘉, 石崎 勉, 村上幸孝, 渥美公則, 安室操, 上田浩太郎, 杉山貢次, 尾崎哲則, 吉田 茂. ハイドロキシアパタイトによるエナメル質表面の修復に関する研究. 口腔衛生会誌 1999;49(4):408-409.
4. Fujimaru T, Ishizaki T, Hayman RE, Nemoto K. Microhardness testing to evaluate remineralization of tooth enamel. J Dent Res 2003;82(Special Issue C):519.
5. 加藤正治, 相澤真奈美. 歯面改質剤によるナノケアの実践. In: 腕を上げたいうまくなりたい. 自由診療のステップbyステップ. 東京：デンタルダイヤモンド, 2005.
6. Fujikawa H, Matsuyama K, Uchiyama A, Nakashima S, Ujiie T. Influence of salivary macromolecules and fluoride on enamel lesion remineralization *in vitro*. Caries Res 2008;42(1):37-45.
7. 飯島洋一. エナメル質の再石灰化と唾液のパワー. DE 2005;155:19-22.
8. 山岸敦, 加藤一夫, 中垣晴男. 950ppmFフッ化ナトリウムおよびモノフルオロリン酸ナトリウムのエナメル質耐酸性に及ぼす影響. 口腔衛生会誌 2007;57:13-21.
9. 柏田聰明. 接着技法を応用した新しい歯科治療の展開. 補綴誌 1997;41:747-762.
10. 柏田聰明, 今井洋子, 安保祐子, 比嘉隆夫, 神田明美. 次亜塩素酸ナトリウムの象牙質に対する接着効果と知覚過敏の抑制について. 接着歯学 1990;8:135.
11. 柏田聰明, 加藤正治, 森田 誠. 補綴修復イノベーション. 細菌と咬合力を重視した生物学的アプローチ. 東京：医歯薬出版, 2007.
12. 柏田聰明, 橋本武典, 加藤正治, 川田二朗. リン酸と次亜塩素酸ナトリウムの根管清掃への応用. 日歯保存誌 1997;40:397-405.
13. 柏田聰明, 森田 誠, 加藤正治, 橋本武典. リン酸と次亜塩素酸ナトリウムの根管治療への応用. 新たな歯内療法の術式を求めて. 歯界展望 1999;94(2):329-345.
14. 加藤正治, 森田 誠, 柏田聰明. ADゲル①. In: くすりの時間です. 東京：デンタルダイヤモンド, 2005.
15. 柏田聰明, 森田 誠, 橋本武典, 加藤正治. フッ素徐放性レジン材料による歯質強化に関する研究. 日歯保存誌 1998;41:918-926.
16. 柏田聰明, 加藤正治, 橋本武典. 露出した根面象牙細管の封鎖に関する研究. 第一報 *in vitro* における封鎖性の評価. 日歯保存誌 1996;39(Spring Issue):54.
17. 稲葉大輔, 高木興氏, 米満正美, Joop Arends. 有機質除去処理による根面齲蝕の再石灰化促進機構. 最近の齲蝕学の知見から. 歯界展望 1997;89(4):961-968.
18. 加藤正治, 相澤真奈美. リナメル. In: ヘルスケア歯科診療室発. 予防歯科のすぐれモノ17+α. 東京：デンタルダイヤモンド, 2006.
19. 川又寛之, 西尾真耶, 藤田恵二郎, 石崎 勉, 森 俊幸, 若松尚吾, 池見宅司. エナメル質改質剤について−ブリーチング処理面への応用−. 日歯保誌 2003;46(Autumn Issue):89.
20. 加藤正治, 相澤真奈美. 有機質溶解剤を応用したHAPによる歯面修復に関する研究. 第1報 萌出期におけるエナメル質白濁部の臨床経過. 日歯保存誌 2006;49春季特別号：102.
21. 加藤正治, 相澤真奈美. 露出した象牙質表層の「エナメル質化」に関する研究. 日歯保存誌 2007;50秋季特別号：173.
22. 加藤正治, 相澤真奈美, ほかスタッフ一同. 私たちがつくる！魅力的な歯科医院. デンタルハイジーン 2006;26(8):782-789.
23. 相澤真奈美. こんなフロスがほしかった！！「ルシェロフロス アンワックス」の臨床用途とその効果. ジーシーサークル 2010;132:14-17.
24. Manton DJ, Cai F, Messer LB, Reynolds EC. The mineralisation of white-spot and fluorotic lesions of enamel by casein phosphpeptide-stabilized amorphous calcium (fluoride) phosphate. 52nd ORCA Congress. Caries Res 2005;39:323.
25. 稲葉大輔. 1-1 初期う蝕の進行と治癒. In: 小松久憲（監修）. 初期う蝕のマネージメント. う蝕を進行させないために. 東京：クインテッセンス出版, 2004.
26. Inaba D, Kamasaka H, Minami K, Nishimura T, Kuriki T, Imai S, Yonemitsu M. Remineralization of enamel by phosphoryl-oligosaccharides (POs) supplied by a chewing gum;Part II. Intraoral evaluation. J Dent Hlth 2002;52:112-118.
27. Inaba D, Minami K, Kamasaka H, Kuriki T, Imai S, Yonemitsu M. Intraoral effects of phosphoryl-oligosaccharides calcium on remineralization on enamel lesion. J Dent Hlth 2003;53:8-12.
28. Inaba D, Minami K, Kamasaka H, Yonemitsu M. Remineralization of enamel and dentin by a chewing gum containing phosphoryl-oligosaccharides calcium (POs-Ca) *in situ*. Dent Soc Iwate Med Univ 2002;27:203-209.
29. Kamasaka H, Uchida M, Kusaka K, Yamamoto K, Yoshikawa K, Okada S, Ichikawa T. Inhibitory effect of phosphorylated oligosaccharides prepared from potato starch on the formation of calcium phosphate. Biosci Biotech Biochem 1995;59:1412-1416.
30. Kamasaka H, To-o K, Kusaka K, Kuriki T, Kometani T, Hayashi H, Okada S. The structures of phosphoryl oligosaccharides prepared from potato starch. Biosci Biotech Biochem 1997;61:238-244.
31. Kamasaka H, Inaba D, Minami K, Nishimura T, Kuriki T, Yonemitsu M. Production and application of phosphoryl oligosaccharides prepared from potato starch. Trends Glycosci Glycotech 2002;15:75-89.
32. Kamasaka H, Inaba D, Minami K, Nishimura T, To-o K, Kuriki T, Imai S, Hanada N, Yonemitsu M. Application of phosphoryl oligosaccharides of calcium (POs-Ca) for oral health. J Appl Glycosci 2004;51:129-134.
33. Kamasaka H, To-o K, Nishimura T, Kimura T, Matsuzawa N, Sakamoto R. Studies on mass production and application of phosphoryl oligosaccharides from potato starch. J Appl Glycosci 2009;56:47-55.
34. Kamasaka H, Inaba D, Minami K, Nishimura T, Kuriki T, Imai S, Yonemitsu M. Remineralization of enamel by phosphoryl-oligosaccharides (POs) supplied by a chewing gum;Part I. Salivary assessment *in vitro*. J Dent Hlth 2002;52:105-111.
35. Yagi N, Ohta N, Tanaka T, Terada Y, Kamasaka H, Too K, Kometani T, Kuriki T. Evaluation of enamel crystallites in subsurface lesion by microbeam X-ray diffraction. Synchorot Radiat 2009;16:398-404.
36. Tanaka T, Yagi N, Terada Y, Ohta N, Matsuo, Terada Y, et al. Evaluation of the distribution and orientation of remineralized enamel crystallites in subsurface lesions by X-ray diffraction. Caries Res 2010(in press).
37. 滝井 寛, 田中智子, 釜阪 寛, 藤井裕子, 石塚紗和子, 浅井一久, 米谷 俊. リン酸化オリゴ糖カルシウム配合ガム咀嚼による初期う蝕の再石灰化および再結晶化促進効果. 薬理と治療 2009;37(10):849-856.
38. 田中美由紀, 北迫勇一, 二階堂 徹, 半日秀典, 池田正臣, 田中智子, 滝井 寛, 釜阪 寛, 田上順次. リン酸化オリゴ糖カルシウム（POs-Ca）配合ガム咀嚼後のエナメル質初期う蝕の再石灰化効果および結晶構造の変化. 日歯保誌 2009;52(6):534-542.
39. 阿部昌子, 玉澤佳純, 阿部一彦＊, 高橋信博. 東北大学大学院歯学研究科（＊東北福祉大学）研究報告書 2001.
40. Kamasaka H, Imai S, Nishimura T, Kuriki T, Nishizawa T. Effect

of phosphoryl oligosaccharides from potato starch on acid fermentation by mutans streptococci. J Dent Hlth 2002;52:66-71.
41. Imai S, Kamasaka H, Inaba D, Nisizawa T, Hanada N. Inhibitory effect of phosphoryl oligosaccharides against enamel demineralization by Mutans Streptococci. J Dent Res 2002;81:A351.
42. 石崎 勉，岡部靖子，長野高志，唐鎌史行，原田修成，尾崎哲則，吉田 茂．エナメル質初期齲蝕におよぼすハイドロキシアパタイトの再石灰化に対する基礎的検討．口腔衛生会誌 1995;45(4):720-721.
43. 玉崗慶鐘，東光照夫，久光 久．ナノハイドロキシアパタイトが漂白エナメル質表面におよぼす影響．SPM（走査プローブ顕微鏡）による観察．日歯保存誌 2007;50(2):225-235.
44. Attin T, Vollmer D, Wiegand A, Attin R, Betke H. Subsurface microharedness of enamel and dentin after different external bleaching procedures. Am J Dent 2005;18:8-12.
45. McCracken MS, Haywood VB. Effect of 10% carbamide peroxide on the subsurface hardness of enamel. Quintessence Int 1995;26:21-24.
46. 石崎 勉，西尾真耶，川又寛之，藤田恵二郎，池見宅司．生活歯漂白後におけるエナメル質改質剤の効果について．The Journal of Cosmetic Whitening 2005;3:83-86.
47. Kawamata K, Fujita K, Ishizaki T, Hayman R E , Ikemi T. A new enamel restoring agent for use after bleaching. J Dent Res 2004;83(Special Issue A):1919.
48. Takikawa R, Fujita K, Ishizaki T, Hayman RE. Restoration of post-bleach enamel gloss using a non-abrasive. Nano-hydroxyapatite conditioner. J Dent Res 2006;85(Special Issue B):1670.
49. Nishio M, Fujita K, Ishizaki T, Hayman RE. Post-bleach stain inhibition by nano-hydroxyapatite:a cyclical staining test. J Dent Res 2006;85(Special Issue B):1670.

【掲載写真および症例関連執筆論文・書籍】

図6　加藤正治，相澤真奈美．リナメル．In: ヘルスケア歯科診療室発．予防歯科のすぐれモノ17+α．東京：デンタルダイヤモンド，2006.

　　加藤正治，相澤真奈美．どうする？ プロケア＆セルフケアグッズの効果的な選び方．高輪歯科編．DHstyle 2007;1(2):17-37.

　　加藤正治(監修)．素材を考慮したプロフェッショナルケア．患者さんに喜ばれるメインテナンスとは．東京：ジーシー，2008.

図9、図14、図31、図32、図35、図38
　　加藤正治(監修)．素材を考慮したプロフェッショナルケア．患者さんに喜ばれるメインテナンスとは．東京：ジーシー，2008.

図24　加藤正治，相澤真奈美．どうする？ プロケア＆セルフケアグッズの効果的な選び方．高輪歯科編．DHstyle 2007;1(2):17-37.

　　加藤正治(監修)．素材を考慮したプロフェッショナルケア．患者さんに喜ばれるメインテナンスとは．東京：ジーシー，2008.

図28　加藤正治，相澤真奈美．歯面改質剤によるナノケアの実践．In: 腕を上げたいうまくなりたい．自由診療のステップbyステップ．東京：デンタルダイヤモンド，2005.

　　加藤正治，相澤真奈美．リナメル．In: ヘルスケア歯科診療室発．予防歯科のすぐれモノ17+α．東京：デンタルダイヤモンド，2006.

　　加藤正治，相澤真奈美．どうする？ プロケア＆セルフケアグッズの効果的な選び方．高輪歯科編．DHstyle 2007;1(2):17-37.

　　柏田聰明，加藤正治，森田 誠．補綴修復イノベーション．細菌と咬合力を重視した生物学的アプローチ．東京：医歯薬出版，2007.

図29　加藤正治，相澤真奈美．歯面改質剤によるナノケアの実践．In: 腕を上げたいうまくなりたい．自由診療のステップbyステップ．東京：デンタルダイヤモンド，2005.

　　吉成正雄，加藤正治，小林明子．歯と補綴物にやさしいプロフェッショナルケアの新時代．デンタルハイジーン 2009;29(1):32-42.

図34　加藤正治，相澤真奈美．歯面改質剤によるナノケアの実践．In: 腕を上げたいうまくなりたい．自由診療のステップbyステップ．東京：デンタルダイヤモンド，2005.

　　加藤正治，相澤真奈美．リナメル．In: ヘルスケア歯科診療室発．予防歯科のすぐれモノ17+α．東京：デンタルダイヤモンド，2006.

　　加藤正治，相澤真奈美．どうする？ プロケア＆セルフケアグッズの効果的な選び方．高輪歯科編．DHstyle 2007;1(2):17-37.

　　柏田聰明，加藤正治，森田 誠．補綴修復イノベーション．細菌と咬合力を重視した生物学的アプローチ．東京：医歯薬出版，2007.

　　加藤正治(監修)．素材を考慮したプロフェッショナルケア．患者さんに喜ばれるメインテナンスとは．東京：ジーシー，2008.

図40、図41、図42、図46
　　加藤正治，相澤真奈美．歯面改質剤によるナノケアの実践．In: 腕を上げたいうまくなりたい．自由診療のステップbyステップ．東京：デンタルダイヤモンド，2005.

第 4 部

象牙質のプロケア・新コンセプト

Chapter 1

露出根面のプロフェッショナルケアの考えかた

露出根面のプロフェッショナルケアのコンセプト

エナメル質と象牙質では、その性質が大きく異なることは周知のとおりである。象牙質は、歯周治療やくさび状欠損、オーバーブラッシングなど、さまざまな原因でセメント質を失って露出してくる。特に歯周治療後の根面露出は、メンテナンスの対象部位として器具でふれる機会が多くなりがちであることから、その特性についてよく認識しておくことが必要である。

露出根面へのプロフェッショナルケア（以下、プロケアに略）で目指すべきテーマは、図1に示すものであろう。ただし、クリーニングの過程でやみくもに根面にダメージを与えることは避けたい。

そこで筆者は、耐酸性、物性面、ケア難易度においてエナメル質よりも不利な露出象牙質を、ナノケアによってエナメル質に近い表面性状に改質することで（エナメル質化）、根面う蝕や知覚過敏を抑制し、また補綴物の長期維持とメンテナンスの容易化を目指すプロケアを実施している。

図1 露出根面のプロフェッショナルケアの目指すテーマ

① バイオフィルム付着抑制
② 根面う蝕予防
③ ステイン沈着抑制
④ 知覚過敏抑制

図1 露出根面のプロフェッショナルケアでは、これらを実現することでその価値が高まる。しかし根面にダメージを与えることは避けなければならない。

象牙質とエナメル質の違いを理解することが大切

プロケアを組み立てるうえで、象牙質とエナメル質の違いを理解することは重要である（表1）[1,2]。

組成は、エナメル質が97％ハイドロキシアパタイトで構成されているのに対し、象牙質ではハイドロキシアパタイトは70％、有機質が20％、水10％といわれている。さらに象牙細管を有することが、根面う蝕や知覚過敏の発症と大きな関連がある。脱灰における臨界pHもエナメルの5.5より

も高く6.2ともいわれ、Mg^{2+}やCO_3^{2-}の含有量が多く、エナメル質よりも早く溶け出すことはよく知られている。また結晶サイズの違いも、脱灰・再石灰化の感受性に関係していると考えられる。さらに硬度もエナメル質のわずか1/5程度であることから、キュレット操作時にも配慮したい。

さて、象牙細管の存在は、とくに注目すべき違いである（図2-1、2）。象牙細管の分布は、1mm²あたり約2～

5万本ともいわれているが（図2-3）、当然密度は歯髄側が大きく、歯根表面に向かって小さくなる。また象牙細管の直径は1～3μmであり、歯髄側で大きく、歯根表面に向かって小さくなる。サイズを単純に比較すると（図2-4）、ミュータンスをはじめとする細菌は1μm程度であり、象牙細管内に入り込むことができるサイズである。さらに細管内のコラーゲンの存在は細菌の温床になるともいわれており、根面う

表1 エナメル質と象牙質の違い

エナメル質		象牙質
ハイドロキシアパタイト 97%	組成	ハイドロキシアパタイト 70% 有機質 20% 水 10%
エナメル小柱	構造	象牙細管
pH5.5	臨界 pH	pH6.2
L：0.1〜1μm W：0.03〜0.06μm H：0.01〜0.04μm	結晶サイズ	L：0.03〜0.05μm W：0.01〜0.03μm H：0.002〜0.005μm
0.2% 4.0%	Mg^{2+} CO_3^{2-}	1.2% 6.2%
外側	再石灰化	外側・内側（生活歯） 外側（失活歯）
300〜343	ヌープ硬さ	68〜70

表1　エナメル質と象牙質の違いを理解することは、プロケアを組み立てるうえで重要である。

図2-1〜4　エナメル質と象牙質の違い

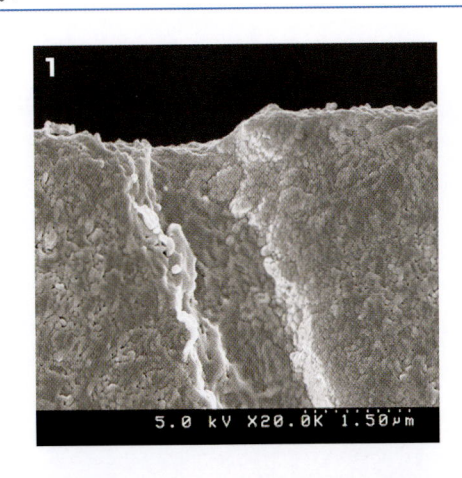

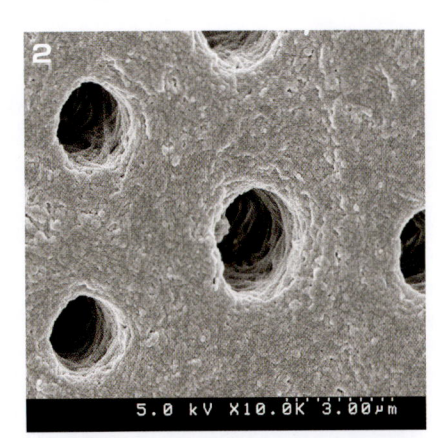

図2-1、2　象牙細管のSEM像（写真提供：サンギ中央研究所）。

図2-3　象牙細管の分布は1mm²あたり約2〜5万本で、密度は歯髄側が大きく、歯根表面では小さくなる。

図2-4　象牙細管と細菌、白血球のサイズの比較。細菌は象牙細管内に入ることはできるが、白血球は入ることができない。

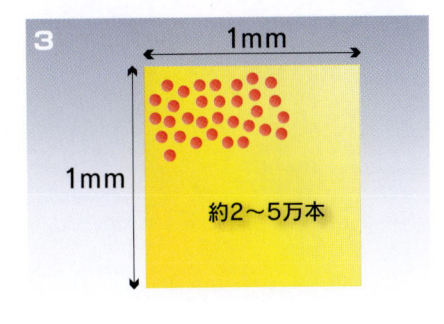

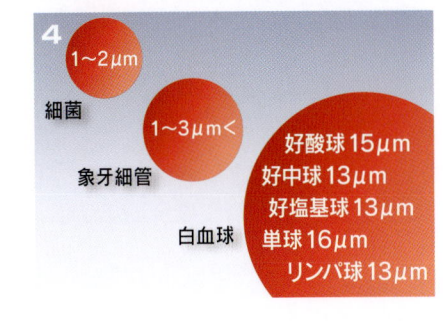

蝕の進行が早い理由がここにあると考えられる。一方、細菌の侵入に対して応答する白血球のサイズは10μm以上であり、象牙細管内に入ることはできないサイズである。つまり、生体の防御反応として細管は封鎖され、細菌の内部への侵入に抵抗することになる。

これら象牙質特有の現象を理解することで、根面へのケアの質を高めていくことができる。

Chapter 2

露出根面へのナノケア
―象牙質のエナメル質化―

ナノケアによる象牙細管の封鎖とその効果の検証

露出根面象牙質の表層の有機質を除去し、ハイドロキシアパタイトでアパタイトリッチに改質することができれば、根面う蝕や知覚過敏の抑制につながり、象牙質の弱点をカバーできるのではないだろうか――。これはまさに、象牙質表層をエナメル質化することに他ならない。

露出象牙質表層の象牙細管の封鎖を目的とした研究、つまりレジン系材料を用いた根面コーティングによる象牙細管の封鎖によりう蝕抑制効果が期待できることや、根面コーティングにより表面粗さが改善されバイオフィルム付着が抑制されることは、これまでも報告されている。

しかし、
・生体材料として安全性の高いこと
・プロケアとセルフケアの双方で継続して利用できること

を考えたとき、ハイドロキシアパタイトを用いて象牙細管を封鎖し、アパタイトリッチな表層に改質することで象牙質表層をエナメル質に近づけること（エナメル質化）ができるならば、臨床的意義はさらに大きい。すなわち歯面研磨ではなく、「ナノケアによる歯面修復」を目的としたプラス志向のケアが可能となるであろう[3～5]。

ここでは、歯質を構成しているハイドロキシアパタイトによる象牙細管の封鎖とその効果について取り上げることにする。

象牙細管の封鎖による効果を確認するため、抜去歯を用いて各種実験を行った（図3～図6）。

図3-1～11　象牙細管の封鎖による効果の確認　①着色実験

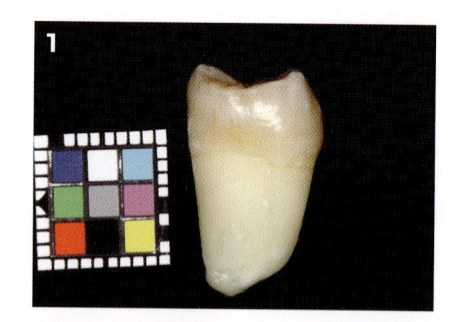

図3-1　根面が露出していなかった新鮮抜去歯の、歯根に付着している歯根膜線維、セメント質をキュレットで除去した後、RDA170のPMTCペーストにて研磨を行った。

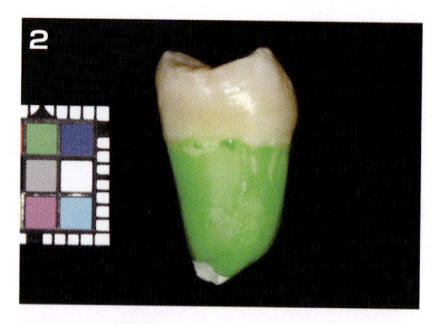

図3-2　有機質によく染色する食用色素に5分間浸漬すると、歯根部のみ鮮やかな緑色に染まった。コラーゲンがむき出しになっている象牙質のみ染色したものと考えられる。エナメル質は染色しなかった。

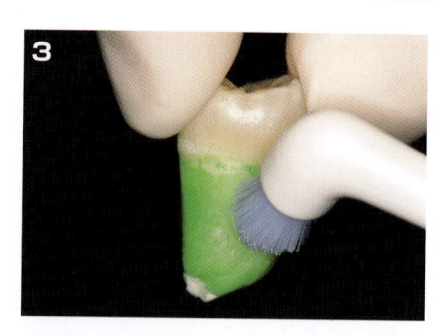

図3-3　染色部は、水洗や音波歯ブラシでは落とすことができないくらい、よく染まっている。

図3-4 歯根中央部歯軸方向に、10％次亜塩素酸ナトリウムゲル（ADゲル）を1分間塗布した。
図3-5 ADゲルを水洗後、塗布した部分のみ色素による着色が落ちた。

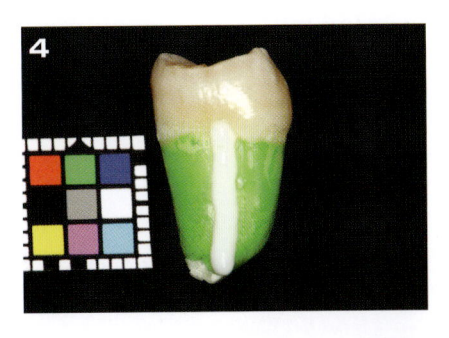

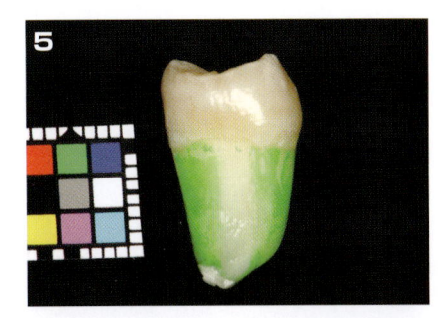

図3-6 PMTC用コントラにラバーカップを装着し、ナノ粒子ハイドロキシアパタイト製剤・RENAMEL®を750回転で20秒間、塗り込んだ。
図3-7 超音波洗浄により余剰ペースト除去後、再度食用色素液に浸漬した。

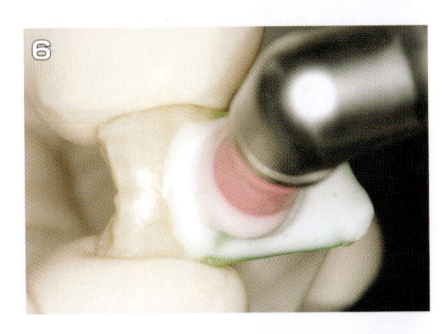

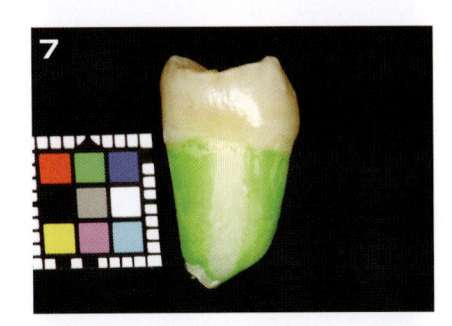

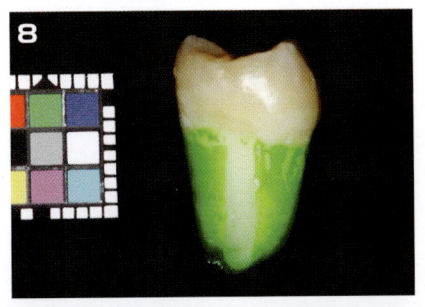

図3-8 12時間後、ナノケア（ADゲルとRENAMEL®）を施した部分は着色は認められず、ADゲルを作用させていない部分は染色が強くなった。

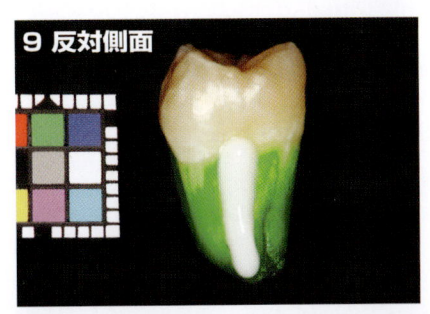

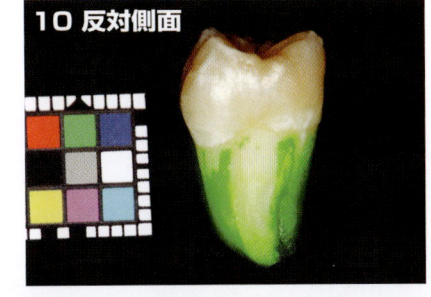

図3-9、10 さらに、同一被験歯の反対側面に対して、ADゲル塗布および水洗して色素による着色を落とし、RENAMEL®は塗らずに再度食用色素液に浸漬した。

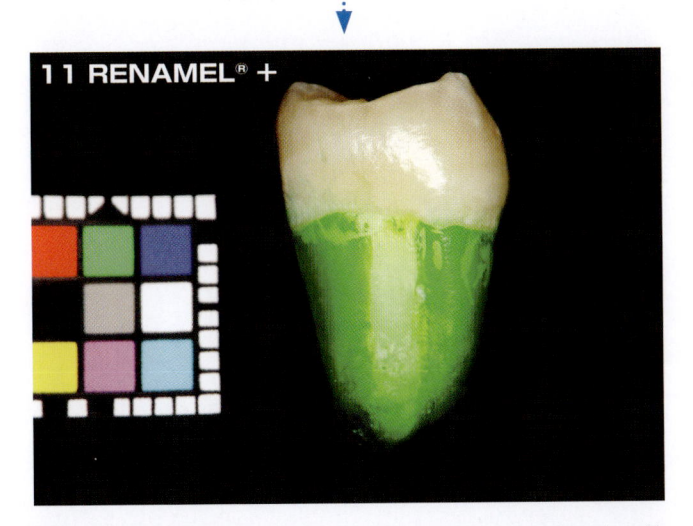

図3-11 48時間後、ナノケアを施した部分には色素による着色は認められなかった。

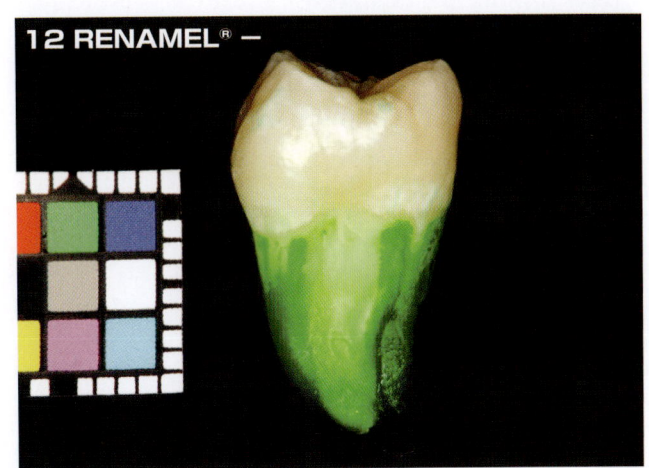

図3-12 48時間後、ADゲルのみ作用させRENAMEL®を塗らなかった反対側面は再び染色された。

この実験から、象牙質表層および象牙細管内のコラーゲンが10％次亜塩素酸ナトリウム（ADゲル）により溶解し、その後ナノ粒子ハイドロキシアパタイト（RENAMEL®）により封鎖されて表面に有機質は存在しなくなり、その結果染色しなくなったと推測される（ADゲルで有機質を溶解することで、ナノ粒子ハイドロキシアパタイトが吸着しやすい表面になっている）。

図4-1〜3　象牙細管の封鎖による効果の確認　②抜去歯による *in vitro* 試験：SEM 観察による評価

図3の着色試験から得られた知見をもとに、ナノケアによる象牙質表層の構造的変化を、電子顕微鏡で観察した。
SEM 観察では、未処理試料において象牙細管の開口が認められたが、ナノケアにより象牙細管が均一に封鎖された像が確認できた。

未処理象牙質表層

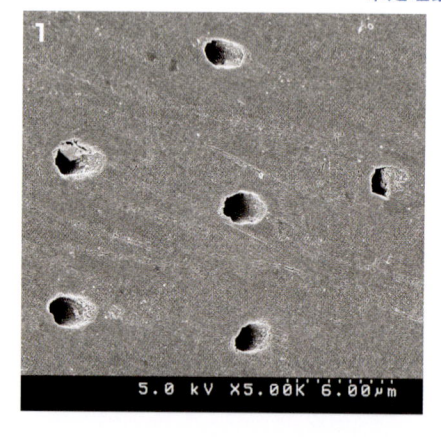

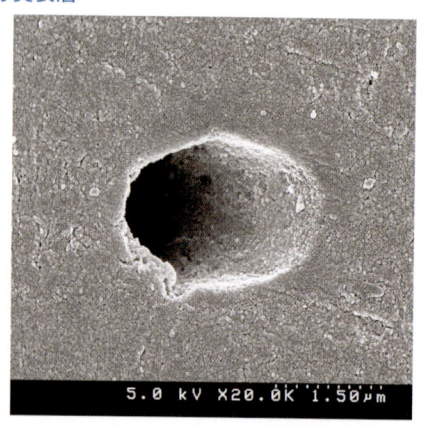

図4-1　ヒト抜去歯を用いて、象牙質最表層を切除したときの状態。スメア層が形成されない切削法を用いると、象牙細管の開口（直径約2μm）が観察された。

AD ゲル処理後

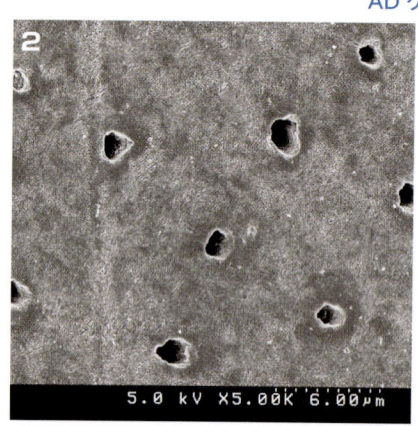

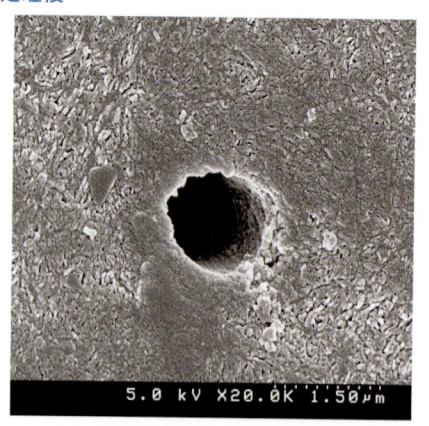

図4-2　AD ゲルを塗布し、ワンタフトブラシを用いて2分間作用させた後、精製水で洗浄したときの状態。象牙細管内およびマトリックス内の有機質が溶解したようすが認められる。

RENAMEL® 処理後

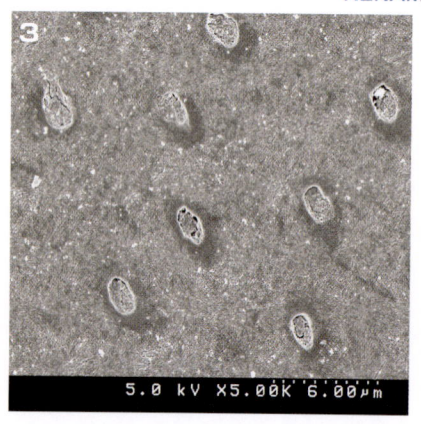

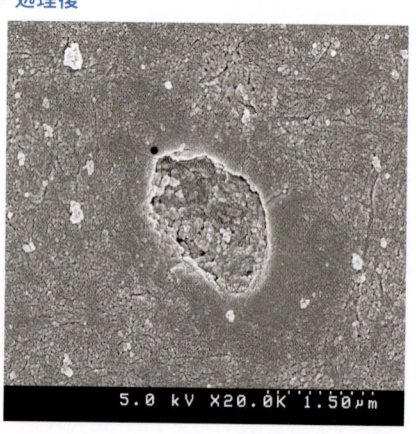

図4-3　AD ゲル処理した象牙質面に RENAMEL® を塗布し、PMTC 専用コントラにラバーカップを装着して低速回転（1000回転）で20秒間作用させた後、精製水で洗浄した状態。象牙細管はナノ粒子ハイドロキシアパタイトで封鎖されている。

図5-1〜3　象牙細管の封鎖による効果の確認　③抜去歯による in vitro 試験：SPM観察による評価

同様に、SPM観察による平均表面粗さを測定した。
抜去歯試料のSPM観察の結果、平均表面粗さはADゲル処理により一時的に増大するが、RENAMEL® 処理後は未処理時よりも改善されたことが確認できた。

未処理象牙質表層

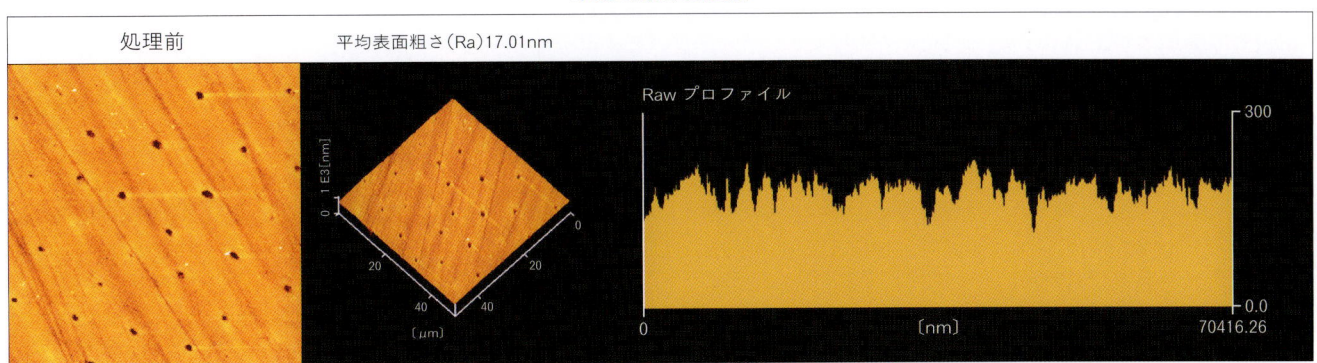

処理前　　平均表面粗さ(Ra)17.01nm

図5-1　ヒト抜去歯を用いて、象牙質最表層を切除したときの状態。直径数μmの象牙細管の開口状態が観察できる。

ADゲル処理後

ADゲル　　平均表面粗さ(Ra)27.63nm

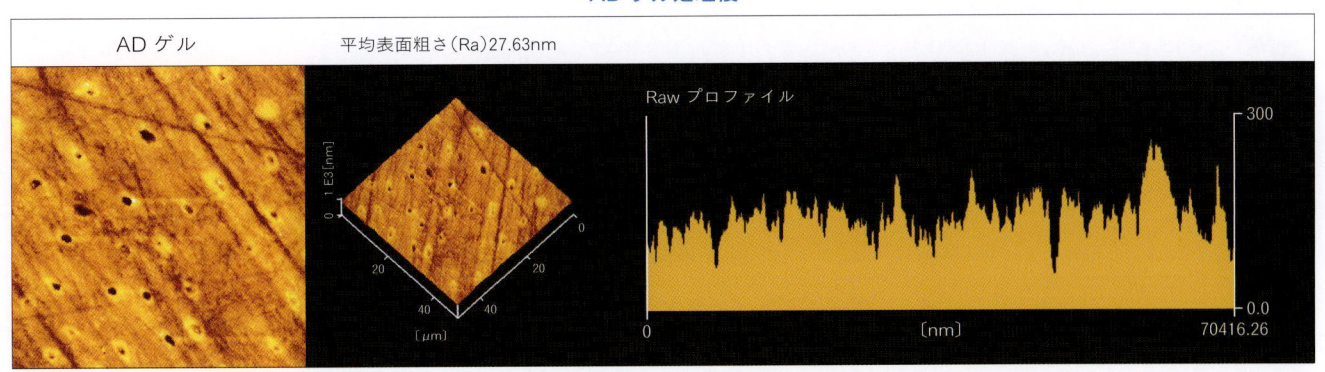

図5-2　ADゲルを塗布し、ワンタフトブラシを用いて2分間作用させた後、精製水で洗浄したときの状態。

RENAMEL® 処理後

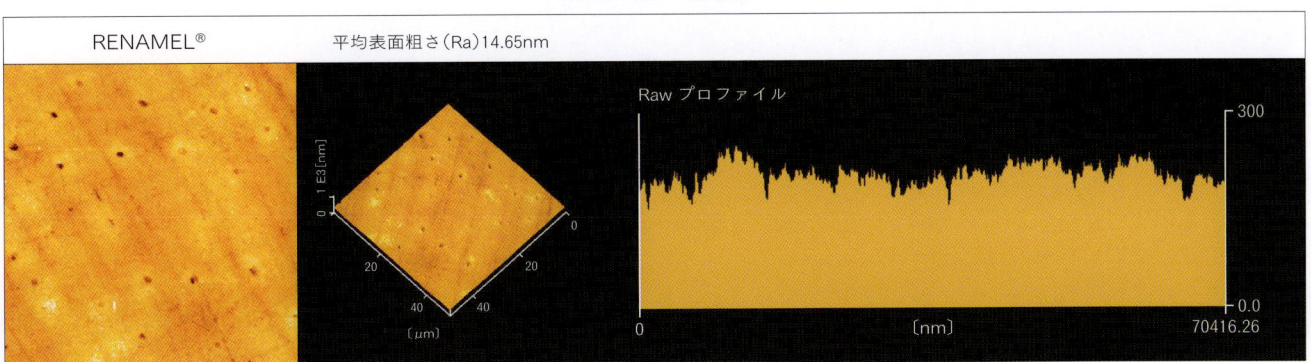

RENAMEL®　　平均表面粗さ(Ra)14.65nm

図5-3　ADゲル処理した象牙質面にRENAMEL® を塗布し、PMTC専用コントラにラバーカップを付けて低速回転（1000回転）で20秒間作用させた後、精製水で洗浄した状態。

図6-1〜10 象牙細管の封鎖による効果の確認 ③口腔内での in situ 試験後の SEM 観察による評価

in situ 試験の結果は、臨床家にとってより現実的なものとなる。
患者の協力を得て、抜歯予定の下顎智歯（生活歯）を用い、浸潤麻酔下にて歯冠部をエアタービンにて平滑に切削した。露出した象牙質に対して40％リン酸を10秒間作用させてスメア層を除去し、精製水にて洗浄した。引き続き防湿下にてナノケアとして AD ゲルと RENAMEL® を作用させた後、直ちに抜歯し、生理食塩水に保存し、表面ならびに割断面について SEM 観察を行った。
in situ 試験を行った試料表面の SEM 観察においても象牙細管が封鎖され、表面が RENAMEL® により一層コーティングされる傾向が認められた。割断面の観察では象牙細管内に RENAMEL® が6〜7μm 侵入しているようすも観察された。

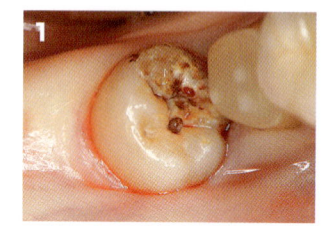

図6-1 患者の協力を得て、抜去予定の下顎智歯（生活歯）を用いて象牙質へのナノケアの効果の評価を行った。

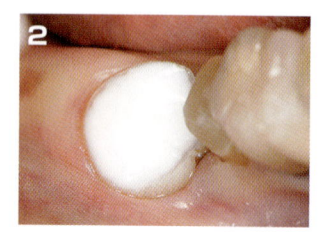

図6-2 歯冠を削除し、露出した象牙質に40％リン酸を10秒間作用させてスメア層を除去、水洗した。

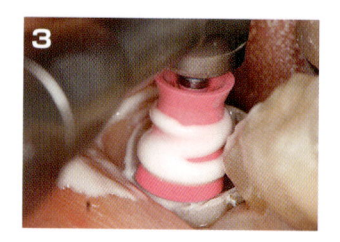

図6-3 AD ゲルに引き続き RENAMEL® によるナノケアを防湿下にて行う。

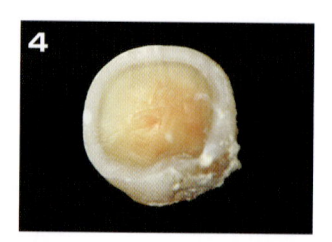

図6-4 直ちに抜歯し、生理食塩水にて保存。SEM 観察を行った。

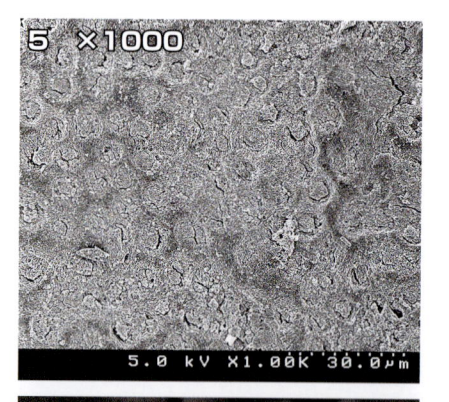

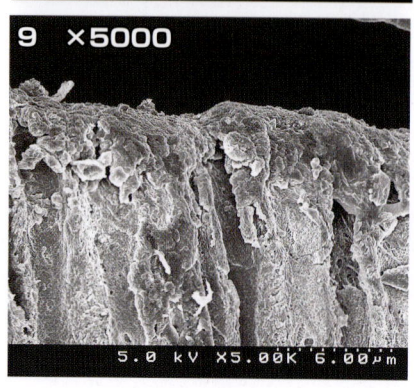

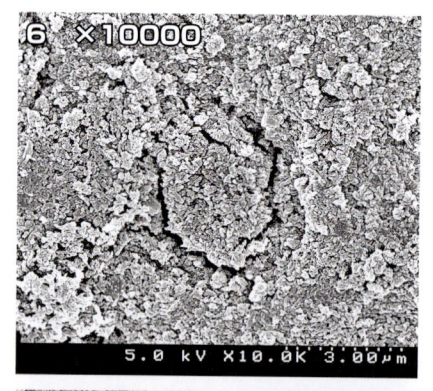

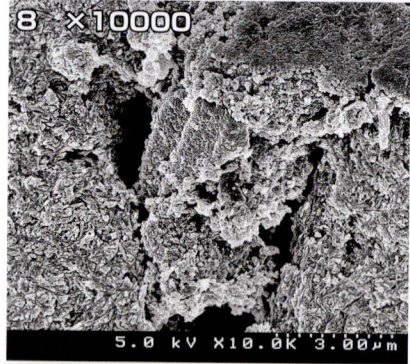

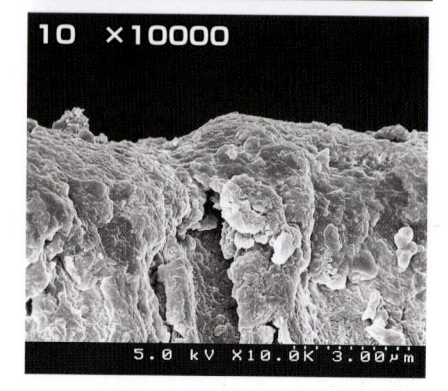

図6-5、6 SEM による表面の観察。RENAMEL® により象牙細管は封鎖され、表層は一層コーティングされる傾向が観察できる。

図6-7、8 象牙質割断面の SEM 像（部位A）。ナノ粒子ハイドロキシアパタイトがプラグ状に6〜7μm の深さまで充填されている。

図6-9、10 象牙質割断面の SEM 像（部位B）。細管は不明瞭であるが、表層に新たにアパタイト層が形成されている。

知覚過敏症への対応

知覚過敏症は、歯髄充血による軽度の歯髄症状であり、その原因はさまざまである。われわれがもっとも一般的に知覚過敏症として認識しているものは、歯頸部の歯肉退縮部に露出した根面からの刺激に起因するものが多いであろう。そのようなケースでは、象牙細管の開口が認められるため、これまでもさまざまな方法で細管の封鎖が試みられている。

柏田らは、レジン材料を用いて露出根面の象牙細管を封鎖することで、根面う蝕や知覚過敏症を抑制しようと試みている。ADゲルにて処理を行い、露出した象牙細管をレジン材料で封鎖して根面をシールしたところ、スケーリング・ルートプレーニングを行っても封鎖は維持されていた[6]。

このレジン材料を用いた処置は歯科医院内でしか行えないが、ナノケアにより封鎖ならびに維持できるのであれば、安全性が高くセルフケアにも導入できる可能性のある方法といえる。

なお処置に際しては、歯髄の内圧が上昇して組織液が押し出されようとすることから、確実な効果を期待するならば封鎖をする前に浸潤麻酔を施し、歯髄内圧を押さえてから行うことが望ましい。

＊　＊　＊

知覚過敏症は、その名の示すとおりあくまで症状を現していると考えると、その原因があるはずである。歯頸部や歯根が露出したからといって必ずしも知覚過敏を引き起こすわけではないことから、しみるところを安易に封鎖すると考えるのではなく、原因除去をまず心がけるべきであることはいうまでもないだろう。

POs-Ca配合ガムによる象牙質再石灰化の促進

唾液量の低下は知覚過敏にとっても不利である。

POs-Ca配合ガムを利用すると唾液の緩衝能が上がり、味覚刺激も加わって刺激唾液量も増加する。咬合による歯髄充血以外の知覚過敏には有効である場合があるため、検討したいケアである（図7）。

InabaらはPOs-Caのヒト口腔内における象牙質再石灰化促進効果について報告している[7]。POs-Ca配合群では、POs-Ca非配合群と比較して象牙質の脱灰深度、ミネラル喪失量ともに抑制し、脱灰部の再石灰化促進効果が認められている（図8）。POs-Caはエナメル質の再石灰化のみならず、象牙質についても有効であることが示されている。

図7　POs-Ca配合ガムを噛むことで唾液緩衝能／唾液量が変化する

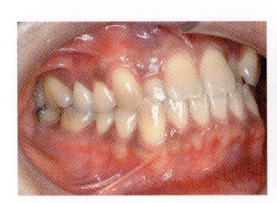

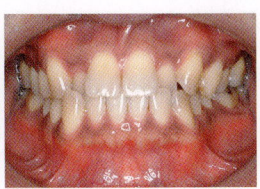

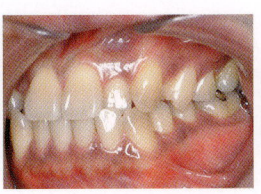

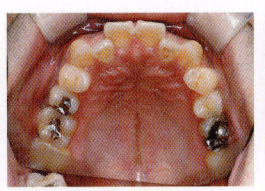

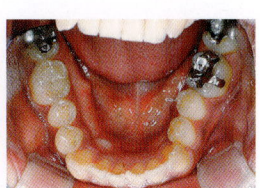

図7　「口が渇く」「歯がしみる」を主訴に来院した患者の口腔内写真。患者の協力を得て、POs-Ca配合ガムなどを噛んでいただき、唾液の緩衝能や分泌量を計測してみると、右のような変化が見られた。

安静時唾液	黄	1ml / 5分
刺激唾液（ワックス）	緑	6ml / 5分
刺激唾液（ポスカム）	青	10ml / 5分

図8　ヒト口腔内におけるPOs-Caの象牙質の再石灰化促進効果[7]

図8　InabaらによるヒトロPOs-Caの象牙質再石灰化促進効果についての報告によると、POs-Ca配合群では、POs-Ca非配合群に比べて象牙質の脱灰深度、ミネラル喪失量ともに抑えられており、脱灰部の再石灰化促進効果が認められている。

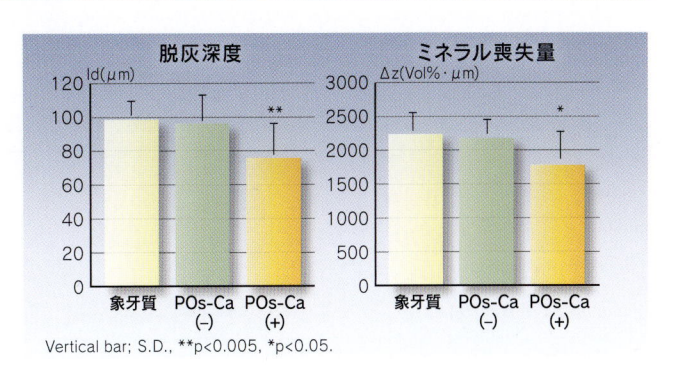

Vertical bar; S.D., **$p<0.005$, *$p<0.05$.

Chapter 3

露出根面へのナノケアの臨床応用ステップ

STEP 1　歯面へのダメージを最小に抑えた清掃をする

手用歯ブラシや音波歯ブラシ、インプラント用プラスチックキュレット、マイクロファイバーフロス（アンワックスタイプ）など、非侵襲的な器具を用いて歯面上の付着物の厚みを減じる。なお、有機系汚染物質が肉眼で確認できない場合は染めだしを行う。

STEP 2　有機質溶解剤を塗布し、歯面から有機系汚染物質を完全に除去する

有機質除去効果

クラレメディカル社製10%次亜塩素酸ナトリウムであるADゲルを使用し、歯面に付着した有機系汚染物質を完全に除去する。本剤を使用する場合は、汚染状況に応じて30〜60秒ほど塗布し、精製水または純水で十分に水洗乾燥させる。知覚過敏症状が強いときは、必ず麻酔を行う。　☞ ADゲルの使用上の注意は74ページ参照

STEP 3　防湿下にて、ナノ粒子ハイドロキシアパタイト製剤を作用させる

充填効果

ナノ粒子ハイドロキシアパタイト製剤で研磨剤無配合のRENAMEL®（サンギ）（もしくはCPP-ACP配合のMIペースト（ジーシー））を、PMTC専用コントラにラバーカップをつけて、低速回転（750〜1000回転）で塗りこむ。症例に応じてドラッグリテーナーを用いて5〜10分間程度作用させて水洗する。

STEP 4　カルシウムイオンや低濃度フッ化物ジェルで再石灰化促進

浸透効果 シールド効果

ナノ粒子ハイドロキシアパタイト製剤を用いた場合は、再石灰化を促進しミネラル供給をより確実に行うため、チェアサイドでPOs-Ca配合ガムやタブレットを処方し摂取してもらう。または歯面の仕上がり状況に応じて、スピードアップのためにフッ化物ジェルを併用する。ナノケア実施当日は着色性飲食物は避けるように指示する。

ナノケアの臨床応用イメージ

STEP 1 歯面へのダメージを最小に抑えた清掃をする

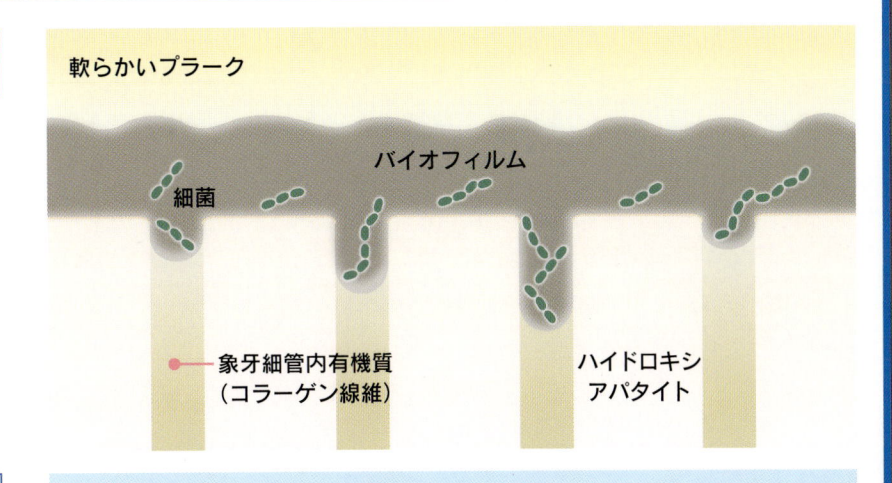

- 軟らかいプラーク
- バイオフィルム
- 細菌
- 象牙細管内有機質（コラーゲン線維）
- ハイドロキシアパタイト

STEP 2 有機質溶解剤を塗布し、歯面から有機物を完全に除去する

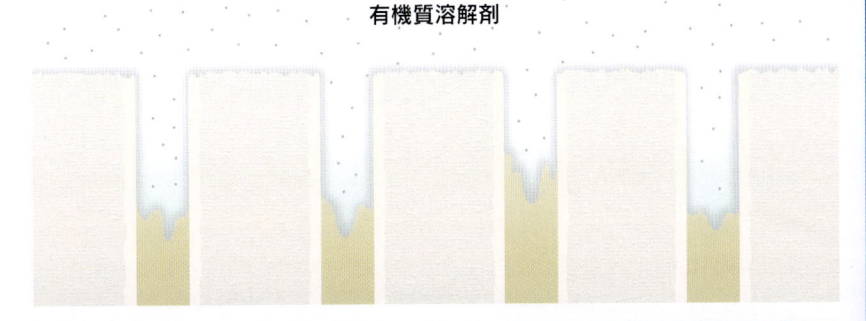

- 有機質溶解剤

STEP 3 防湿下にて、ナノ粒子ハイドロキシアパタイト製剤を作用させる

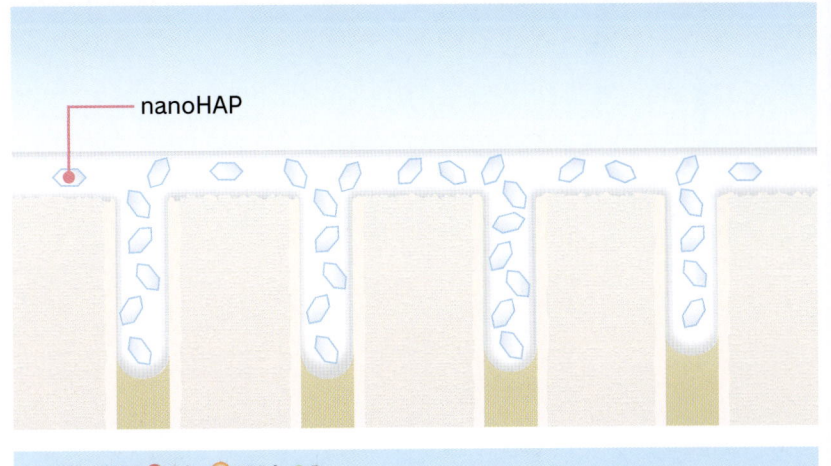

- nanoHAP

STEP 4 カルシウムイオンや低濃度フッ化物ジェルで再石灰化促進

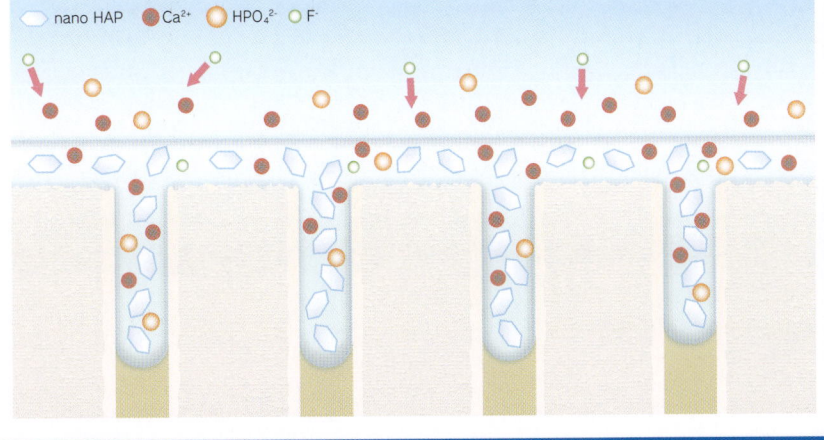

- nano HAP
- Ca^{2+}
- HPO_4^{2-}
- F^-

129

Chapter 4

象牙質への臨床応用例① ステインの沈着抑制

Case 1 ステイン沈着抑制

Case 1は、27歳女性である。上顎前歯歯頸部のステイン沈着を主訴に来院した（図9-1）。

ブラッシング法ならびに歯磨剤の見直しと歯頸部露出根面に対しナノケアを実施した（図9-2）。象牙細管の封鎖と露出根面の表面粗さを改善することによりステイン沈着が抑制され、約1年後も良好な状態が維持できている（図9-4）。セルフケア用品も調和させることがポイントである。

図9-1～4　傷ついた象牙質へのナノケアの応用（初回～1年後）

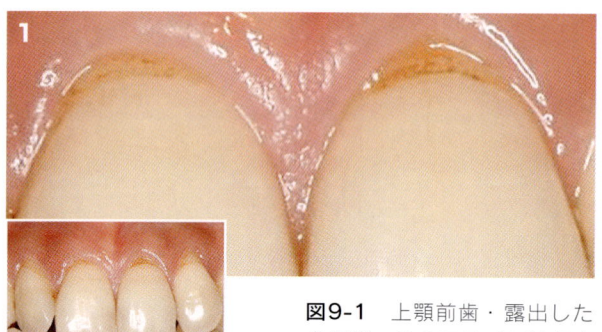

図9-1　上顎前歯・露出した歯根部へのステイン沈着を主訴に来院。

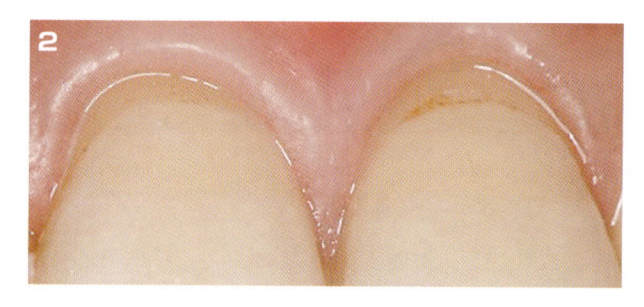

図9-2　ステインはADゲルの塗布で除去可能であった。RENAMEL®を十分に塗りこんで終了した。

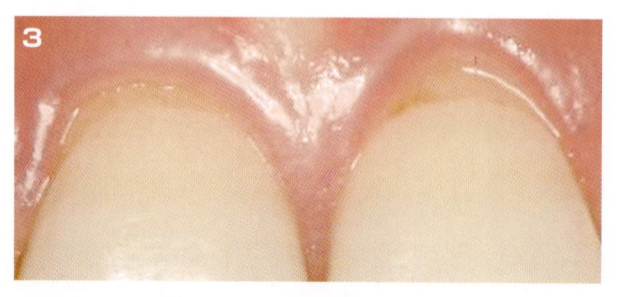

図9-3　3ヵ月後。良好な状態を維持している。併発していた知覚過敏も収まっている。

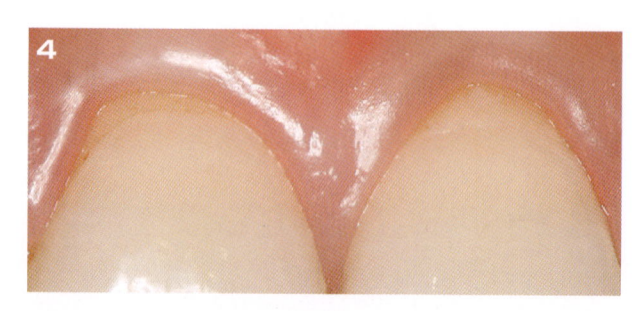

図9-4　約1年後、露出歯頸部表面にステイン沈着は認められない。

Chapter 5

象牙質への臨床応用例②
バイオフィルム付着抑制・根面う蝕予防

Case 2　歯頸部根面う蝕への対応

　Case 2は41歳男性である。下顎臼歯部歯頸部に根面う蝕および知覚過敏が認められ、表面が軟化して脱灰が進行していたが、2004年11月よりナノケアを計4回適用して進行抑制した（**図10-1**は初診より約1年後のメンテナンス来院時の処置前の状態）。

　歯頸部露出根面をADゲル処理後（**図10-2**）、RENAMEL®をラバーカップにて作用させ（**図10-3**）、クリスタルジェルオレンジを塗布した。セルフケアでは、バトラーデンタルケアペースト（サンスター）とクリスタルジェルオレンジを使用している。また、ポスカムを積極的に取り入れてきた。

　本人の関心の高さと熱心で忠実なセルフケアが功を奏し、表面の硬度が上がって滑沢性が得られ、根面う蝕の進行は停止していると考えられる（次ページ**図10-4、5**）。

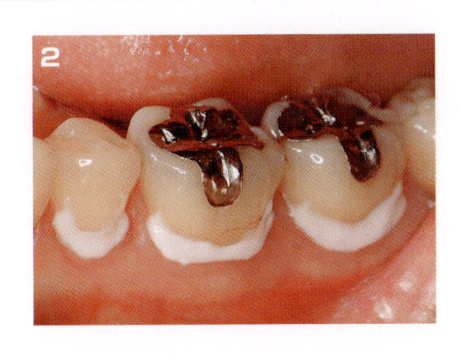

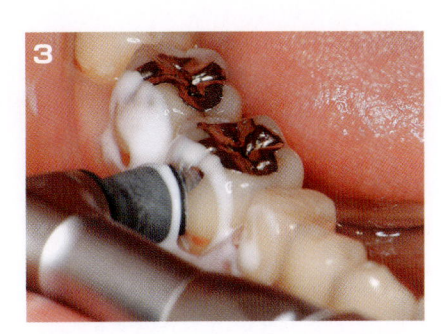

図10-1　ナノケアによる歯頸部う蝕への対応　来院時の状態

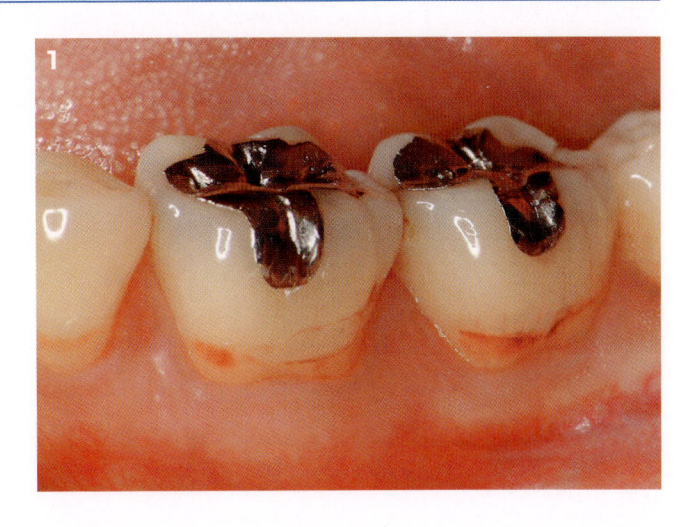

図10-1　来院時、下顎臼歯部歯頸部の根面う蝕は軟化し脱灰が進んでいた（写真は初診から1年後、メンテナンス時）。

図10-2、3　ナノケアによる歯頸部う蝕への対応　ナノケア実施

図10-2　ADゲルを塗布。
図10-3　ラバーカップにて低速回転でRENAMEL®を作用させる。ナノケアは合計4回行った。

図10-4、5　ナノケアによる歯頸部う蝕への対応　経過

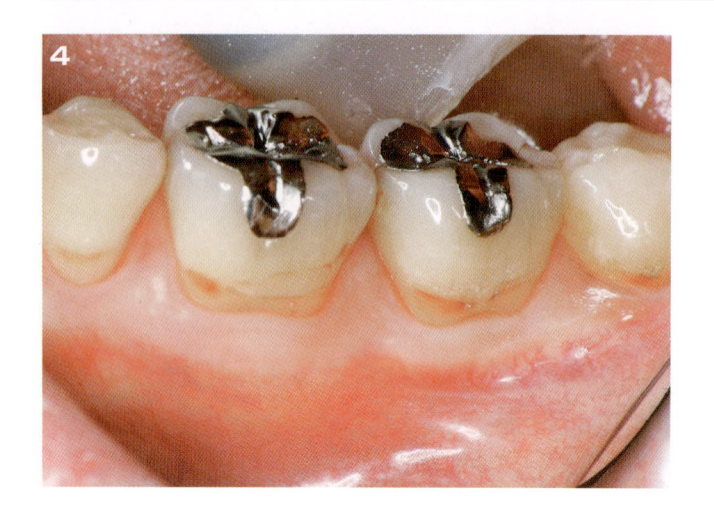

図10-4　ナノケア開始から9ヵ月後。ナノケアとセルフケアが功を奏し、根面う蝕の進行は停止していると考えられる。

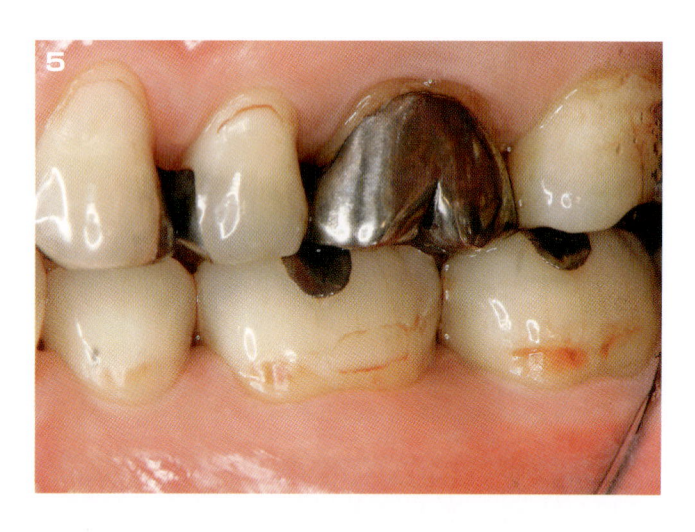

図10-5　ナノケア実施後3年、来院時の状態。精神系治療薬を複数服薬し始めてから、唾液量が著しく減少しているが、根面う蝕の再発は認められない。

Case 3　歯周治療中および治療後の根面う蝕への対応（前歯部隣接面）

　右の**参考症例**は、高齢者で唾液量も減少し、なおかつセルフケアも困難になってきた患者である。上顎4番近心の根面の凹部は根面う蝕の好発部位であり、歯根形態によっては歯間清掃器具を用いていても困難であることが多い。このような歯周治療後に発生する根面う蝕は大きな課題となっている。

　次ページ Case 3 は、下顎前歯隣接面に発生した根面う蝕である。**図11-1**のように近心あるいは遠心面からの根面う蝕は、充填処置が困難であるばかりか容易に歯髄に到達することから、根管治療が必要になると歯冠の多くを失うことも珍しくない。リスクを把握し、予防するか進行停止させるような積極的なケアを、歯周治療と並行して行う必要がある。

参考症例　歯周治療後の根面う蝕

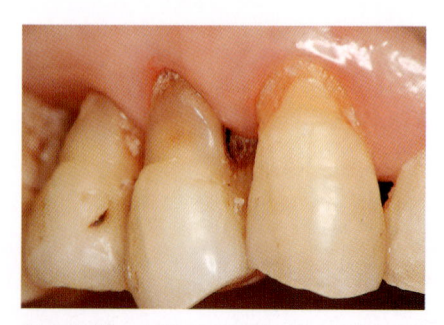

参考症例　上顎4番の近心面の凹部は根面う蝕の好発部位である。写真は高齢患者で、唾液量も減少し、セルフケアも困難になっている。

図11-1〜8 歯周治療後の根面う蝕への対応（前歯部隣接面）

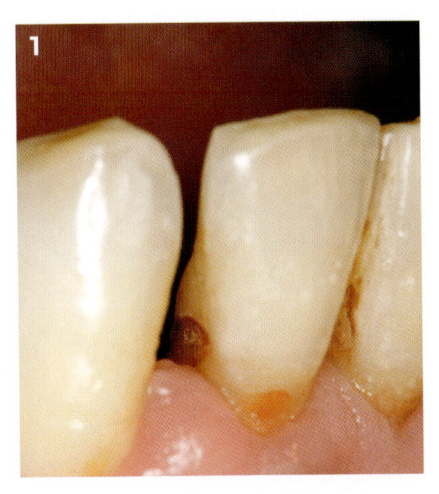

図11-1 術前の状態。患部を手用歯ブラシなどで清掃後、水洗・乾燥させる。

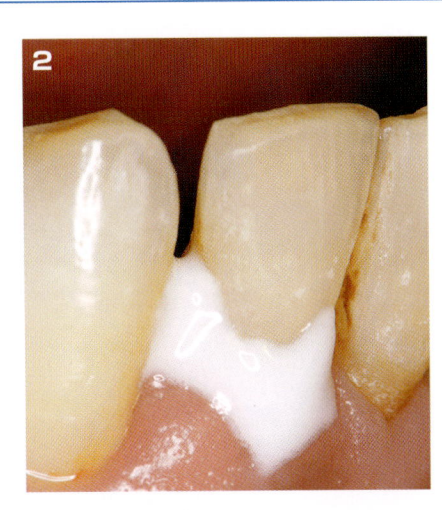

図11-2 ADゲルを30〜60秒塗布。

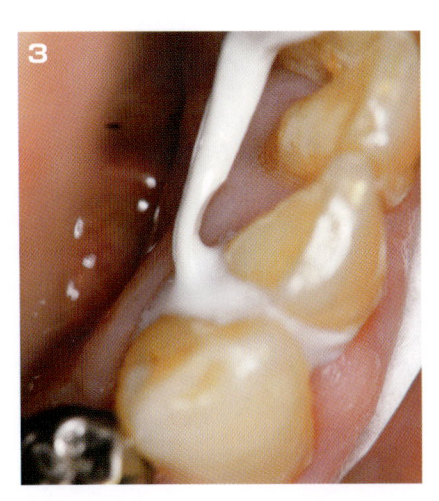

図11-3 プラスチックキュレットにてマイルドにこすり、反応を促進させる。

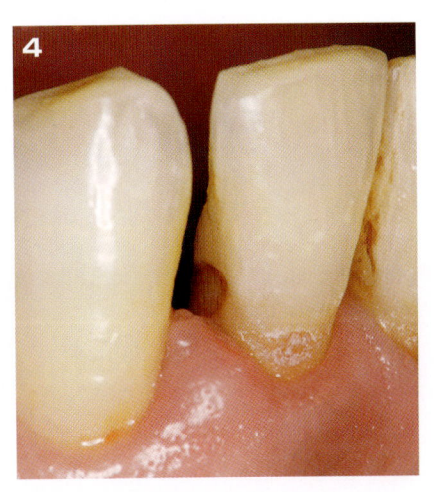

図11-4 精製水にて十分に水洗・乾燥させる。

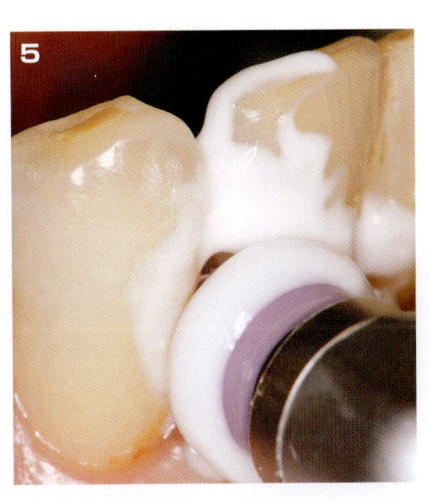

図11-5 RENAMEL® をラバーコーンにて低速（750回転）で塗り込む。

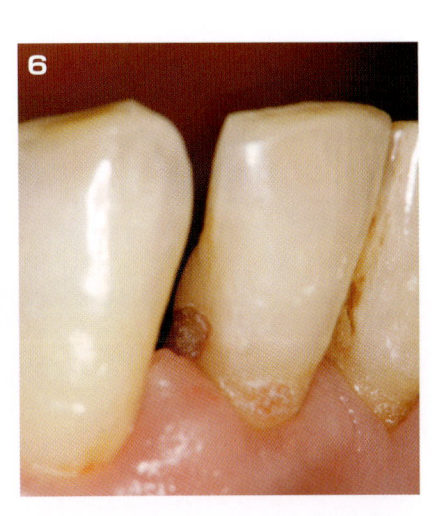

図11-6 精製水にて水洗し、即時にポスカムを2粒摂取する。

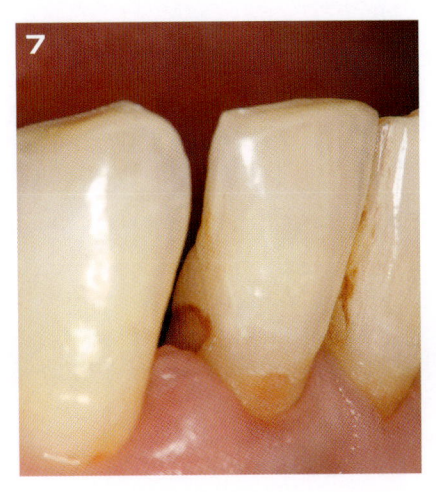

図11-7 2ヵ月後。ナノケア4回施術時の状態。

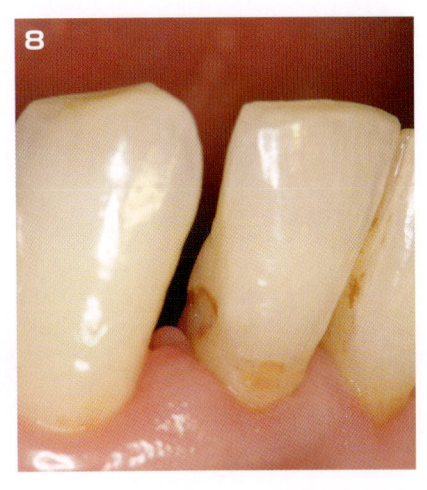

図11-8 8ヵ月後。遠心隣接面根面う蝕と歯頸部う蝕は進行停止している。

Case 4　歯周治療後の根面う蝕への対応（大臼歯部隣接面〜根分岐部）

　歯周治療後の上顎大臼歯は、歯根露出に伴い根分岐部が露出すると、ケアの難易度は急激に高くなる。この部位に根面う蝕が発生するとコンポジットレジンによる修復が難しく、補綴的に修復するために削除しようとすると歯冠の大部分を失うことになる。生活歯であれば、抜髄を余儀なくされるであろう。

　Case 4は、7 6に発生した根面う蝕に対し、ナノケアを応用して進行を停止させ、触診でエナメル質に近い感触を持つ滑沢な表面性状の根面を獲得した症例である。

　Case 4では、ドラッグリテーナーを作製してプロケアで利用するとともに、セルフケアにおいても定期的に使用することで相乗効果をあげている。ドラッグリテーナーの装着時間は5分を基本としている。ドラッグリテーナーは、十分に圧力がかかるように製作してあるため、隣接面や根分岐部などの細部まで薬剤の効果の波及が期待できる。

図12-1〜3　歯周治療後の根面う蝕への対応（大臼歯部隣接面〜根分岐部）　ナノケア開始前の状態

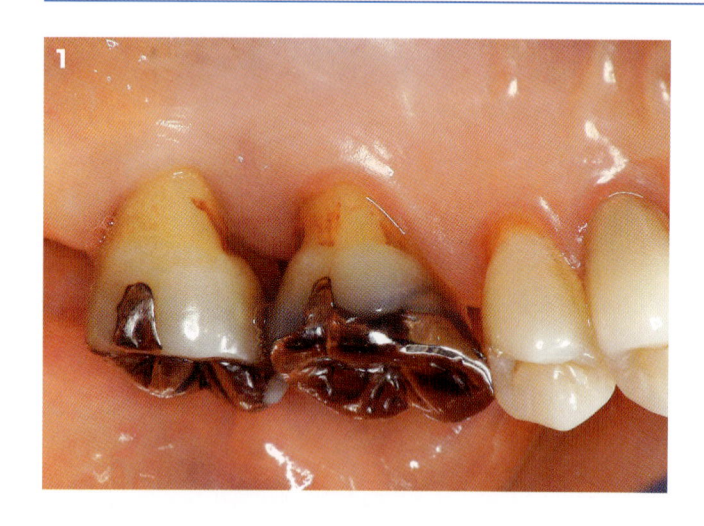

図12-1　来院時。歯周治療開始前の状態（2002年6月）。6遠心根分岐部および7近心根分岐部に、根面う蝕の進行が認められる。

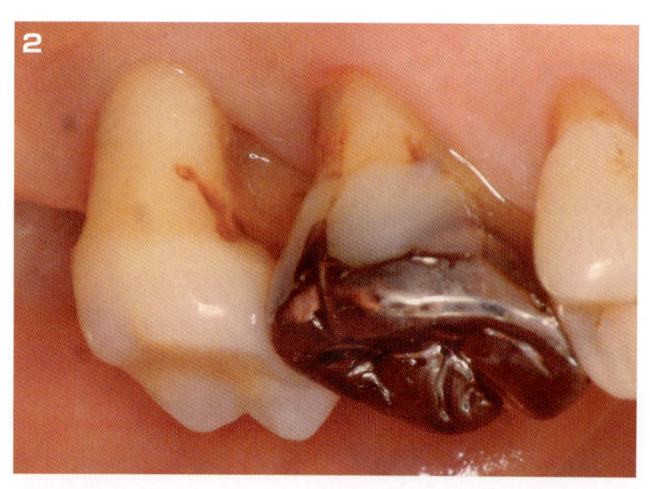

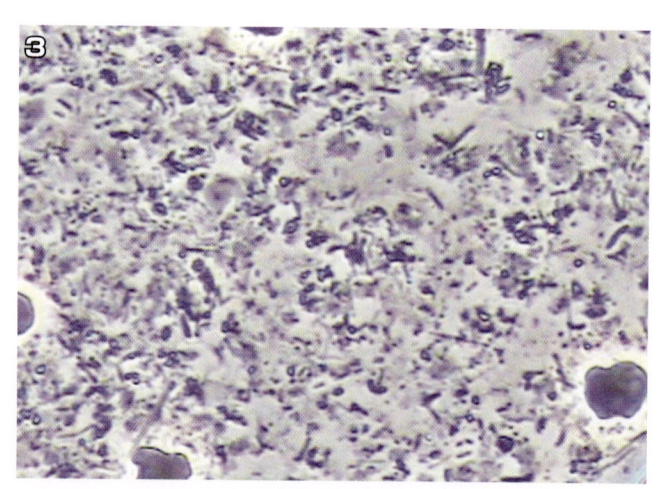

図12-2、3　歯周治療終了後（2006年3月）。歯肉の状態はセルフケアにより維持されているものの、歯周ポケット内細菌を位相差顕微鏡で観察すると、運動性菌の動きが活発で、バイオフィルムのコントロールが課題となる（7のみ脱離のため先行して補綴）。

図12-4〜9　歯周治療後の根面う蝕への対応（大臼歯部隣接面〜根分岐部）　ナノケアの実施とその経過

図12-4　ナノケアの手法に従い、手用器具を中心とした歯面清掃を行った後、ADゲルを塗布して、手用器具の行き届かない部位にも化学的清掃を行う。

図12-5　精製水で十分に水洗し、乾燥後、RENAMEL® を作用させる。

図12-6、7　ドラッグリテーナーを製作してプロケアで利用するとともに、セルフケアでも定期的に使用することで相乗効果をあげている。ドラッグリテーナーの装着時間は5分を基本としている。十分に圧力がかかるように製作してあるため、隣接面や根分岐部などの細部まで薬剤の効果が及ぶことが期待できる。

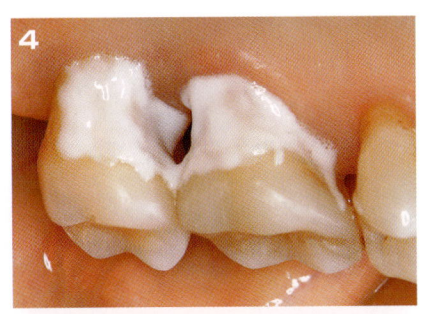

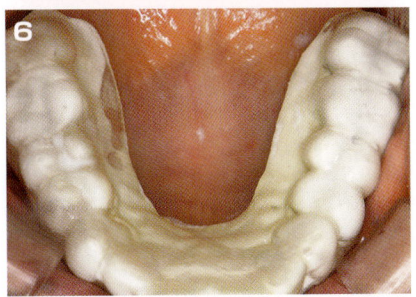

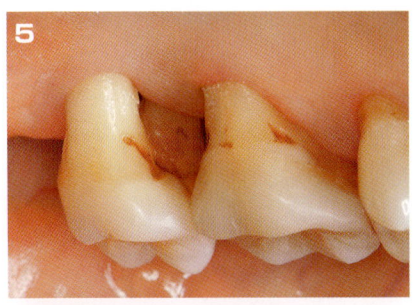

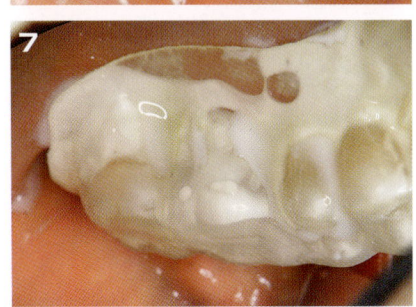

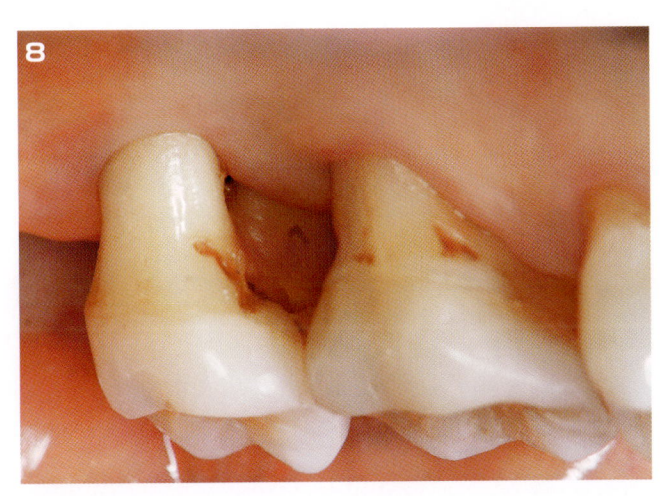

図12-8　2008年5月。十分にリスクコントロールされており、プラークコントロールも良好なことから、マージンラインをあえて上部に設定することで、う蝕進行停止部位を含めず、生活歯のまま補綴することができた。結果としてマージンはシンプルなアウトラインにすることができ、後のメンテナンスを容易にしている。

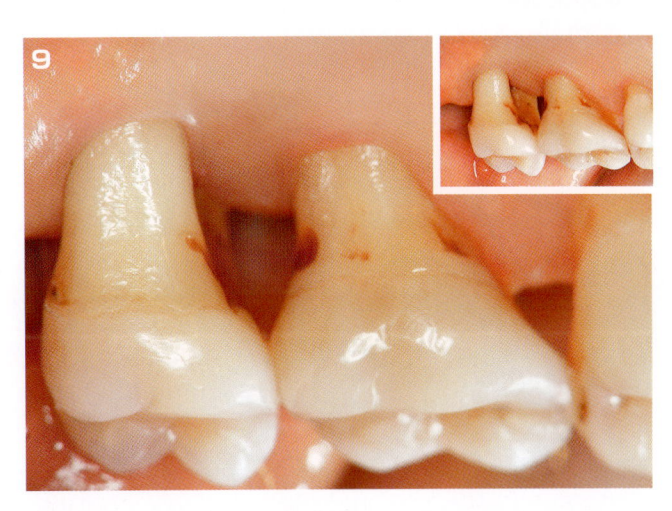

図12-9　2010年2月。歯根表面はさらに滑沢になり、エナメル質化が進行している。バイオフィルムの付着は抑制され、硬度も上昇していると考えられる。

図12-10、11　歯周治療後の根面う蝕への対応（大臼歯部隣接面〜根分岐部）　ドラッグリテーナー使用の効果

図12-10　メンテナンス来院時（術前）の位相差顕微鏡像。セルフケアでのドラッグリテーナーを用いたRENAMEL® による除菌効果が認められ、運動性菌の動きは多少あるものの、非運動性菌との比率は低く抑えられている。

図12-11　プロケアのプログラムに組み込まれたドラッグリテーナーによるRENAMEL® 作用後の位相差顕微鏡像では、運動性菌、非運動性菌とも高い除菌効果が認められる。根面象牙質改質効果と、歯周ポケット内の除菌効果の双方が期待できることがわかる。

※ナノケアによる除菌効果については第6部を参照のこと。

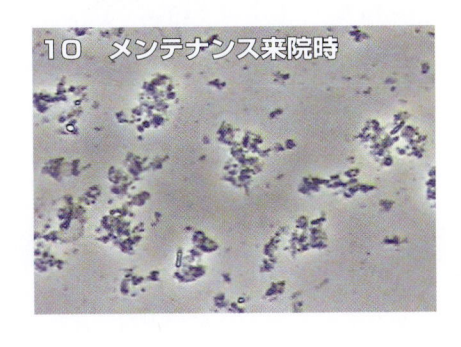

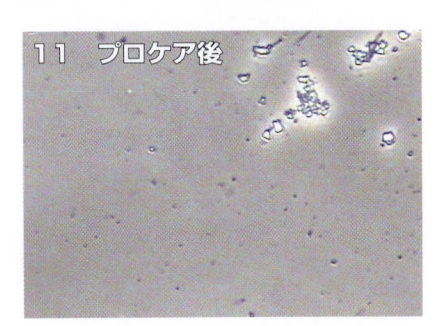

Chapter 6

象牙質への臨床応用例③ 知覚過敏症への対応

Case 5　上顎小臼歯（頰側歯頸部）の知覚過敏症への対応

Case 5は31歳女性である。4|歯頸部の歯根露出部に知覚過敏症状がある。

もともとの歯肉退縮の原因として咬合の問題が考えられたことから、側方運動を中心に咬合調整を行った。
そのうえでナノケアを実施している。
なお、処置時には浸潤麻酔を行った。

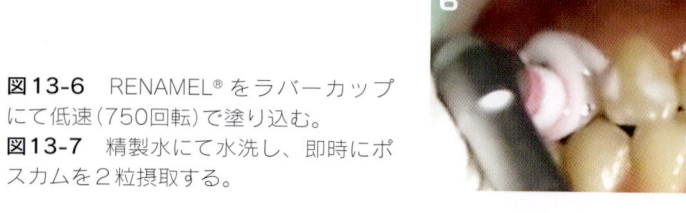

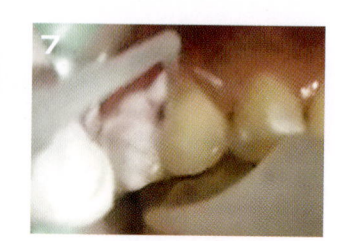

図13-1〜7　上顎小臼歯（頰側歯頸部）の知覚過敏への対応　ナノケアの実施

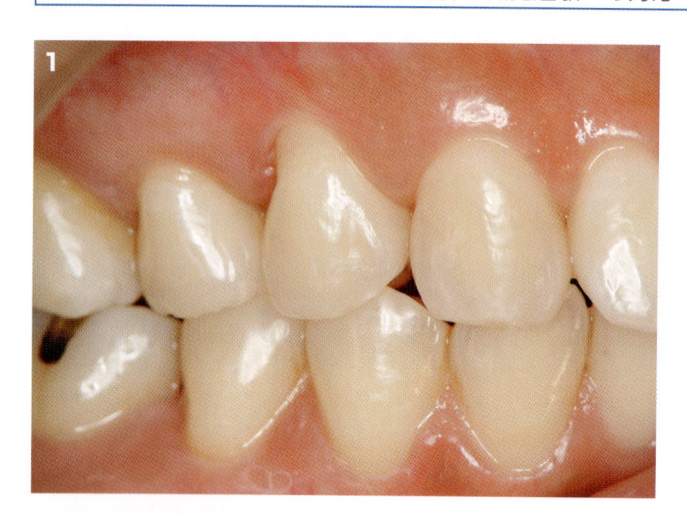

図13-1　4|歯頸部の歯根露出部に知覚過敏症状がある。

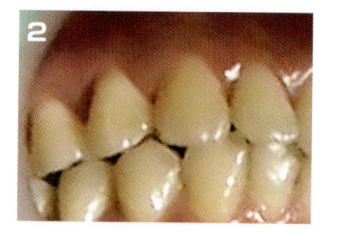

図13-2　患部を手用ブラシなどで清掃後、水洗・乾燥させる。症状のあるときは浸潤麻酔を施す。

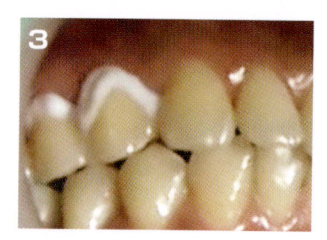

図13-3　ADゲルを30〜60秒塗布。

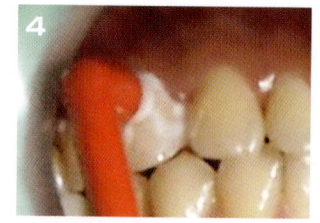

図13-4　ワンタフトブラシにてマイルドにこすり、反応を促進させる。

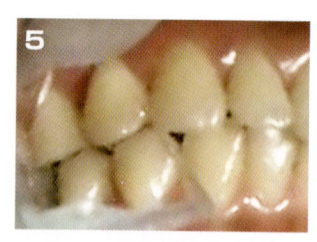

図13-5　精製水にて十分に水洗乾燥させる。

図13-6　RENAMEL®をラバーカップにて低速（750回転）で塗り込む。
図13-7　精製水にて水洗し、即時にポスカムを2粒摂取する。

図13-8〜10　上顎小臼歯（頬側歯頸部）の知覚過敏への対応　ナノケア実施後の経過

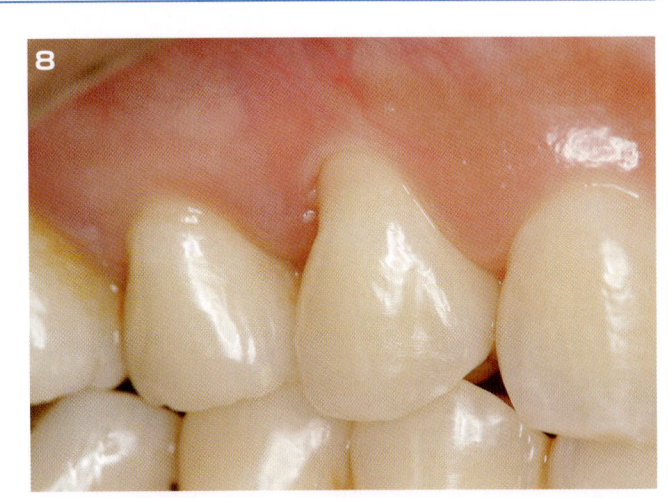

図13-8　ナノケア実施1週後の状態。1回の処置で知覚過敏は消退した。

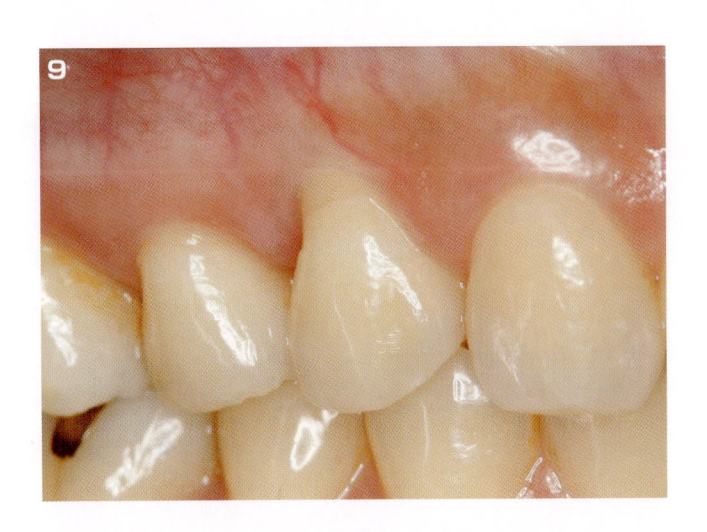

図13-9　約1年経過時の状態。4̲歯頸部の歯肉は引き締まり、歯根露出部は減少傾向を示している。その後も知覚過敏は再発していない。安易にコンポジットレジンやグラスアイオノマーなどで充填処置を行わないほうが、経過は良好と考えられる症例である。

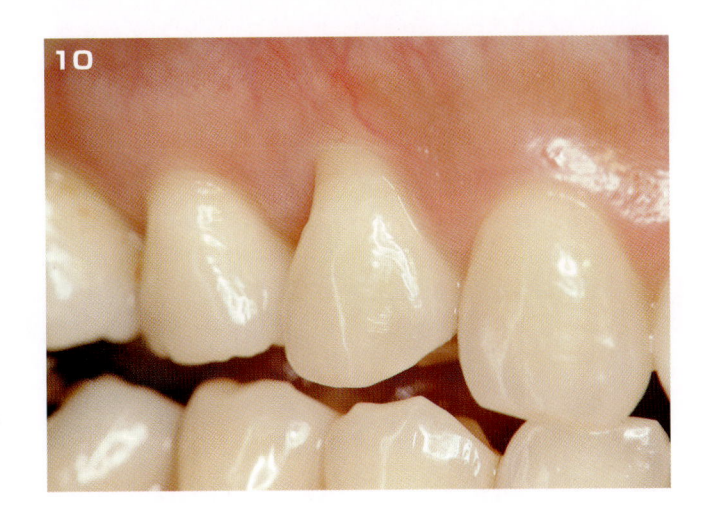

図13-10　2年4カ月後の状態。研磨剤無配合ナノ粒子ハイドロキシアパタイト系歯磨剤の継続使用と、POs-Ca配合ガムの摂取により、知覚過敏は認められず、歯肉も良好に維持されている。

Case 6　歯周治療後の上顎前歯知覚過敏症への対応

Case 6は、47歳女性の患者である。歯周治療を受けたのちに、高血圧症により服薬を開始した。4年後、唾液量の減少とともに上顎前歯部に知覚過敏と根面う蝕が進行し始め、来院した。

図14-1、2　歯周治療後の上顎前歯知覚過敏への応用　来院時の状態

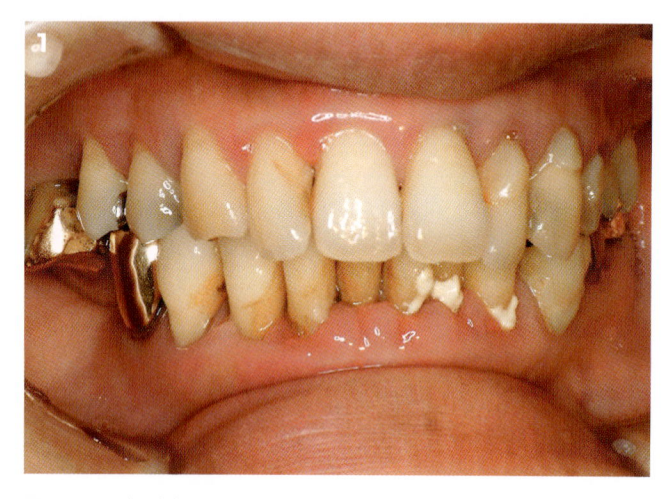

図14-1　初診来院時の術前の状態（2002年）。歯周治療を行う。

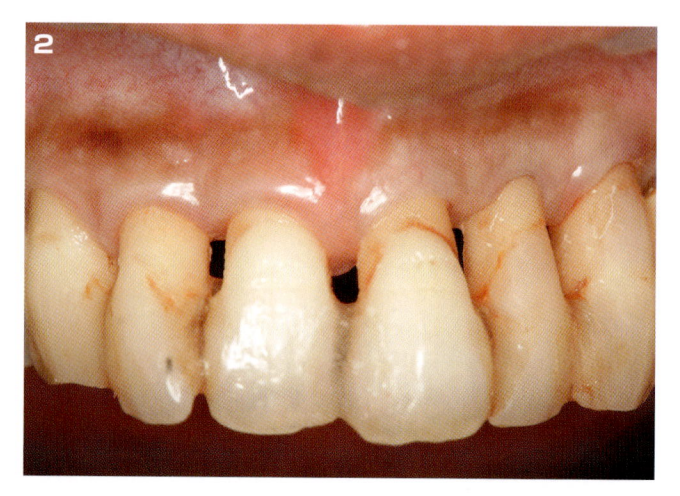

図14-2　2006年来院時。高血圧症により降圧薬を服用。唾液量が減少し、上顎前歯部で知覚過敏と根面う蝕が進行し始めた。

図14-3〜7　歯周治療後の上顎前歯知覚過敏への応用　ナノケアの実施とその経過

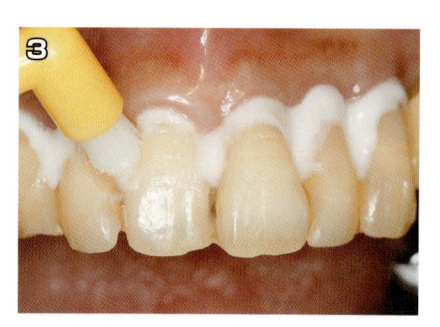

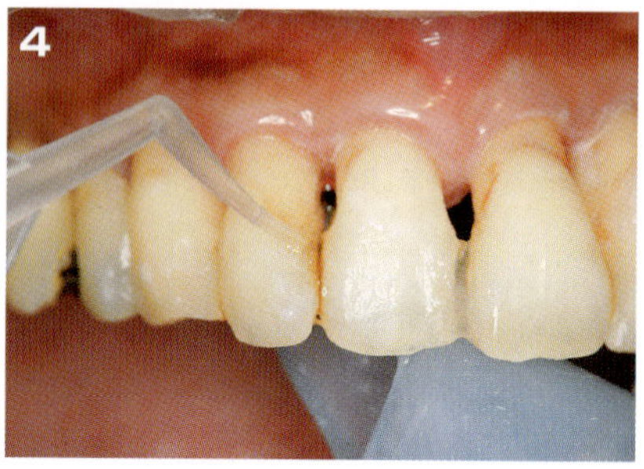

図14-3、4　ADゲルにて有機質溶解処理を行った後、精製水にて洗浄。

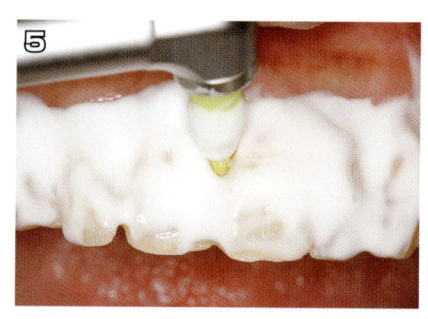

図14-5　RENAMEL® をラバーカップおよびコーンを用いて、十分に塗りこむようにして根面のエナメル質化を図る。

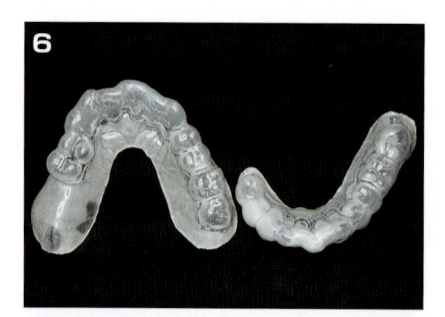

図14-6　プロケア最終ステップならびにセルフケアではドラッグリテーナーを用いたフッ化物ジェル（クリスタルジェルオレンジ）の応用を取り入れている。

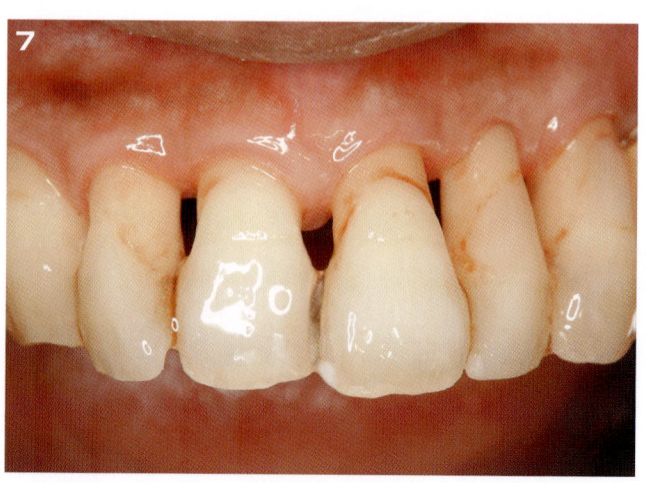

図14-7　ナノケア開始から13ヵ月後の状態。症状は消退し、根面う蝕も進行停止している。

Case 7　下顎大臼歯歯頸部の知覚過敏症への対応

　Case 7は、24歳女性の患者である。咬合負担により、7̄頬側近心歯頸部の歯肉退縮とそれに伴う知覚過敏が発症している。不良充填による二次う蝕も認められたため、再修復を行い、歯根露出部に対してナノケアを実施した。

　約6ヵ月経過後、クレフト状の歯肉は改善し、歯肉縁の位置も回復傾向が認められる。

　同部位を補綴物で被覆したり、レジン充填処置を行うと、このような回復は望めないが、あえてマージンを上部に設定し、露出根面の象牙細管を封鎖して再石灰化を誘導することで、良好な予後を獲得することができた。

図15-1〜3　下顎大臼歯歯頸部の知覚過敏への対応

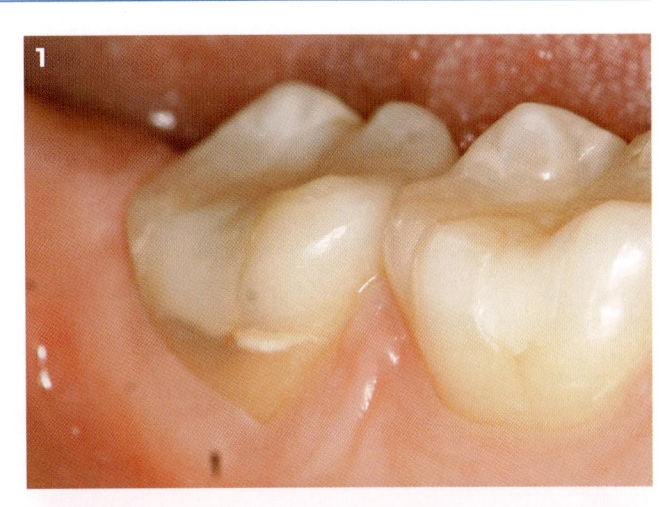

図15-1　咬合負担により頬側近心歯頸部の歯肉がクレフト状に退縮し、知覚過敏が発症している。

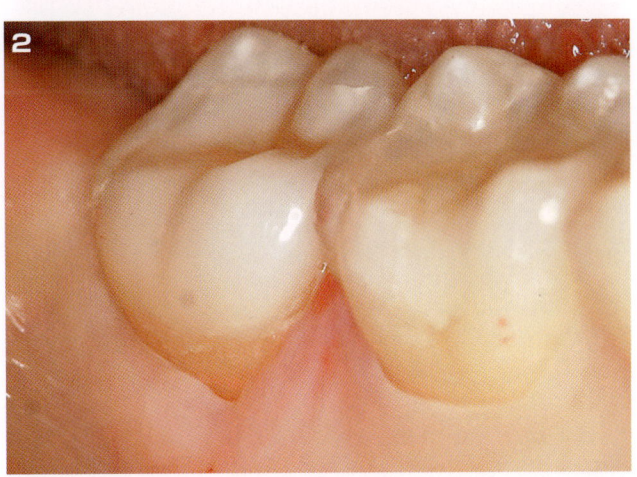

図15-2　不良充填による二次う蝕も認められたため、再修復と象牙質へのナノケアを実施した。

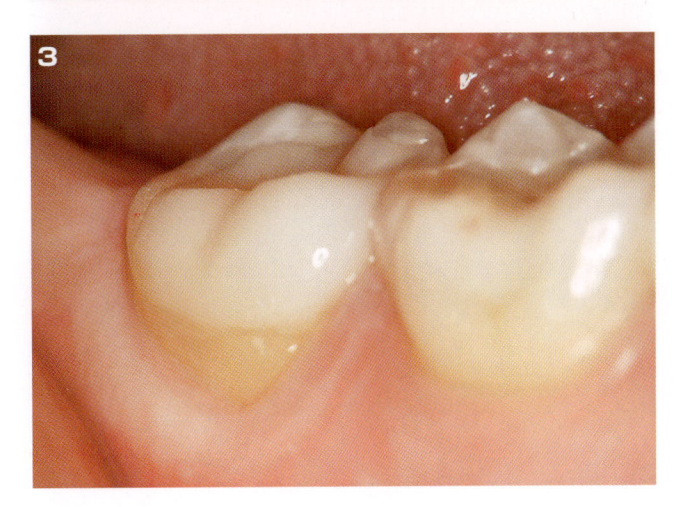

図15-3　約6ヵ月後。クレフト状の歯肉は改善し、歯肉縁の位置も回復傾向が認められる。知覚過敏症状も消退している。

Chapter 7

象牙質のプロケア
掲載 Case 別　セルフケア処方一覧

　Chapter 7では、掲載症例のプロケアに連動して行ったセルフケア処方を示す。セルフケアの処方は、患者の認識度、理解度、協力度に応じて変化させることがポイントである。同じような症例であっても、われわれの一方的な処方にならないよう、患者側の受け入れ状況を考慮しながら提案する。
　ここではケア剤を中心に処方の変化を掲載している。歯ブラシ類については、44ページ記載の理由により症例・状況に応じて適正な選択をあおぐこととし、本項では省略している。

Case 1　ステイン沈着抑制

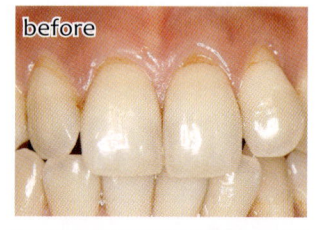

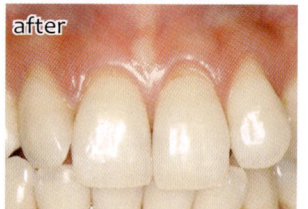

時期	プロフェッショナルケア 主な内容	セルフケア ペースト類／洗口液	プラスα
開始期 週1回	ナノケア （ADゲル＋RENAMEL®） 計2回実施	アパガードキッズ バトラーF	ポスカム
回復期 4週間毎	（ホームホワイトニング4週実施後） ナノケア （ADゲル＋RENAMEL®） 計1回実施	アパガードキッズ＋RENAMEL® バトラーF	同上
安定期	経過観察	アパガードキッズ＋バトラーF	同上

※ナノケア開始前：Ora2、アクアフレッシュ

Case 2　歯頸部根面う蝕への対応

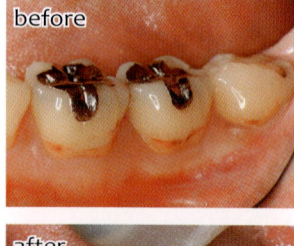

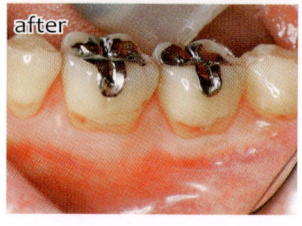

時期	プロフェッショナルケア 主な内容	セルフケア ペースト類／洗口液	プラスα
開始期 2ヵ月毎	RENAMEL®発売前（2004年5月〜） ADゲル＋フロアゲル 計4回実施	バトラーデンタルケアペースト クリスタルジェルオレンジ	
回復期 2ヵ月毎	ナノケア（2005年1月〜） （ADゲル＋RENAMEL®＋ポスカム） 計4回実施	（プラスαとして）RENAMEL®	ポスカム （5〜6回／日）
安定期 3〜6ヵ月毎	ナノケア （ADゲル＋RENAMEL®＋ポスカム）	（プラスαとして）RENAMEL®	同上

※処方前：Ora2ステインクリア、PCクリニカ

第5部

補綴物の非侵襲的プロケア

Chapter 1

補綴物のPMTCは必要か？

　汚れは落としたいが傷はつけたくない——これは、PMTCの普及に伴い、顕在化してきたジレンマである。そして、「補綴物のPMTCはどのようにしたらよいか」という疑問が生じてくる。その疑問への答えは明白である。PMTC、とくに研磨材を用いて磨き上げる行為は、本来補綴材料に当てはめるべきではない。補綴物は天然歯と違って再石灰化したり改質したりできないため、研磨は腐食やバイオフィルムの付着を増長することになりかねない。

　近年は、ハイブリッドセラミックスやレジン系修復物などデリケートな扱いが要求される材料が増えており、アプローチを誤るとかえってリスクを上げることになる可能性がある。

　補綴物の表面性状は、ラボで鏡面研磨され、納められた技工物が口腔内に装着されて補綴物となった瞬間が、最高の状態である。メンテナンスのポイントは、いかにしてそれを維持していくか、にある。なぜなら、口腔内での研磨行為では元の状態に回復させることは不可能であり、すでに荒れてしまっている補綴物表面に対しては、可能な限りの口腔内再研磨を施すことしかできないからである。

　長期にわたるメンテナンス患者を見ていると、補綴物に傷をつけないケアを心がけることで、長期的な予後に差が出てくることは十分に実感できる。つまり、「最初から傷つけないに限る」といっても過言ではない[1,2]。

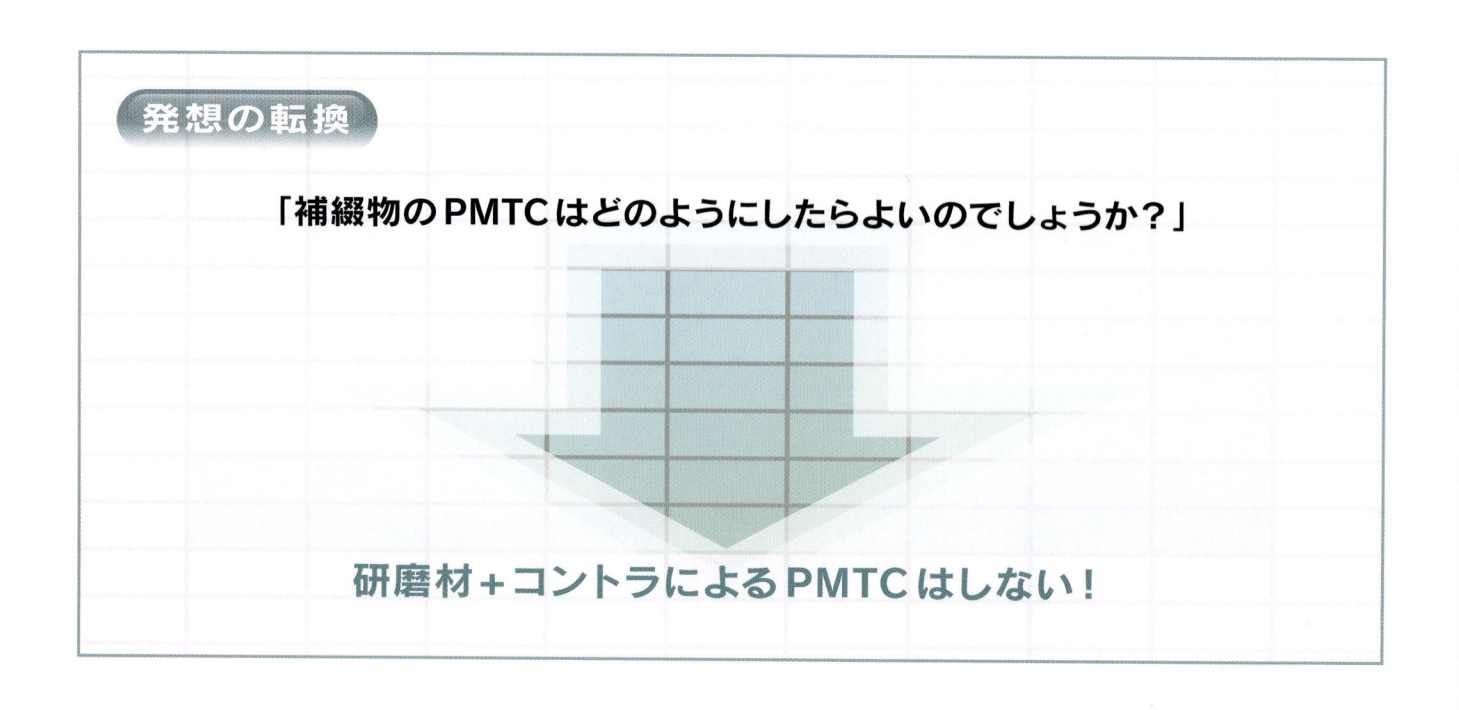

発想の転換

「補綴物のPMTCはどのようにしたらよいのでしょうか？」

⬇

研磨材＋コントラによるPMTCはしない！

Chapter 2

検証　チタンに与えるプロケアの影響

プロケアによるチタンへの傷

　インプラント装着者が増加し、メンテナンスを行う機会も確実に増えている。メンテナンス時には、歯肉を貫通するチタン製アバットメント、場合によってはフィクスチャー本体上部にまで触れることがある。その結果、上部構造のメタルや鏡面加工されているはずのチタン部分に多くの傷をつけてしまう恐れがある（図1-1～4、図2-1～4）。この傷は、バイオフィルムの温床となりうる。

　川口らは、チタン材料の表面性状と

図1-1～4　インプラント（チタン製アバットメントおよび上部構造のメタル）への傷の実際

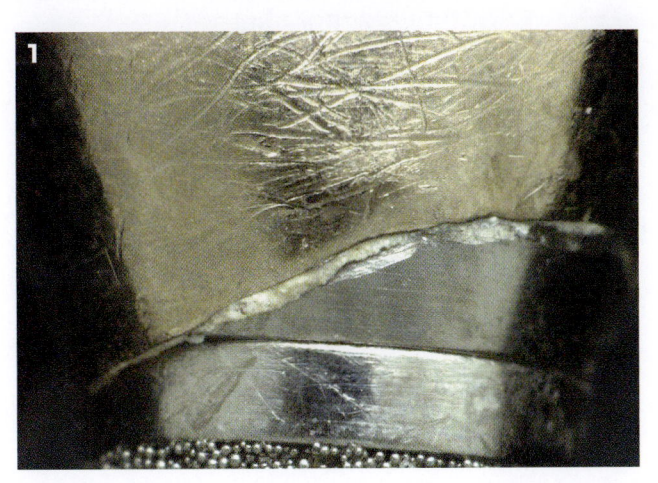

図1-1　オッセオインテグレーションを喪失し摘出されたインプラントの表面。上部構造のメタルと鏡面加工されているはずのチタン部分に、無数の傷がついている。金属は傷つくことで粗造になり、さらに腐食しやすくなる。アレルギーの観点からも注意が必要である。

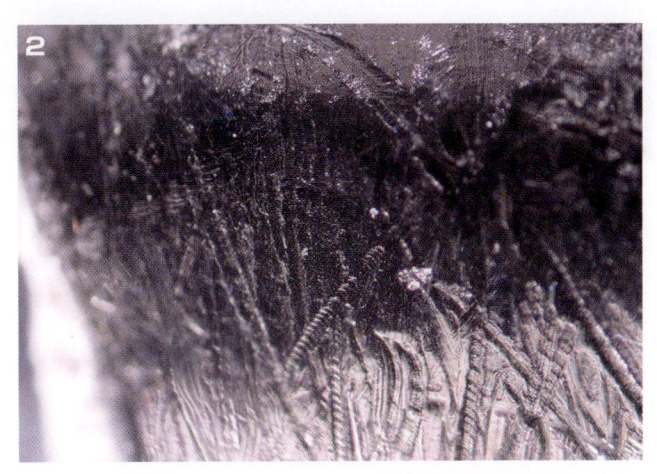

図1-2　同、クラウンマージン付近には超音波機器のチップと思われる傷が無数についていた。

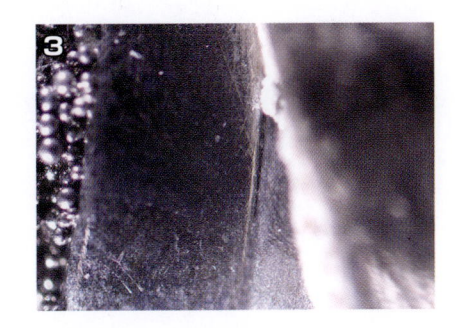

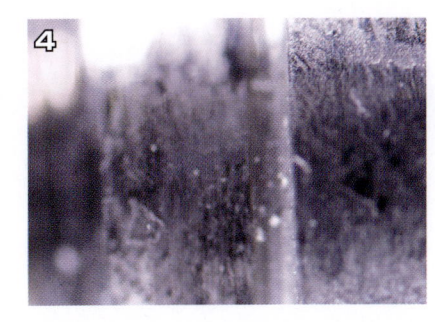

図1-3、4　鏡面研磨されているはずのチタン製アバットメントの表面も粗造化している。3は弱拡大、4は強拡大。

図2-1〜4　インスツルメンテーションによるチタンアバットメントへのダメージ

1　メタルキュレット

2　プラスチックキュレット

3　メタルキュレット（強拡大）

4　プラスチックキュレット（強拡大）

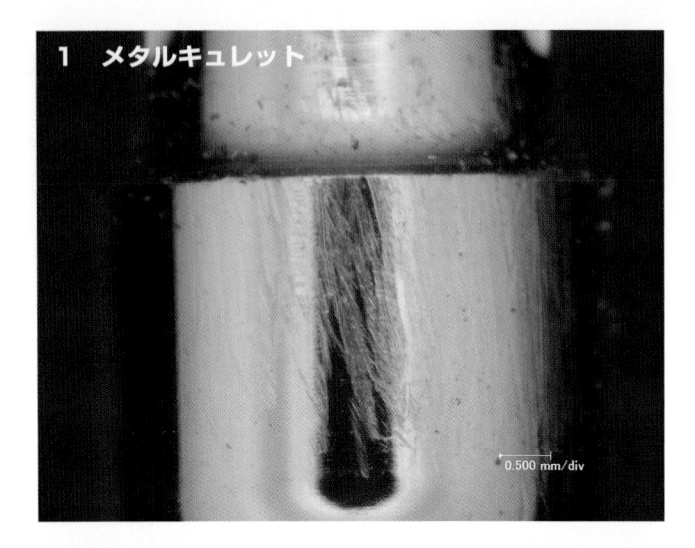

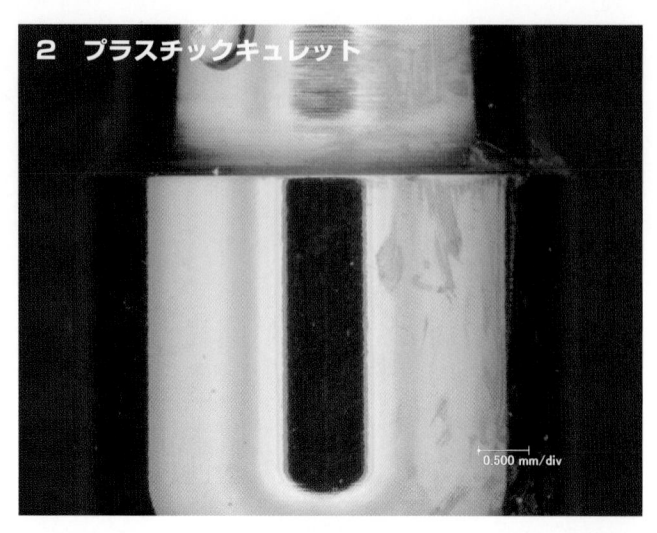

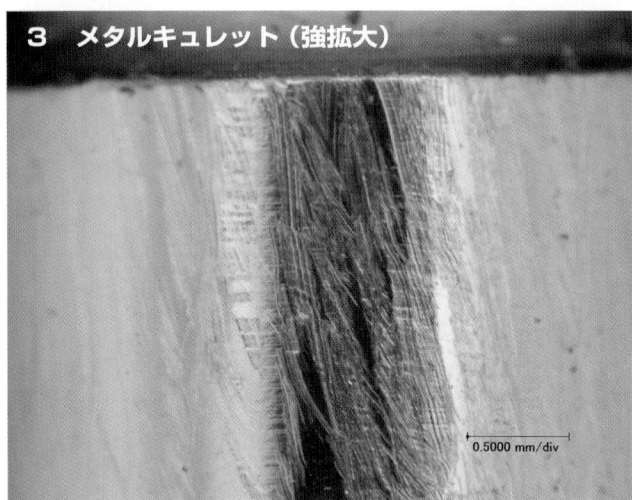

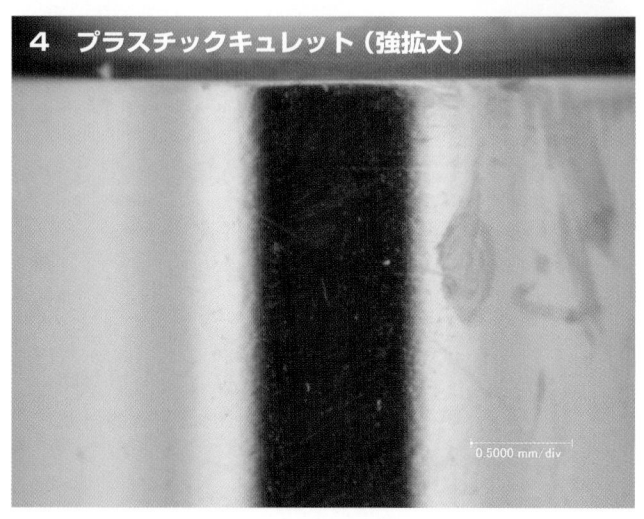

図2-1〜4　インプラントアバットメントは通常歯肉を貫通する部分に用いられることから、上部構造装着後のメンテナンスにおいても触れることとなる場合もある。しかし純チタンであれば傷つきやすいため、いくらダルキュレットであってもメタルインスツルメントの使用は避けたほうがよい。図2-1、3は純チタン製のアバットメントにメタルキュレットをあてたものである。わずか数回こすっただけでもダメージは大きい。インプラント専用のプラスチックキュレットを用いるとダメージは小さく、肉眼的にはわからない程度に抑えられている（図2-2、4）。アバットメントへのインスツルメンテーションは必要な場合に限って慎重に行うべきであり、ルシェロフロス・アンワックスタイプ（ジーシー）などのデンタルフロス（第3部72ページ参照）で十分に清掃できることも多いので、器具の選択を誤らないようにしなくてはならない。

図3-1〜3 超音波スケーラーのチップ別 チタン材料への影響とバイオフィルム付着

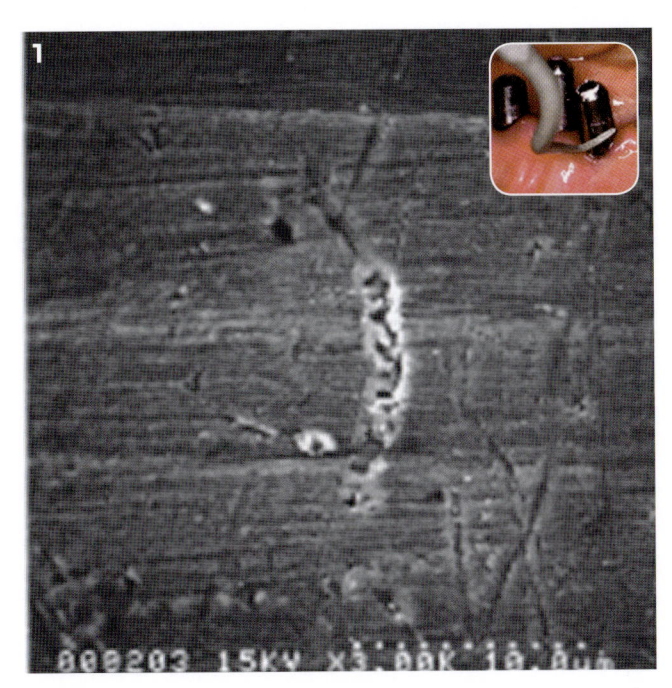

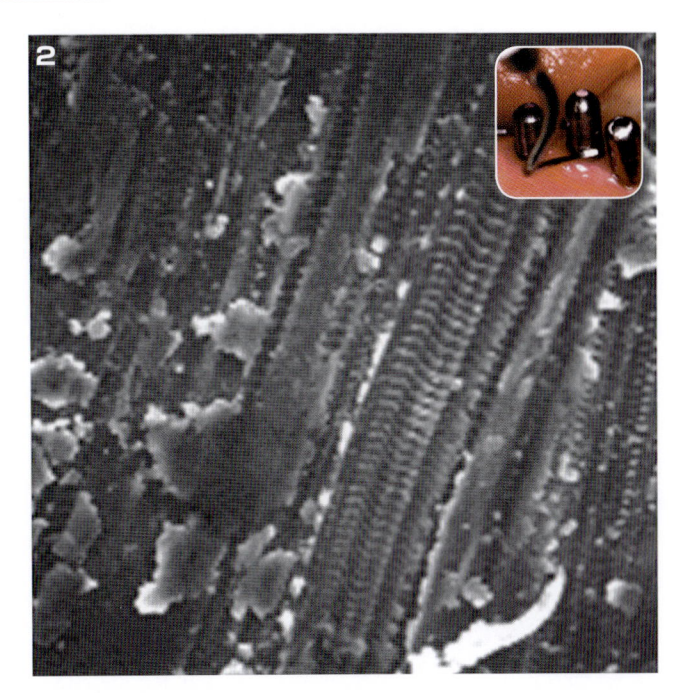

図3-1、2 P-Maxにプラスチックチップとステンレスチップを装着し、チタン製アバットメント表面に5分間あてたときの、表面の傷のSEM像。プラスチックチップ(1)よりもステンレスチップ(2)のほうが傷がつきやすいことがわかる。（写真は東京歯科大学歯科理工学教室・吉成正雄教授のご厚意による）

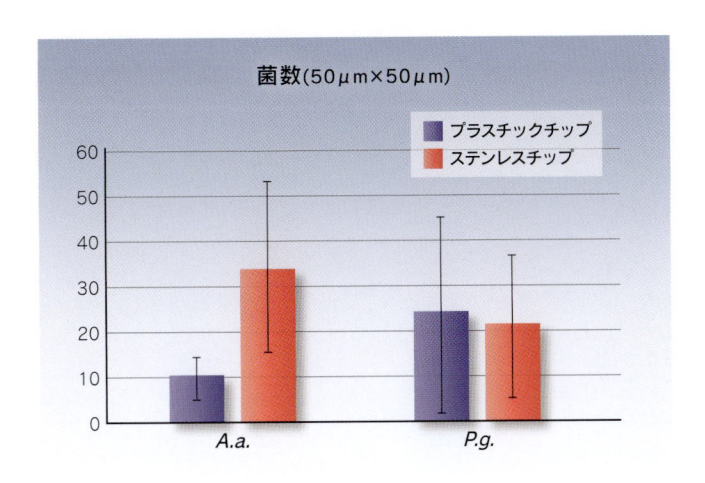

図3-3 50μm×50μm中の菌数。傷のついたチタン表面での菌数を比較したところ、A.a.菌では傷の大きいステンレスチップのほうが繁殖しやすいことが明らかになった。P.g.菌は同程度であった。（東京歯科大学理工学教室・吉成正雄教授のご厚意による）

バイオフィルム付着について、次のように報告している[3]。歯科医院での使用率の高いP-Maxにプラスチックチップとステンレスチップを装着して、Pモードでチタン製アバットメントの表面に5分間あてたところ、ステンレスチップのほうがチタン表面に傷をつけやすいことがわかった（図3-1、2）。

さらに、A.a.菌とP.g.菌を繁殖させ菌数比較を行ったところ、A.a.菌では傷の大きいステンレスチップのほうが繁殖しやすいことがわかった（図3-3）。一方P.g.菌は、同程度に繁殖する結果となっている。

* * *

チタン材料のインスツルメンテーションには細心の注意を払いたい。

図4-1〜3　インプラントのチタンは、10%APFで容易に腐食する

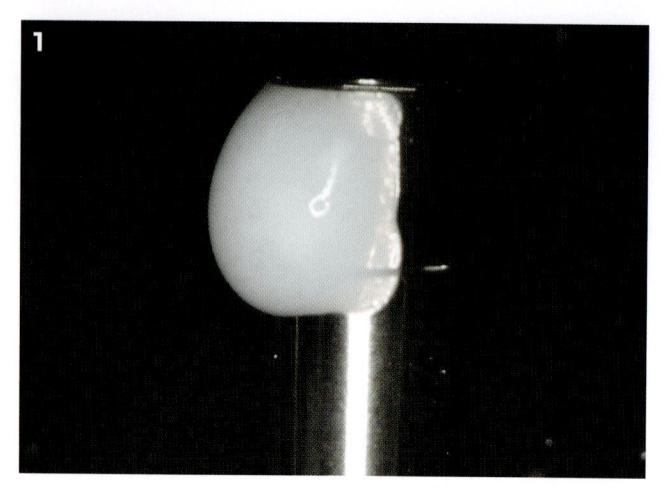

図4-1　10%APFをチタン製インプラントアバットメントに付着させた。

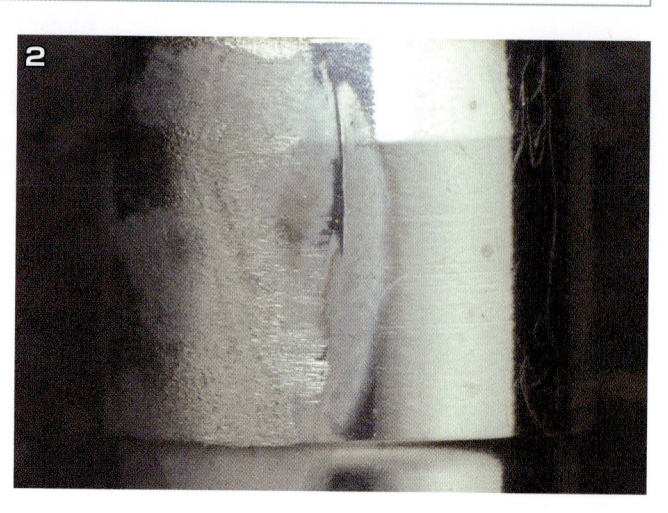

図4-2　チタン表面は、酸性の高濃度フッ化物に触れた瞬間に腐食が生じた。特に傷をつけたところで腐食が進行しやすい。

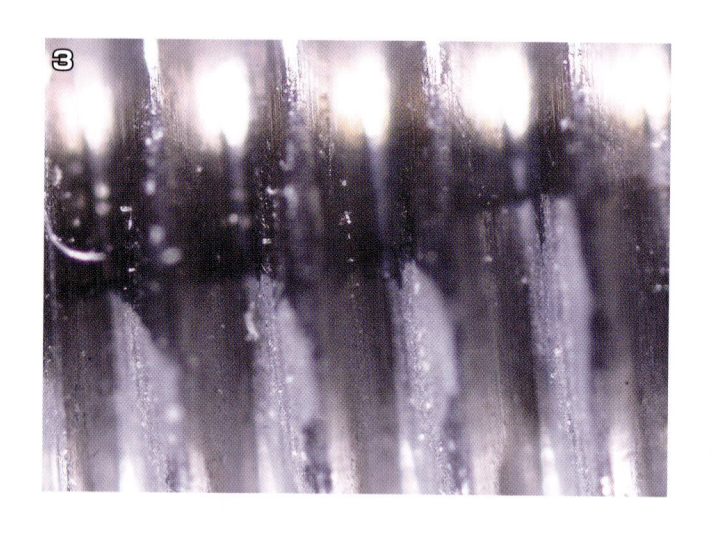

図4-3　スクリュー部分は機械研磨されているため、腐食の影響を受けやすい。

チタンへのフッ化物の影響

　チタンは高濃度フッ化物で腐食しやすく、傷がつくほど容易に腐食が起きてしまう。最近はインプラントによる補綴物装着者が増加していることから、考慮したいポイントである。
　チタン製インプラントアバットメントは歯肉を貫通する部分なので、鏡面研磨されている。この部分は、酸性の高濃度フッ化物に触れた瞬間に腐食が起きる（図4-1、2）。特に表面に傷をつけた部分は腐食が進行しやすい。また、インプラント体のスクリュー部分は切削による機械加工されているため、腐食の影響を受けやすい（図4-3）。
　チタンへ影響を及ぼす因子として、フッ化物の濃度、酸性度、時間がある。ここでは濃度と酸性度に注目してみる。
　Nakagawaらは、チタンおよびチタン合金の腐食におけるフッ化物の濃度と酸性度の影響について報告している[4,5]。それによると、純チタンでは図5中の赤線よりも下方は腐食危険域、上方は安全域である。一般的に用いられている高濃度フッ化物は9000ppmのものが多く、2%フッ化ナトリウムに相当する。酸性のAPFであれば、完全に危険域に含まれることがわかる。また、歯磨剤に用いられる900ppm程度のものは、中性に近いものであれば安全域に含まれることになる。ただし、pH4.5を下回るような酸性のものは、低濃度であっても危険域に含まれるので注意が必要である。
　図6-1、2は、歯科医院で使用される高濃度フッ化物に分類される製品をチタンに付着したものである。中性フッ化ナトリウムのみ腐食は生じなかったことから、インプラント補綴を受けている患者には中性のフォーム状のフッ化ナトリウム製剤を使用するほうがよいだろう（図6-3、4）。

図5　フッ化物によるチタンの腐食（濃度と酸性度の関係）

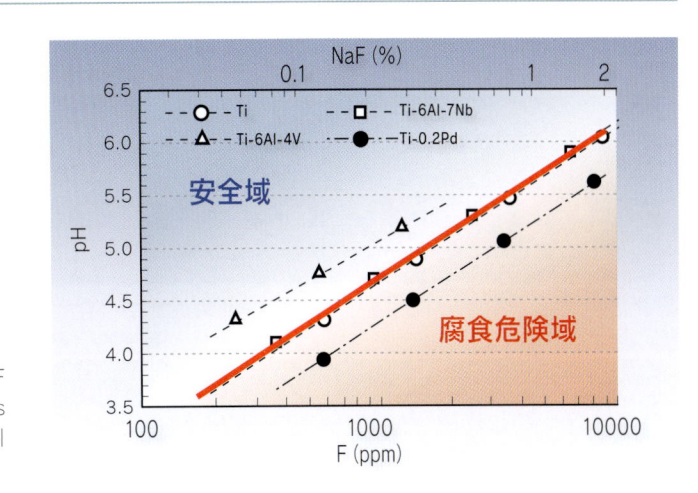

図5　図中の赤線よりも下方は腐食危険域となる。酸性のAPFは完全に危険域に含まれる。（Nakagawa M, et al. J Dent Res 1999;78:1568. および Dent Mater J 2001;20:305. より引用改変）

図6-1～4　一般的に用いられる高濃度フッ化物別　チタンの腐食のようす

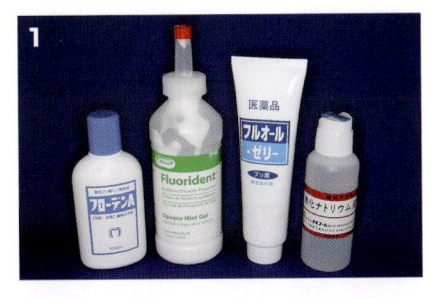

図6-1　高濃度フッ化物に分類されている製品。最右のみ、中性フッ化ナトリウム水溶液。他はすべてリン酸で酸性にしたAPF。

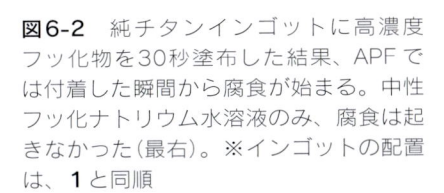

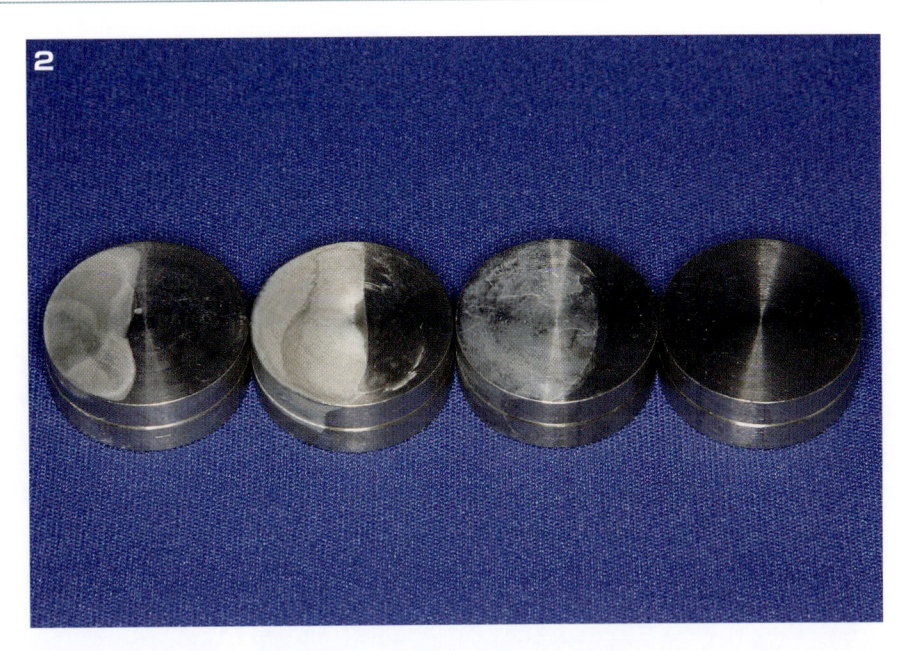

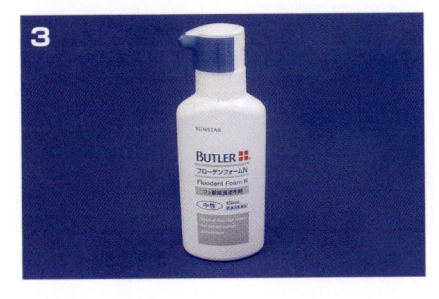

図6-2　純チタンインゴットに高濃度フッ化物を30秒塗布した結果、APFでは付着した瞬間から腐食が始まる。中性フッ化ナトリウム水溶液のみ、腐食は起きなかった（最右）。※インゴットの配置は、1と同順

図6-3　2005年11月、これまで水溶液の製剤しかなかった中性フッ化ナトリウムに、はじめてフォーム状の製品が登場した（フローデンフォームN／サンスター）。

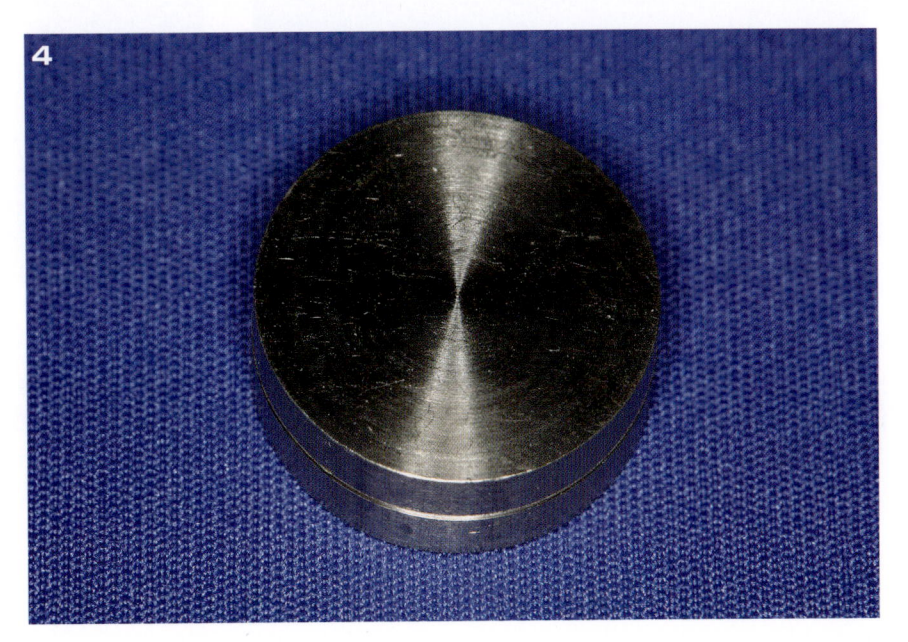

図6-4　補綴材料への影響に配慮したフローデンフォームNは、純チタンインゴットに付着しても腐食の心配がない。

図9　RDA7、RDA40、RDA120のペーストをラバーカップおよびブラシで用いた後の表面性状

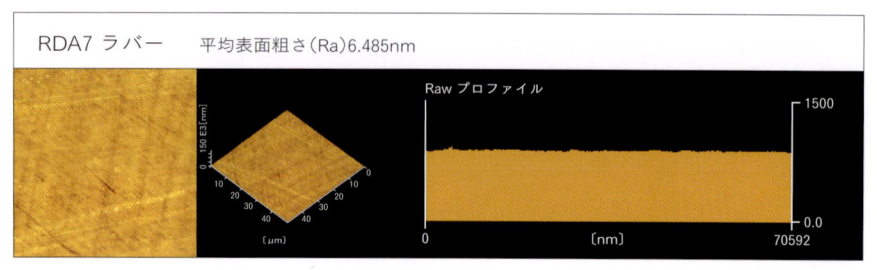

RDA7 ラバー　平均表面粗さ(Ra)6.485nm

RDA7 ブラシ　平均表面粗さ(Ra)14.07nm

RDA40 ラバー　平均表面粗さ(Ra)6.990nm

RDA40 ブラシ　平均表面粗さ(Ra)14.20nm

RDA120 ラバー　平均表面粗さ(Ra)10.02nm

RDA120 ブラシ　平均表面粗さ(Ra)19.22nm

RDA7＆ラバーカップ　補綴物への使用を視野に入れた製品。表面粗さの数値上では、きわめてダメージが少なく、鏡面研磨の状態がほぼ維持されている。

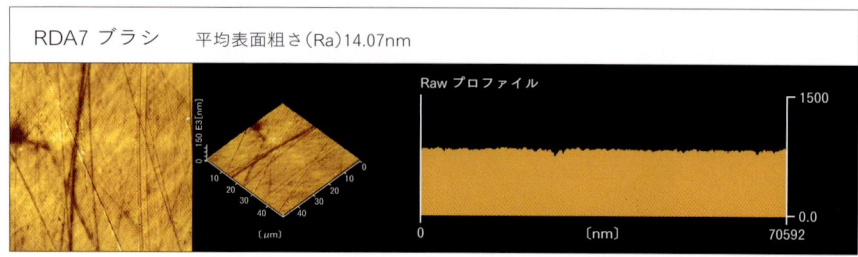

RDA7＆ブラシ　RDA7＆ラバーカップ時よりも約2倍の表面粗さであり、緑シリコンポイントによる仕上げに相当する。

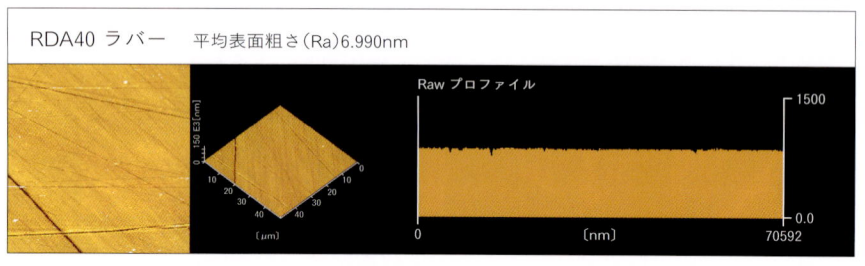

RDA40＆ラバーカップ　仕上げ用あるいはファインと表記されるレベルのペーストである。表面粗さの数値上はRDA7と同程度である。

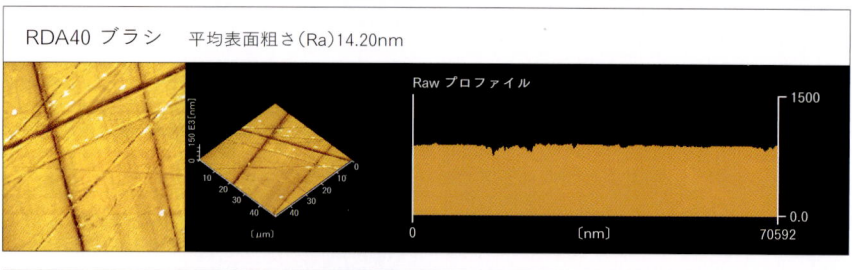

RDA40＆ブラシ　ラバーカップ使用時の約2倍の表面粗さであり、RDA7＆ブラシと同様に緑シリコンポイントによる仕上げ面に相当する。配合されている研磨材の粒子の粒径や形状はRDA7よりも強力と考えられ、繰り返しの使用によりRDA7との差がはっきりしてくるだろう。

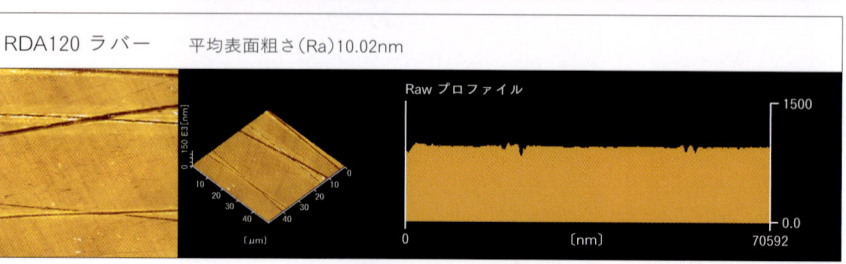

RDA120＆ラバーカップ　平均表面粗さはRDA40のラバーカップ使用時とブラシ使用時の中間に位置する。

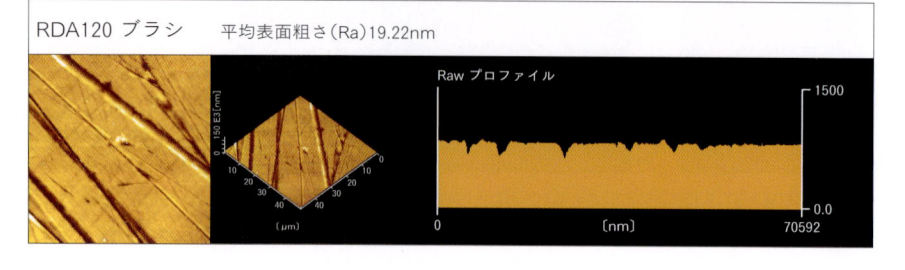

RDA120＆ブラシ　表面粗さはラバーカップを使用した場合の約2倍になっている。数値上は緑シリコンポイントによる仕上げ面よりもやや荒くなる程度だが、平面観察像は緑シリコンポイントとはまったく異なっていることに注目したい。臨床ではブラシを用いていることが多いと考えられ、研磨材の粒子の粒径の影響はさらに大きくなることが想像できる。技工用シリコンポイントの性質と異なり、研磨用ペーストは繰り返し使用することによりダメージが拡大していくことを強調しておきたい。

ではともにラバーカップを用いてもポリッシングブラシを用いても、平均表面粗さの差はなんと10倍以上にも及ぶことがわかる。仮にレギュラーをポリッシングブラシで行い、ファインはラバーカップを用いたとすると、平均表面粗さの差は20倍以上と大幅に拡大する。いうまでもなくこの差は、レギュラーとファインを同じ時間作用させても解消できない差である。仕上げほど時間をかけなければ、決して健康な歯面は作り出せないのである。言い換えれば、最初から傷をつけないようなケアをすべきということであろう。

図10 RDA170、RDA250のペーストをラバーカップおよびブラシで用いた後の表面性状

RDA170＆ラバーカップ 粗研磨用あるいはレギュラーに相当する。RDA120と比べ急激に表面粗さが増大する。RDA40と比べると、ラバーカップ使用時、ブラシ使用時ともに表面粗さは10倍以上になる。

RDA170 ラバー　　平均表面粗さ(Ra)89.99nm

RDA170＆ブラシ 表面粗さはラバーカップを使用した場合の約2倍近くになる。茶シリコンポイントよりもはるかにダメージが大きいことから、口腔内での回復は難しくなるレベルである。

RDA170 ブラシ　　平均表面粗さ(Ra)149.5nm

RDA250＆ラバーカップ 研磨用ペーストならびに歯磨剤の研磨力としては最大の強さである。肉眼ではっきり確認できるほどの研磨傷がつくことから、通常用途ではない。

RDA250 ラバー　　平均表面粗さ(Ra)106.5nm

RDA250＆ブラシ ラバーカップ使用時の約2倍もの表面粗さになる。RDA40と比べると、ラバーカップ使用時、ブラシ使用時ともに表面粗さは約15倍になる。

RDA250 ブラシ　　平均表面粗さ(Ra)203.9nm

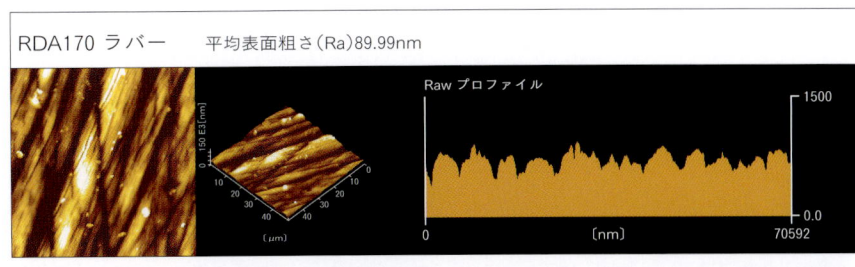

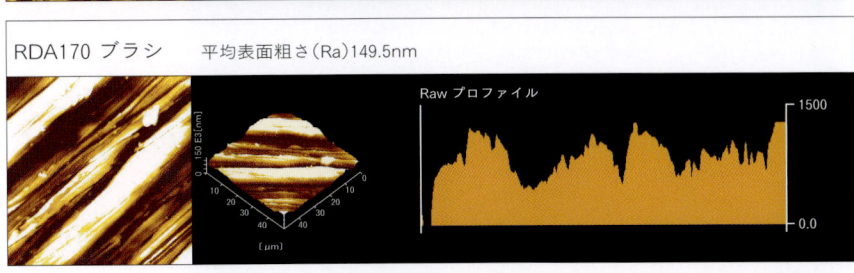

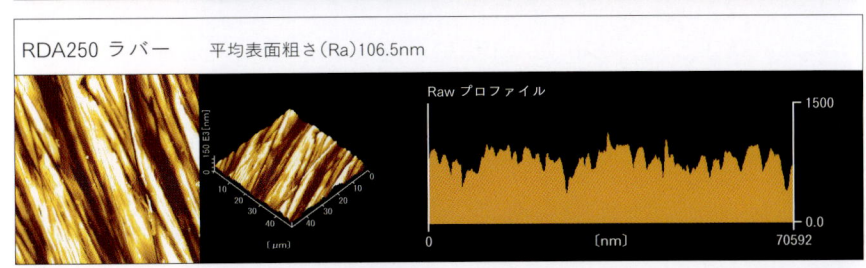

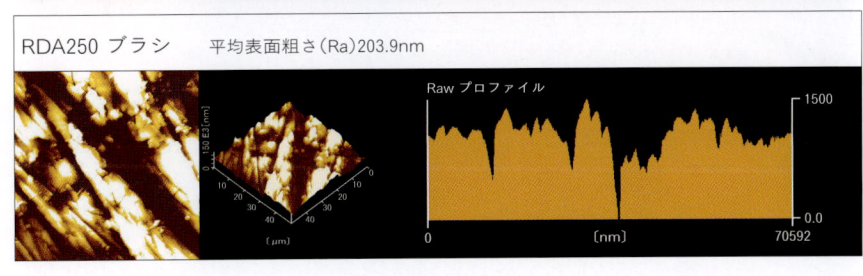

図11　参考：ホワイトニング術前研磨用のフッ化物非配合研磨ペーストでの実験

ホワイトニング術前研磨用としてフッ化物非配合の専用ペーストがある。このペーストの研磨力は、一般的なレギュラーよりも大きいものが多い。他のペーストとの比較のためメタルに作用させたが、ブラシではRDA250に匹敵する製品もあり、続くホワイトニングによる影響も併せて考えると、天然歯での使用には十分に注意したい。もちろん補綴材料には絶対に用いるべきではない。

プレサージュ＆ラバーカップ RDA250とほぼ同程度の表面粗さとなる。実際の臨床では、ラバーカップでの使用は想定されていない。

プレサージュ ラバー　　平均表面粗さ(Ra)117.3nm

プレサージュ＆ブラシ 研削効果が高く、補綴材料へ用いるべきではない。

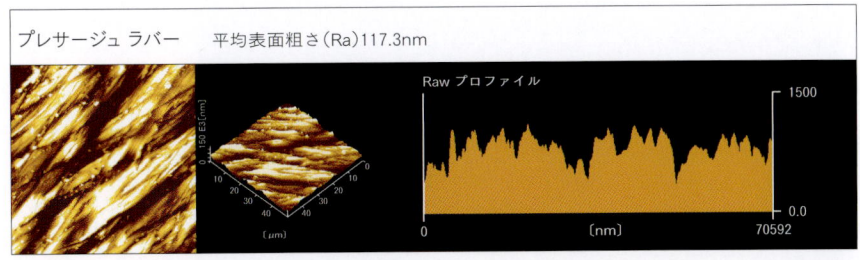

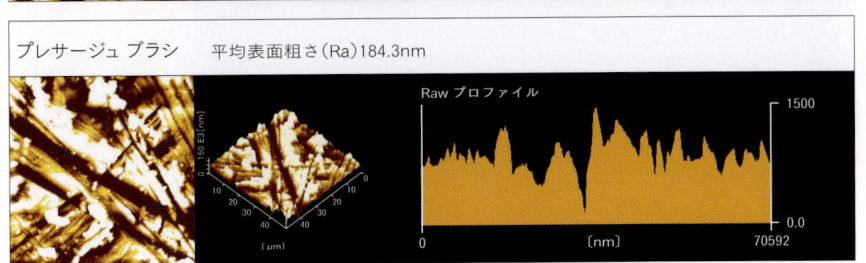

プレサージュ ブラシ　　平均表面粗さ(Ra)184.3nm

Chapter 4

検証　セラミックス材料に与える プロケアの影響

プロケアによるセラミックス破損の可能性

　セラミックス材料は、天然歯にきわめて近い色調と質感を持っており、口腔内で見分けがつきにくい場合もある。意図的にステイニングが施されている場合もあるため、プロケア時には注意が必要である。ケア術前には、十分にエックス線写真などで確認の上、判断する必要があるであろう。

　セラミックスは本来、表面が緻密で硬度が高く、汚れが付着しにくい材料であるが、技工上の問題で細かい気泡が認められたり、鋭利な器具で不用意に触ると、ガラス様のスクラッチ傷がついてしまうことがある（図12）。このような傷は徐々に伸展し、やがてはジャケットクラウン破損の原因になる

ことも考えられるため、日頃のメンテナンスでは注意する必要がある。
　また、図13のジャケットクラウン歯頸側には無数のクラックが走り、ステインがクラック内部に沈着している。製作上の問題もあるかもしれないが、超音波振動などのダメージは破損へとつながる可能性も高い。

プロケアによるツヤの消失

　グレーズされているはずのセラミックス表面は、過度の研磨行為によってツヤを失い、グレーズ層まで失われると、多孔質な内層が現れてしまうこともある（図14）。図15は、2̲1̲|1̲にオールセラミックスジャケットクラウンが装着されているが、唇面の中央部付近のツヤが失われている。過度なPMTCや一般市販の美白歯磨剤の連用により刷掃圧と歯磨剤の研磨粒子が

強く作用しやすいことから、ツヤが消失した可能性がある。装着後間もない3̲|オールセラミックスジャケットクラウンの光沢と比較すると、ツヤの消失は明らかである。

図12　セラミックス表面についた鋭利な器具によるスクラッチ傷

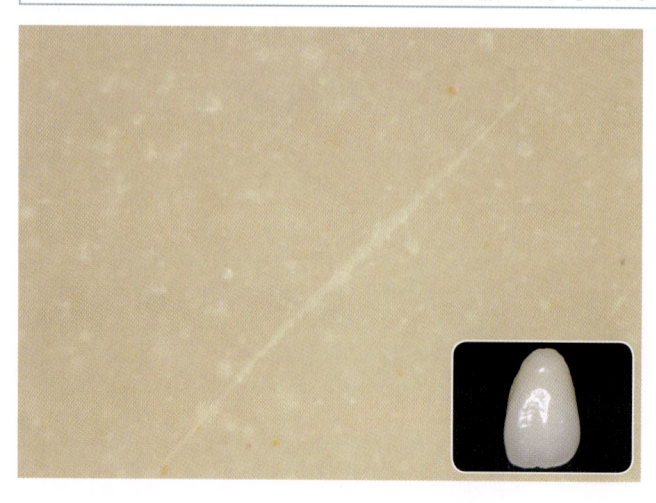

図12　鋭利な器具で不用意にセラミックス表面を触ると、ガラス様のスクラッチ傷がついてしまうことがある。

図13 セラミックス表面の無数のクラック

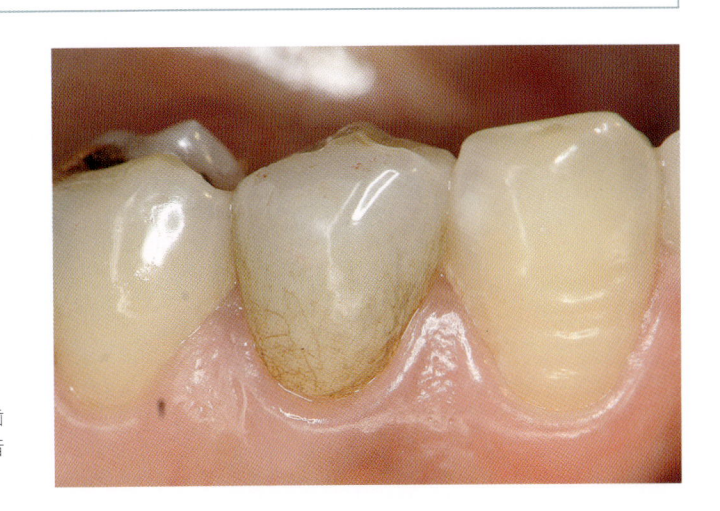

図13 製作時の問題かもしれないが、ジャケットクラウンの歯頸部に無数のクラックが走り、ステインが沈着している。超音波振動などのダメージにより破損へとつながる可能性がある。

図14 過度な研磨によりグレーズ層が失われたセラミックス表面

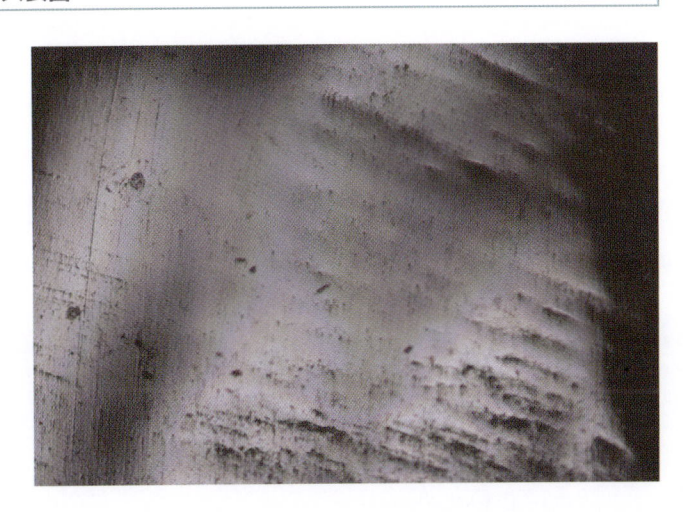

図14 過度な研磨によりグレーズ層まで失うと、多孔質な内層が現れてしまうこともある。技工操作上の原因が考えられる場合には、その影響はさらに大きくなる。

図15-1、2 口腔内でみるセラミックスのツヤの喪失

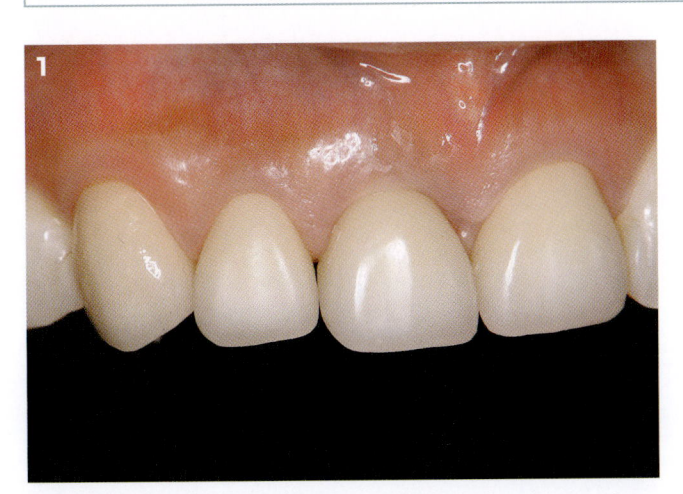

図15-1 2|1と、装着後間もない3|を比較すると、2|1のツヤの消失は明らかである。研磨力の強いペーストの使用により、ブラシが当たりやすい部位の光沢が失われている。

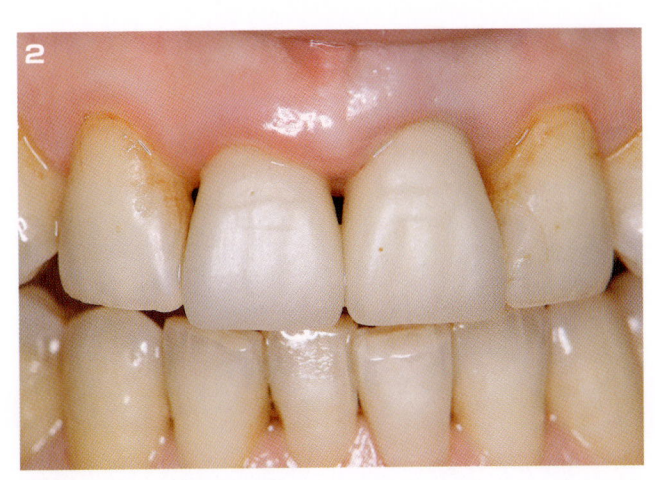

図15-2 1|1に装着されたオールセラミックジャケットクラウンは、天然歯以上に表面が粗造化し、光沢が消失している。製作過程に起因する気泡も露出している。

Chapter 5

検証　レジン系材料へのプロケアの影響

コンポジット系材料の組成と研磨

　コンポジット系材料に共通していえることは、フィラーとマトリックスレジンから構成されているということである。当然ながらフィラーとレジン部では硬度に大きな差があるため、表面性状を悪化させるような研磨行為は基本的に避けなければならない。

　たとえばハイブリッドセラミックス・エステニア（クラレメディカル）には2μmの微粒子フィラーと、それを取り囲むマトリックスレジン部にも0.02μmの超微粒子フィラーが配合されている（図16）。一方、図17はコンポジットレジン充填用のレジンペースト・クリアフィルマジェスティ（クラレメディカル）である。このような充填用や歯冠用硬質レジンなどのコンポジットレジン材料は、一般的に大小さまざまな形状、粒径のフィラーが混在しており、表面性状の維持が難しい材料であるとともに、再研磨も難しい材料である。

　ここで、診療室でできる簡単な実験を紹介したい。コンポジットレジン系材料の組成を実感すると、プロケアにおける研磨の認識が変わるはずである。ガラス練板にレジン系材料を薄く圧接して重合すると、簡単に試片が作成でき、位相差顕微鏡で簡単に観察できる（第1部参照）。同方法で作成したレジン系材料の試料（図18-1）に対し、最初にRDA170で30秒研磨してしまうと（図18-2）、続いてRDA120で30秒研磨してもまったく回復できない（図18-3）。さらに、RDA120で180秒まで連続して研磨しても、ほとんど変化が見られない（図18-4）。専用シリコンポイントでさらに研磨し（図18-5）、専用ルージュでラボ同様の研磨をして、はじめてツヤが取り戻せることがわかる（図18-6）。

図16　エステニアの組成（写真提供：クラレメディカル）

図17　クリアフィルマジェスティの組成（写真提供：クラレメディカル）

図16　ハイブリッドセラミックスであるエステニア（クラレメディカル）には、2μmの微粒子フィラーと、取り囲むマトリックスレジン部にも0.02μmの超微粒子フィラーが配合されている。

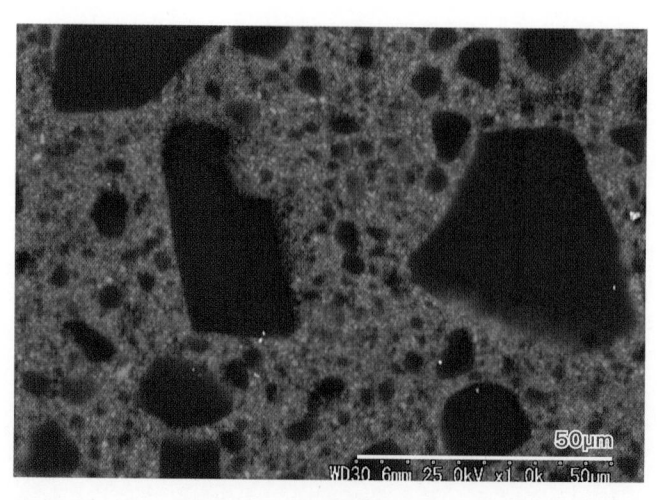

図17　コンポジットレジン充填用のレジンペースト・クリアフィルマジェスティ（クラレメディカル）には、大小さまざまな形状、粒径のフィラーが混在しており、表面性状の維持が難しい材料であることがわかる。

図18-1〜6 研磨によるコンポジットレジン表面の変化

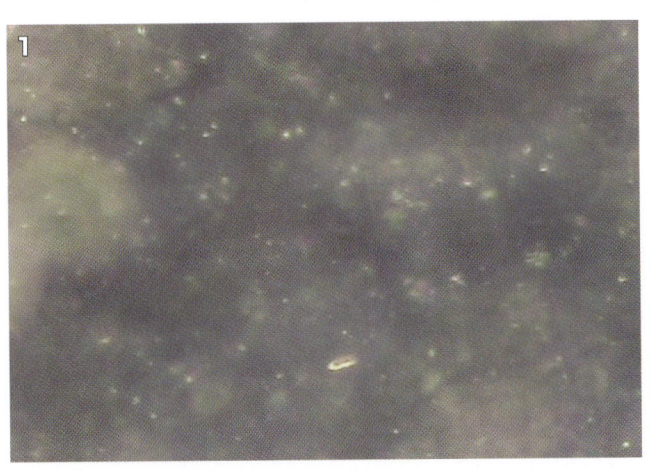

図18-1 ガラス練板にレジン系材料を薄く圧接して重合して作成した試片の位相差顕微鏡像。研磨前の状態。

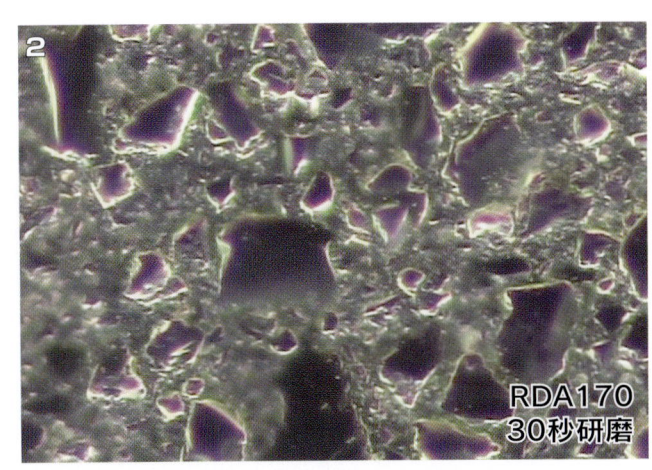

図18-2 RDA170にて1500rpm、30秒研磨した状態。

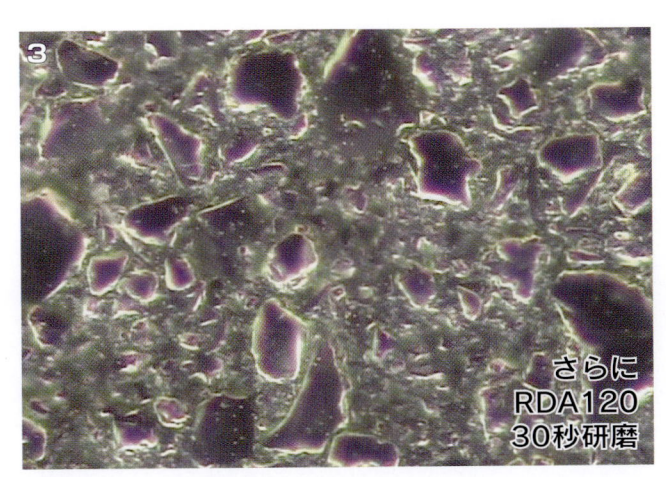

図18-3 RDA170にて30秒研磨後の試片に対し、RDA120にて1500rpm、30秒研磨した状態。表面の状態は回復できない。

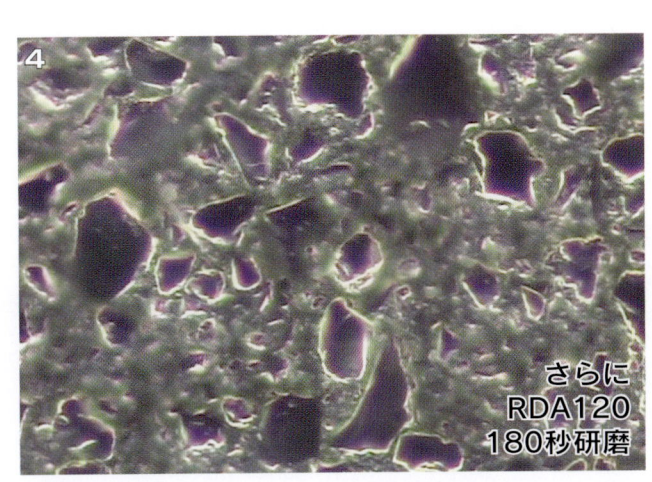

図18-4 さらにRDA120にて180秒連続研磨しても、表面に変化は見られなかった。

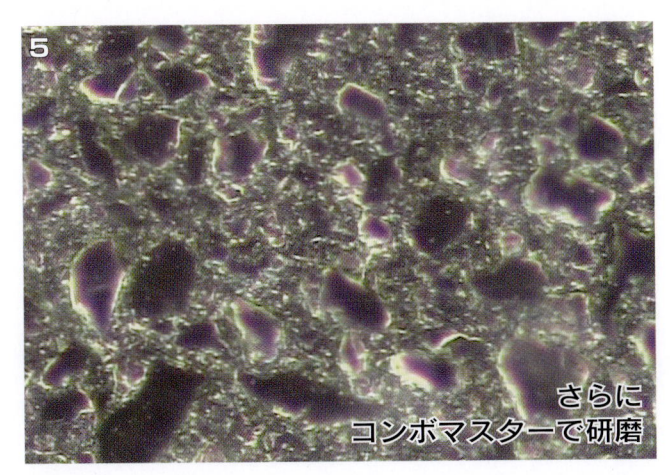

図18-5 さらに専用シリコンポイント（コンボマスター）にて研磨した状態。ダイヤモンド粒子が配合されているため、研磨効果が見られた。

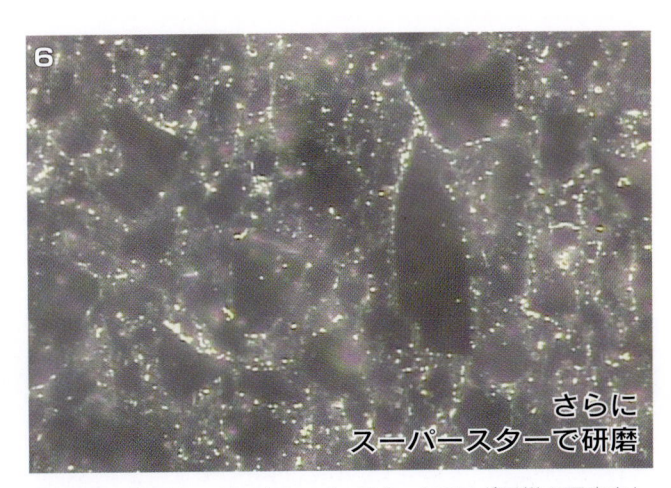

図18-6 専用ルージュ（スーパースター）でラボ同様の研磨をして、はじめてツヤを取り戻すことができた。

図19-1～3　池田らによる硬質レジンの表面性状によるバイオフィルムの付着に関する研究①　結果

使用材料
エステニアC&B
グラディア

研削・研磨条件
シリコンカーバイド #800→カーボランダム／ダイヤモンドポイント相当
ダイヤモンドペースト1μm →青シリコンポイント相当
ダイヤモンドペスト1/4μm →バフ鏡面研磨相当

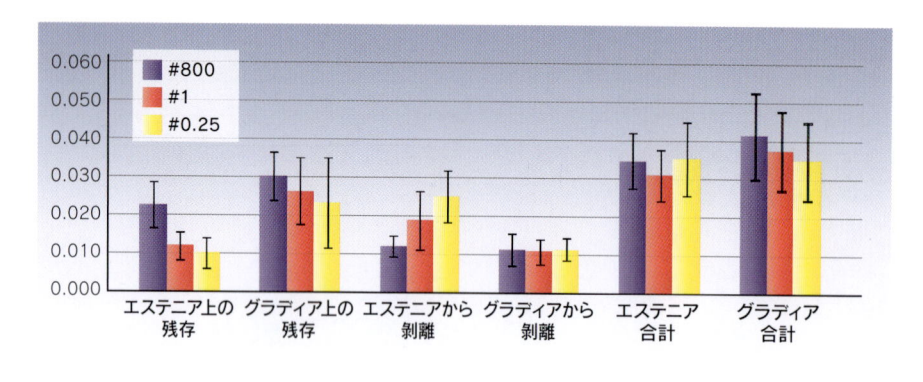

図19-1　池田らの実験での使用材料。日常臨床を想定し3段階の研磨状態を設定している。

図19-2　細菌の濁度。エステニアもグラディアも、研磨が粗いほど表面にバイオフィルムが残りやすく、研磨が細かいほど剥離して取れやすいことがわかる。

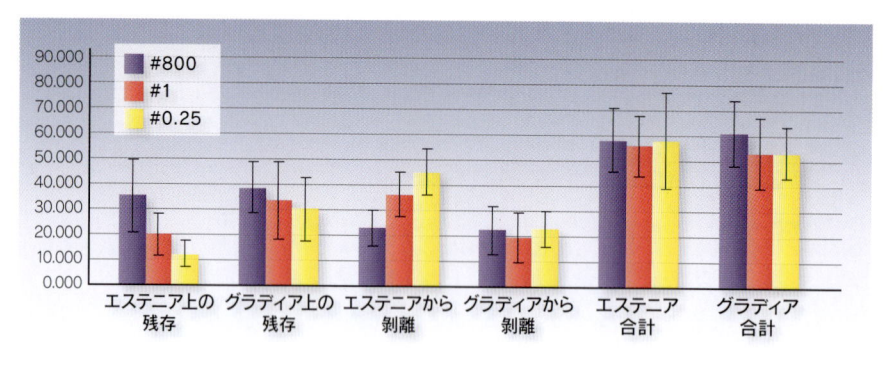

図19-3　不溶性グルカンの総量。細菌の濁度と同様な傾向が認められる。形成される不溶性グルカンの総量は、研磨程度にかかわらず、ほぼ同量である。

不用意な研磨はプラーク・バイオフィルムの付着を助長する

　池田らは、人工口腔装置を用いて、硬質レジンの組成と表面性状の違いが、硬質レジン表面に形成される3種のレンサ球菌の付着性に及ぼす影響について検討している[6,7]。使用した材料はエステニアC＆B（クラレメディカル）とグラディア（ジーシー）である。

　表面性状の違いは、研磨条件の設定によって規定された。

　シリコンカーバイド #800研磨はカーボランダムやダイヤモンドポイントを、ダイヤモンドペースト1μm は青シリコンポイント、ダイヤモンドペースト1/4μm はバフ鏡面研磨が想定されている（図19-1）。

　表面に形成したバイオフィルムは、超音波処理により剥離したバイオフィルムと、残存したバイオフィルムについて、不溶性グルカンと細菌の濁度の双方を測定している。

　結果は、細菌の濁度も不溶性グルカンも同様の傾向が認められた（図19-2、3）。どのような研磨状態であっても形成されるバイオフィルム総量には大きな差はないが、鏡面研磨されているほどバイオフィルムは超音波の振動で剥離しやすく、表面には残存しにくくなることが示された。逆に表面粗さが粗くなるほど、ひとたび形成されたバイオフィルムは容易には剥離しにくくなり、表面に付着したままになる割合が増加する。この傾向は、どちらの歯冠用材料においても認められた。

　各試料の表面をSEM観察してみると、表面粗さが大きいほどバイオフィルムは剥離しにくくなることが確認できる（図20）。

　池田らの研究からも、ハイブリッドセラミックスと呼ばれる超硬質レジン材料は極力ラボ研磨レベルを維持し、表面を荒らさないようにケアをすることが、バイオフィルム除去にとって不

図20 池田らによる硬質レジンの表面性状によるバイオフィルムの付着に関する研究② SEM像観察

エステニアC&B	グラディア

シリコンカーバイド#800での研磨面
（粗研磨レベル：カーボランダム／ダイヤモンドポイント相当）

ダイヤモンドペースト1μmでの研磨面
（仕上げ研磨レベル：青シリコンポイント相当）

ダイヤモンドペースト1/4μmでの研磨面
（バフ鏡面研磨相当）

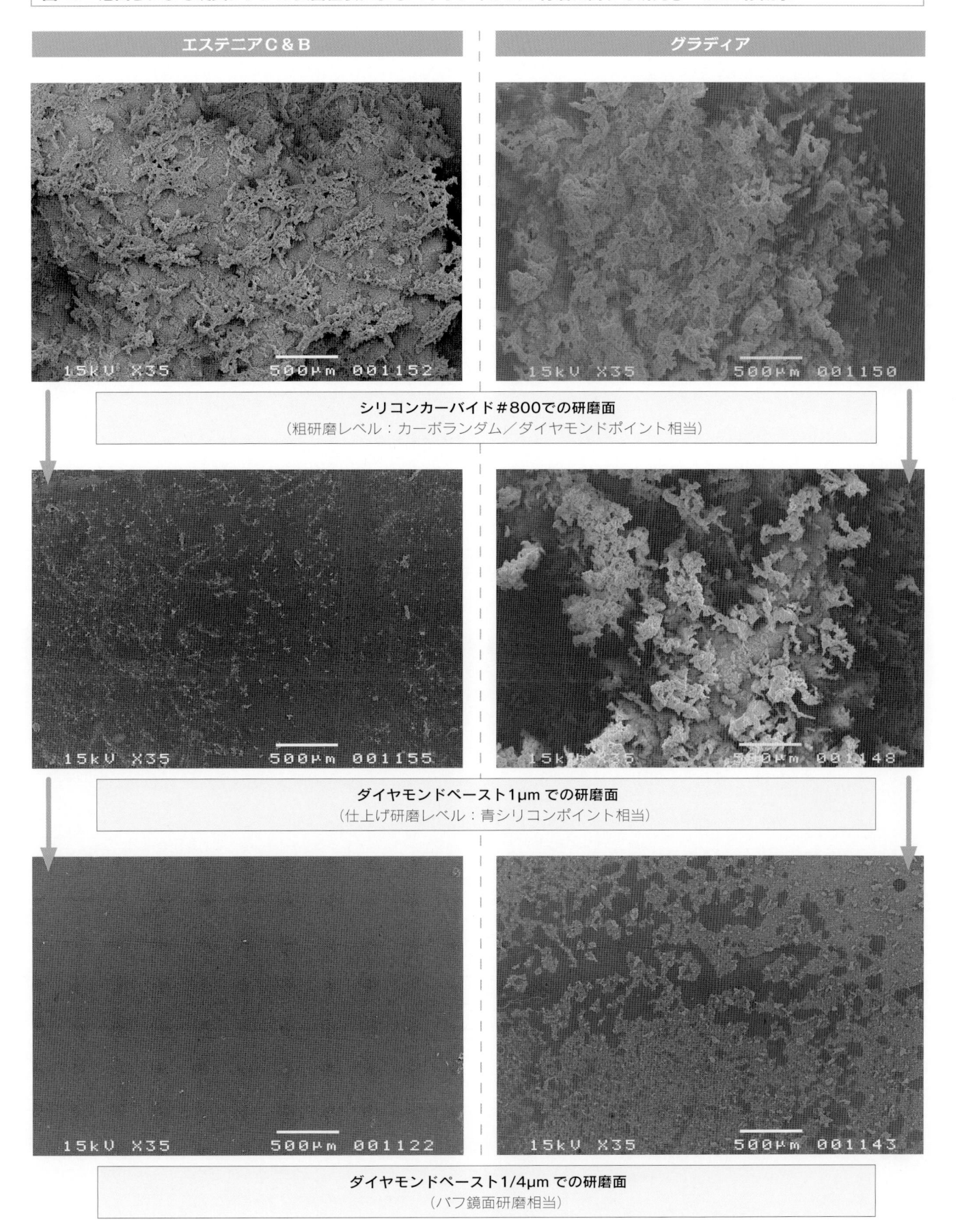

（写真は、東京医科歯科大学歯学部附属歯科技工士学校・池田正臣先生および東京医科歯科大学歯学部う蝕制御学分野・田上順次教授のご厚意による）

図21-1〜3 ハイブリッドタイプジャケットクラウンへのRDA170ペースト20秒間使用後の表面性状

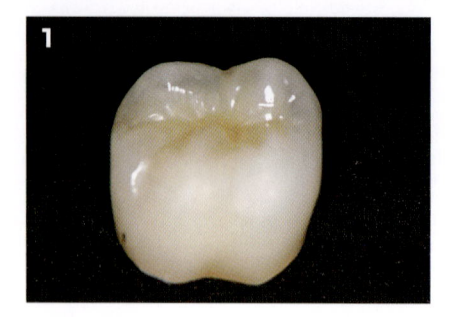

図21-1〜3 ハイブリッドセラミックスの表面の一部をRDA170のPMTCペーストで20秒間研磨し、実体顕微鏡で観察した。

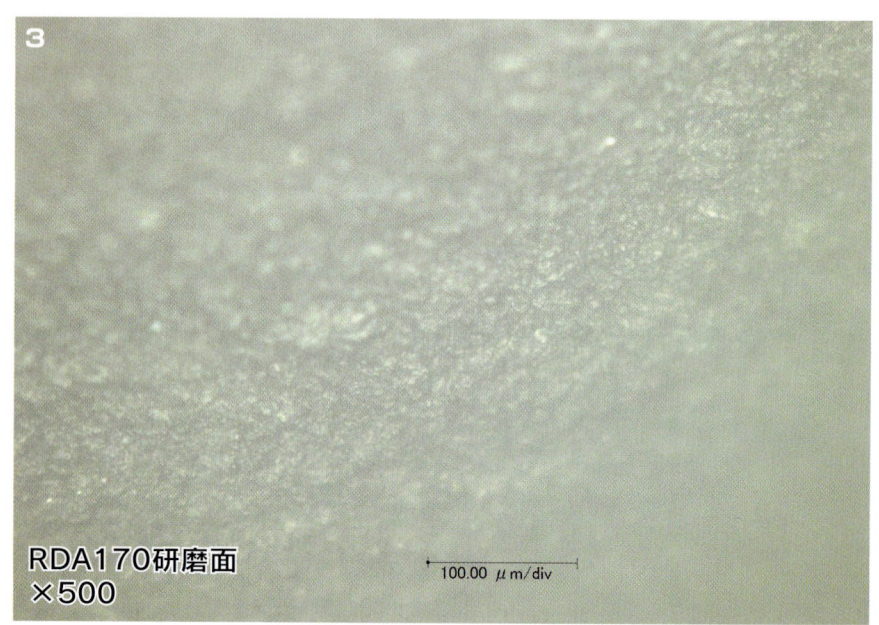

図21-2 滑沢・光沢面（500倍）の状態。表面は文字どおり滑沢である。

滑沢・光沢面
×500
100.00 μm/div

図21-3 研磨面の状態。500倍で表面の粗造感がはっきりと観察できる。ステイン沈着、バイオフィルム付着を助長しやすいことがわかる。

RDA170研磨面
×500
100.00 μm/div

可欠であることが示されていると考えていいであろう。

　図21-1〜3は、ハイブリッドタイプのジャケット冠を、RDA170ペーストにて1回だけ20秒間研磨したものである。わずか1回の研磨でもダメージは大きく、バイオフィルムの付着、ステインの沈着を助長してしまう可能性がある。

　また**図22-1**は、久しぶりに来院された患者の口腔内から取り出したパーシャルデンチャーである。中央の人工歯と両脇の硬質レジン前装部で、明確な差が認められる。比較的手入れのよい患者であるが、このように異種材料の組み合わせで製作されることが多い部分床義歯では、義歯洗浄の方法によっては、材料によって差が生じるこ

図22-1、2　部分床義歯の材料別に選択的に付着した汚染物質

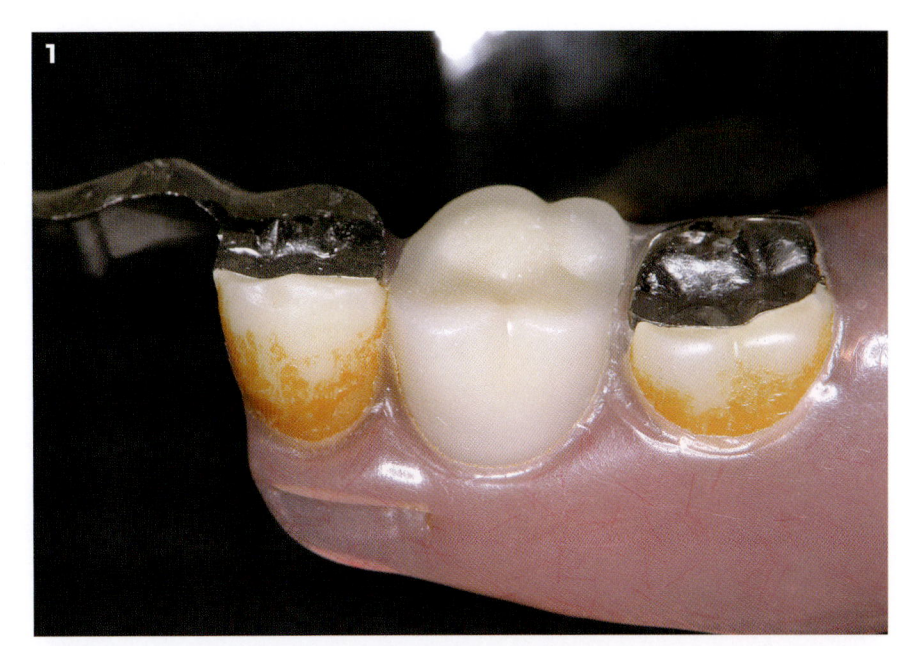

図22-1　人工歯としての硬質レジン歯を用いている部分と、メタルフレームに硬質レジンを前装した部分では、経時的に汚染のしかたに差が出ている。前装部分は研磨による凹凸に選択的に汚染物質が堆積している。

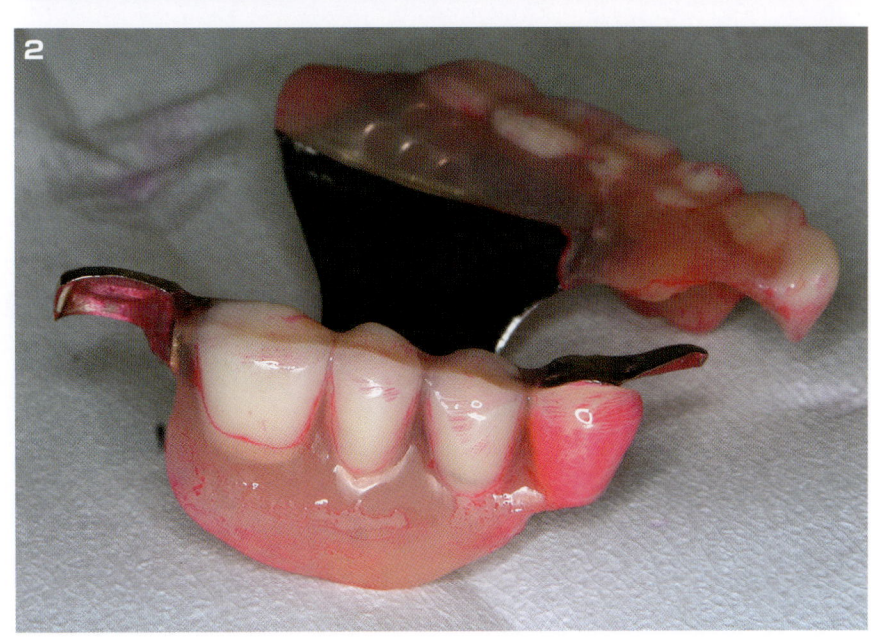

図22-2　前装部分への汚染物質付着は、鉤歯付近でのバイオフィルム増加を招く一因になる可能性がある。

ととなる。すなわち、前装部は研磨行為によってフィラーがむき出しになって凹凸が増大し、ステインやバイオフィルム、歯石などが強固に堆積して、通常の手入れでは落ちないまでになっている。

さらに図22-2は、同様に前装部やブレーシングアーム内面が特に汚れやすくなっている症例である。支台歯のケアはもちろんであるが、義歯の支台歯付近にリスク部位があることを考えると、このような状態で装着使用することは好ましくない。部分床義歯のメンテナンスは、洗浄だけでなく、再研磨の必要性を判断することもプロケアの一環として行われるべきであろう。

Chapter 6

補綴物の非侵襲的プロケアの実際

補綴物にやさしい清掃方法とは

図23 プラスチックキュレットにてバイオフィルムの厚みを減じる

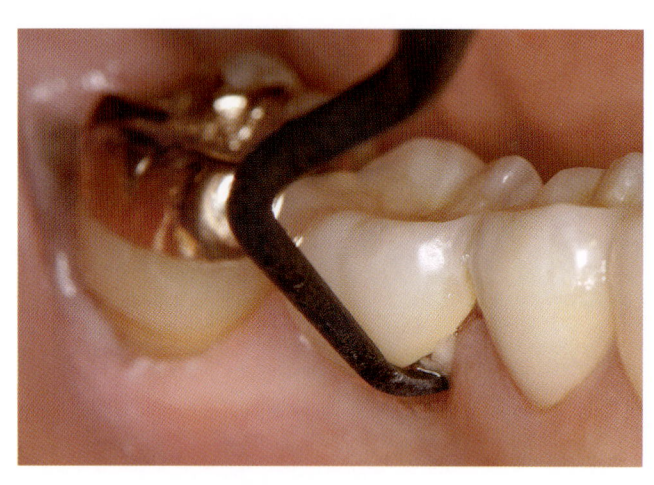

図23 インプラントのプロケア用のプラスチックキュレットは、補綴物表面上のバイオフィルムの厚みを減じるには最適な器具である。

図24 音波歯ブラシの振動によるバイオフィルム除去

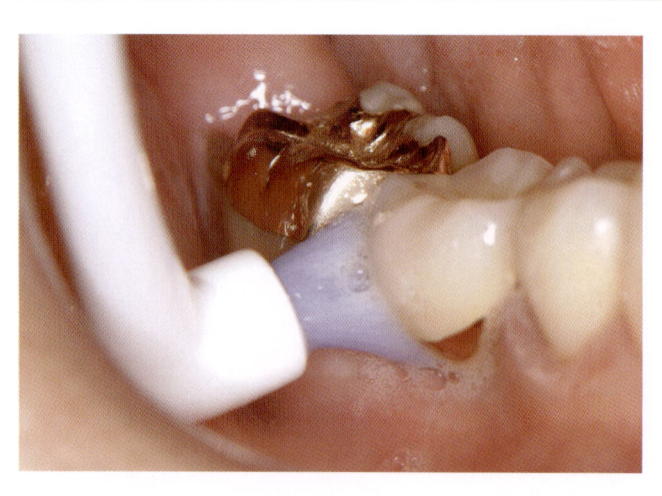

図24 表面が良好な補綴物であれば、バイオフィルムは容易に剥離できる。オキシドールなど発泡性のものや研磨材無配合の湿潤性のあるものと、音波歯ブラシの振動を用いて除去するとよい。音波歯ブラシはたっぷりと濡らして使用する。

　表面粗さが増大するとバイオフィルムが剥がれにくくなることから、補綴物のプロケアでは、補綴物表面に付着しているバイオフィルムを、補綴物表面を荒さないよう細心の注意を払って除去することが肝心である。
　補綴物の清掃では、まず付着物の厚みを減じることから開始する。用いる器具は、インプラント周囲のプロケアに用いられる手用のプラスチックキュレットや、ブラシ類の素材よりも軟かいものを使用する（図23）。金属製キュレットの使用は避けたほうがよい。特に根面から補綴物にかけて操作する場合は、補綴物のマージンを引っかけてしまうことがあるので、マイルドな器具を選択する。
　続いて、オキシドールのように発泡するもの、あるいは歯冠用ジェルのように研磨材無配合の潤滑性のあるものを使用しながら、音波歯ブラシにてブラッシングする（図24）。表面性状が良好に維持されている補綴物表面に付着するバイオフィルムは剥離しやすいことから、音波歯ブラシの振動は積極的に活用するとよい。
　なお、必要に応じて手用ブラシ、スポンジつきフロスなどを併用する。

図25-1～8 振動エアスケーラー用ソニックブラシとコントラ用回転式ブラシの比較

12%金銀パラジウム合金試験片　実体顕微鏡50倍観察

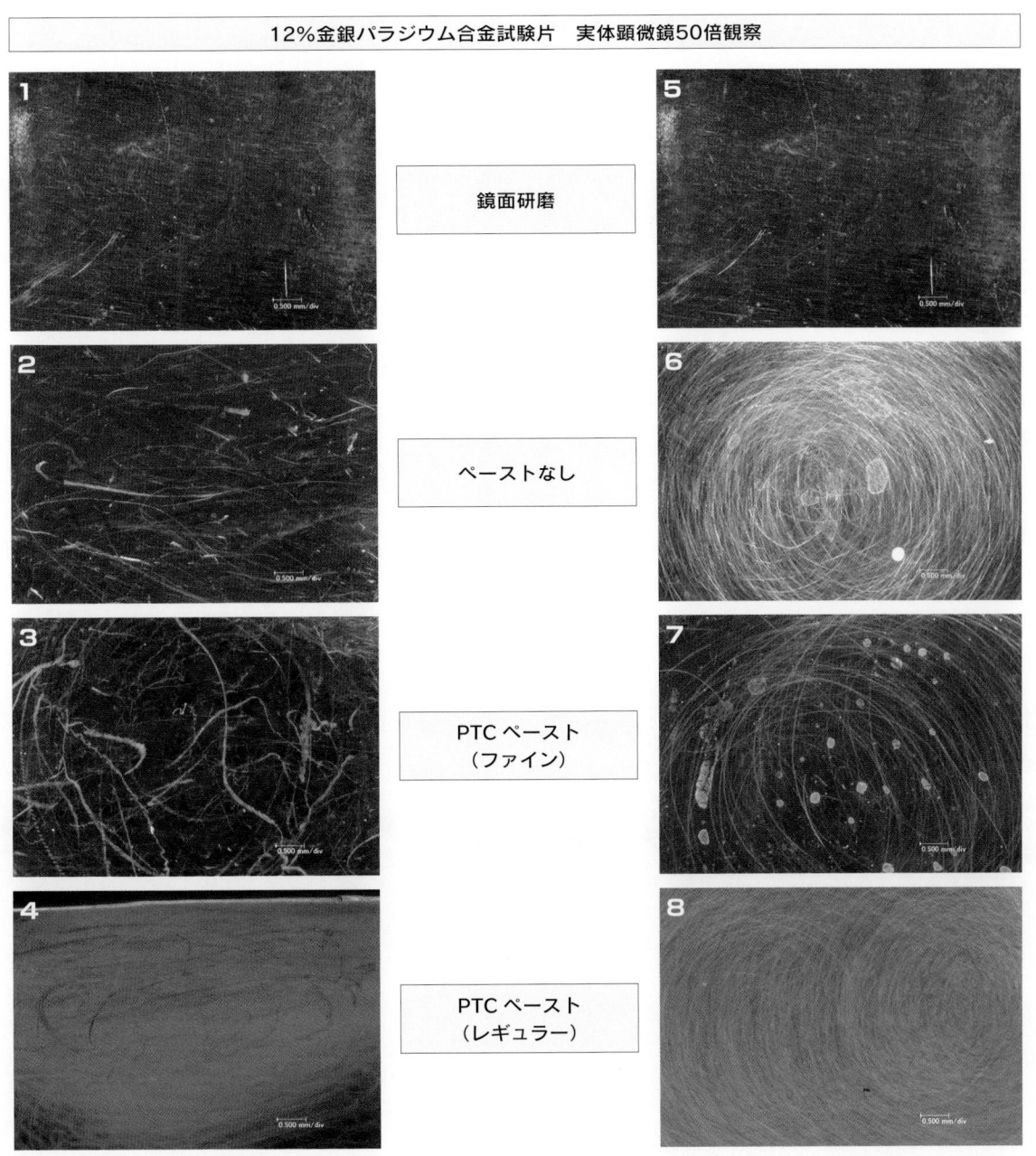

1　鏡面研磨
2　ペーストなし
3　PTCペースト（ファイン）
4　PTCペースト（レギュラー）
5　鏡面研磨
6　ペーストなし
7　PTCペースト（ファイン）
8　PTCペースト（レギュラー）

図25-1～4　ソニックブラシでの試験。研磨材なしとPTCペーストファイン（ジーシー）ではほぼ同程度の比較的マイルドなダメージであった。PTCペーストレギュラー（ジーシー）では光沢が失われるほどのダメージが及んだ。

図25-5～8　回転式ブラシによる試験。回転式ブラシではソニックブラシよりも明らかに傷がつきやすく、しかもペーストを用いないとPTCペーストファイン使用時よりもかえってダメージが大きいことがわかった。

振動エアスケーラー用ソニックブラシによる低侵襲な清掃法

　歯面清掃や歯面研磨に用いる機器としてはコントラ用回転式ブラシがもっとも一般的である。PMTC専用に開発されているものは、コードレスで回転数やトルクが細かく設定できるものが主流である。しかし補綴材料に関しては、傷をつけずに清掃することが命題であるため、研磨ペーストを用いた回転式ブラシによる清掃は極力避けたいところである。

　そもそも補綴材料の汚れは、その表面性状がよほど悪くない限り、本来天然歯の汚れよりも容易に落とせるものである。回転式ブラシによるメタルへのダメージについては先述したとおりであるが、筆者の医院では振動エアスケーラーに装着するソニックブラシ（SUSブラシ）を注水下あるいは研磨材無配合のジェルなどと組み合わせて、有効活用している。図25-1～8は、12%金銀パラジウム合金試験片（キャ

図26-1〜6　振動エアスケーラー用ソニックブラシの臨床応用例

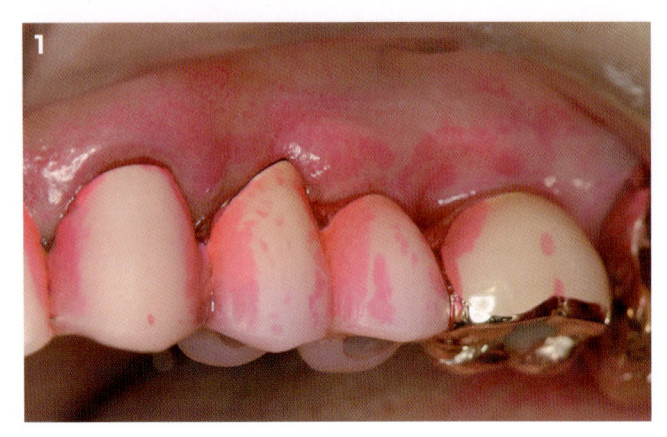

図26-1　インプラント上部構造を含む前装タイプの補綴物。歯間の凹部を中心に染色された。

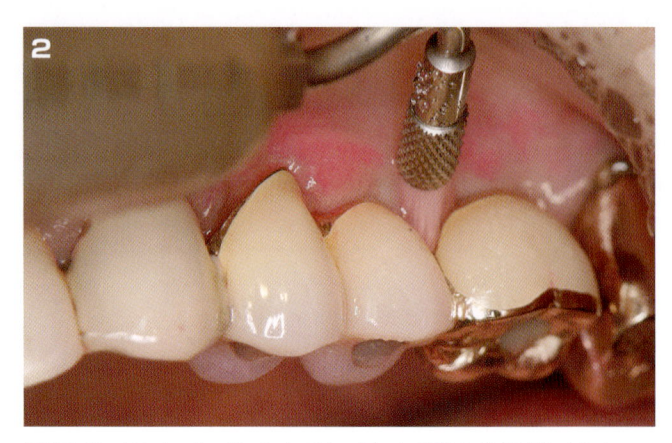

図26-2　アバットメントとのわずかな空隙や前装部にはソニックブラシが適している。回転式ブラシよりも毛束が小さいものが使い勝手がよい。

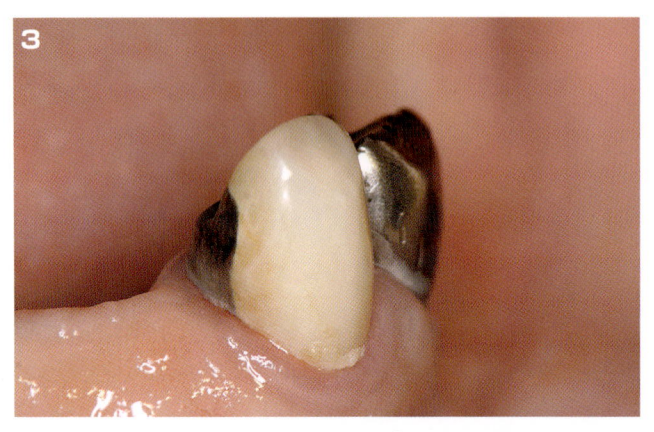

図26-3　鉤歯のリスク部位はクラスプの鉤腕下部に相当するエリアである。

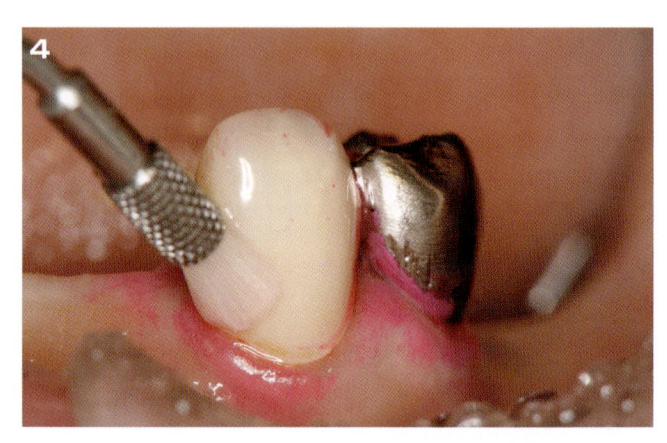

図26-4　ソニックブラシでは、歯肉縁まで出血させることなく清掃できる。

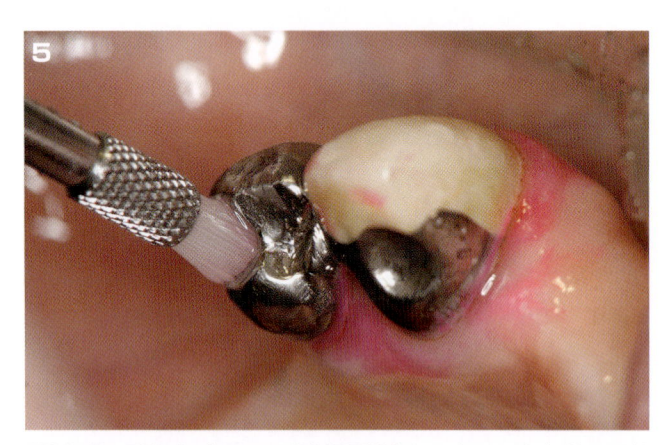

図26-5　回転式ブラシでは清掃困難なレストシートなどの凹部に当てることができる。

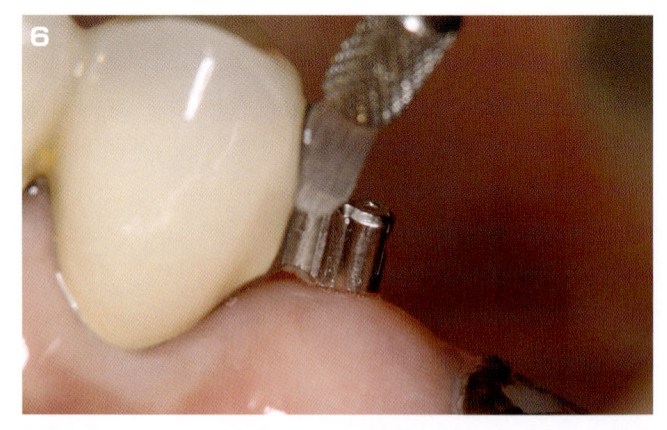

図26-6　アタッチメントのように精密で複雑な形態をした部位には、鋭利なチップを当てることは避け、ソニックブラシを利用する。

ストウェル未鋳造／ジーシー）を用いて、ソニックブラシと回転式ブラシが与えるダメージについて比較を行ったものである。

ソニックブラシは注水下で使用するため、ペーストを使用しなくても非侵襲的な清掃が可能である。補綴材料のバイオフィルムやステイン除去において比較的侵襲が少ない手段であり、また歯周組織に対してもマイルドである（図26-1〜6）。

しかし、本来は音波の振動で「浮かせて落とす」原理であることから、研磨材との組み合わせには十分注意が必要である。

図27-1～3　音波歯ブラシによる義歯の清掃

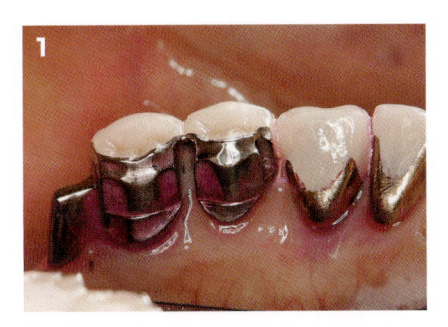

図27-1　ミリングが付与されたパーシャルデンチャーの鉤歯には、ソニックブラシと同じく音波歯ブラシが有効である。セルフケアだけでなく、プロケアでも活用できる。

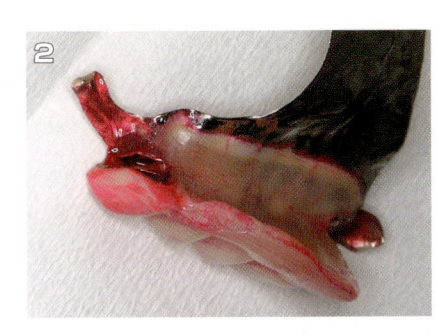

図27-2　部分床義歯のブレーシングアームやクラスプ内面などは、支台である鉤歯にかけられる部位であるため、支台歯と同様に十分な清掃が必要である。

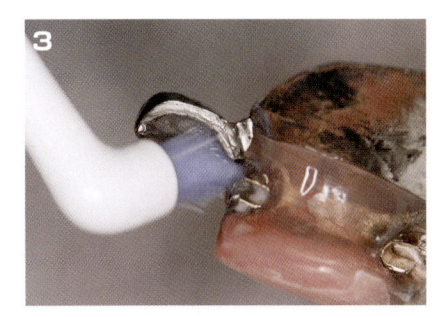

図27-3　義歯の維持装置の清掃は、ワンタフト型ブラシを装着して行う。なお、支台側との相互感染の防止および材料の劣化防止のため、口腔内用と分けて用意する。

図28-1、2　補綴物の隣接面にはマイクロファイバーフロス（アンワックスタイプ）を使用する

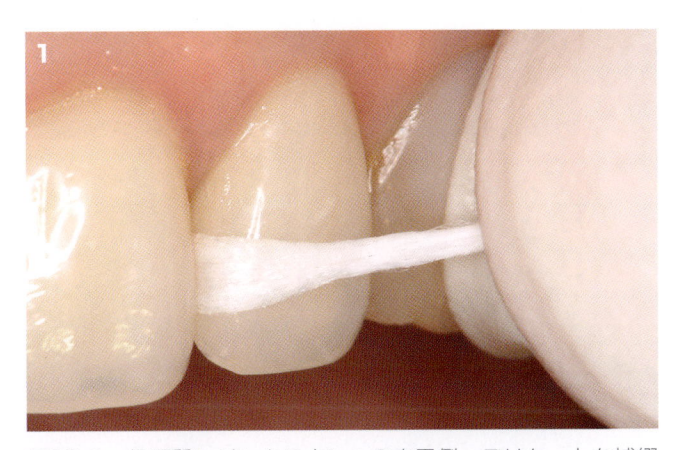

図28-1　超硬質レジンクラウンへの応用例。デリケートな補綴材料にも有効である。

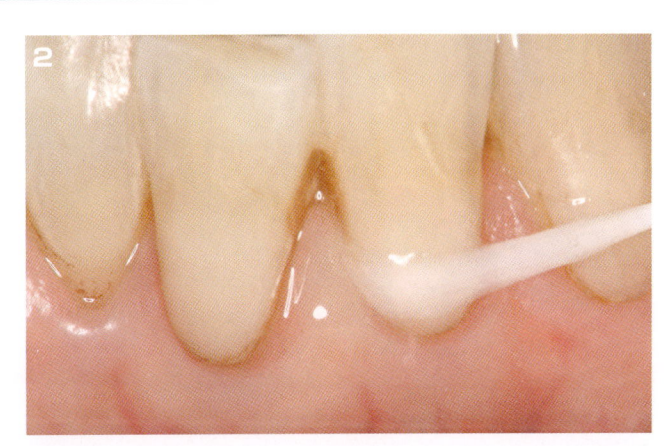

図28-2　コンポジットレジン充填がなされている歯への応用。歯肉縁下にジェルを塗布して使用している。

義歯のプロケアでは、音波歯ブラシを積極的に活用する

　ワンタフト型ブラシが装着できるタイプの音波歯ブラシは、アタッチメントなどの精密部や、義歯クラスプなどの補綴装置装着者にはきわめて有効な清掃器具である。
　アタッチメント（図27-1）やブレーシングアーム（図27-2）、クラスプ（図27-3）などの維持装置は、支台歯に近接する位置関係にあることから繰り返し再感染を引き起こす可能性が高く、支台歯のケアと同等にセルフケアを十分に行うように指導する必要がある。
　なお、支台歯用と義歯用は別々にブラシを用意するほうが望ましい。義歯はその材質から考えても、口腔内の歯を磨く歯磨剤と歯ブラシで磨くとダメージが大きいからである。

補綴物の隣接面にはマイクロファイバーフロスを使用する

　補綴物の隣接面は、マイクロファイバーフロス（アンワックスタイプ）を用いると、非侵襲的にプラーク、バイオフィルムを取り除くことができる。特にレジン系のデリケートな材料は、はじめから研磨ペーストやハードなインスツルメンテーションは避けるほうが、バイオフィルムが剝離しやすくメンテナンスが楽である（図28-1）。
　また、隣接面から歯肉縁下にかけてコンポジットレジン充填などの修復材料が存在する場合も、マイクロファイバーフロス（アンワックスタイプ）は効果的に汚れを取り除くことができる[8]。
　歯肉の損傷防止や、殺菌、抗炎症を期待する場合は、研磨材無配合歯間ジェルのIPMPやPTCペースト（ジーシー）のクロルヘキシジン、あるいはCPC配合ジェルなど、ジェルタイプの製剤がマイルドに作用するので併用する（図28-2）。

図29 歯磨剤のミスマッチが原因と思われるハイブリッドタイプジャケットクラウンの光沢の喪失

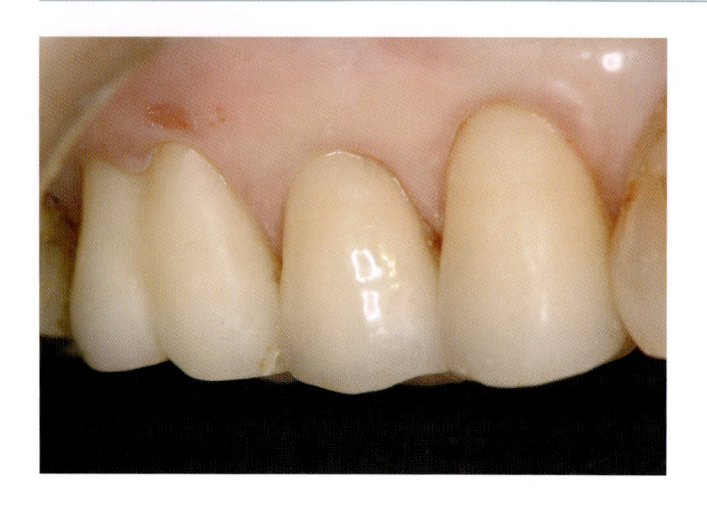

図29 4、6は装着後14ヵ月ほど経過、5は装着直後である。プロケアならびにセルフケアでの歯磨剤のミスマッチが、光沢の喪失に大きく影響を与えているだろう。

図30-1、2 歯磨剤による硬質レジンンの表面性状の変化

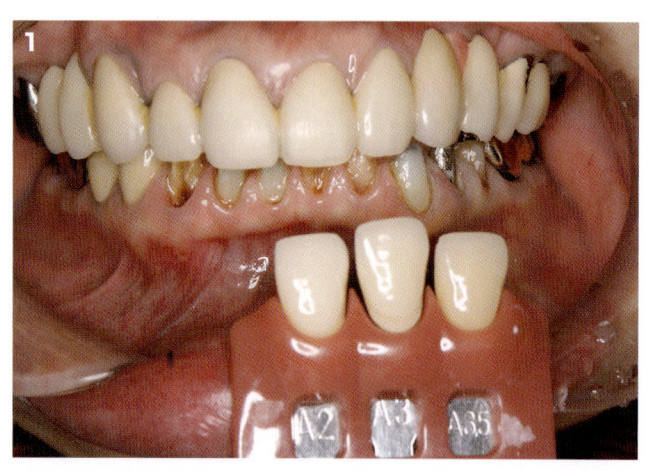

図30-1 硬質レジン前装冠は、喫煙によるステイン沈着予防のため研磨力の強い歯磨剤を日常的に使用していたことから、表面のツヤが失われ、粗造化していた。

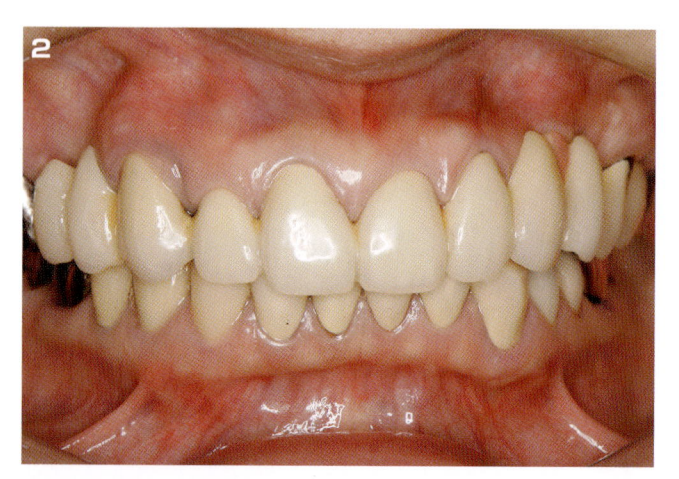

図30-2 研磨材無配合のナノ粒子ハイドロキシアパタイト系歯磨剤に変更したところ、徐々にツヤが回復し、1年後には滑沢で光沢のある表面性状に戻すことができた。硬質レジンのフィラーがシリカ系の硬い20nm程度の粒径を有する材料であることと、同じく硬い20nm付近の粒径を持つハイドロキシアパタイトを含有する歯磨剤がマッチし、ブラッシングによってぶつかり合うことで、傷つくことなく再研磨効果が発揮されたものと考えられる。

セルフケア時の歯磨剤選択が補綴物に与える影響

　図29の6 5 4は、いずれもハイブリッドタイプのジャケットクラウンである。4、6は装着後14ヵ月ほど経過しているが、完全に光沢が失われている。5は装着直後である。
　また図30-1は硬質レジン前装冠装着者であるが、喫煙によるステイン沈着防止のために研磨力の強い歯磨剤を日常的に使用していたため、表面のツヤが失われて粗造化していた。歯ブラシのあたりにくい隣接部には若干の光沢が残っている。
　一方図31は、装着後5年6ヵ月以上経過しているハイブリッドタイプのジャケットクラウンである。装着後、研磨材を用いたPMTCは一度も行っていないのはいうまでもなく、セルフケアで使用する歯磨剤についても、歯科医院側からコントロールしている。
　このように、コンポジット系の材料はセルフケアによっても大きく差の出る材料である。

図31 装着後5年6ヵ月以上経過しても光沢が失われていないハイブリッドジャケットクラウン

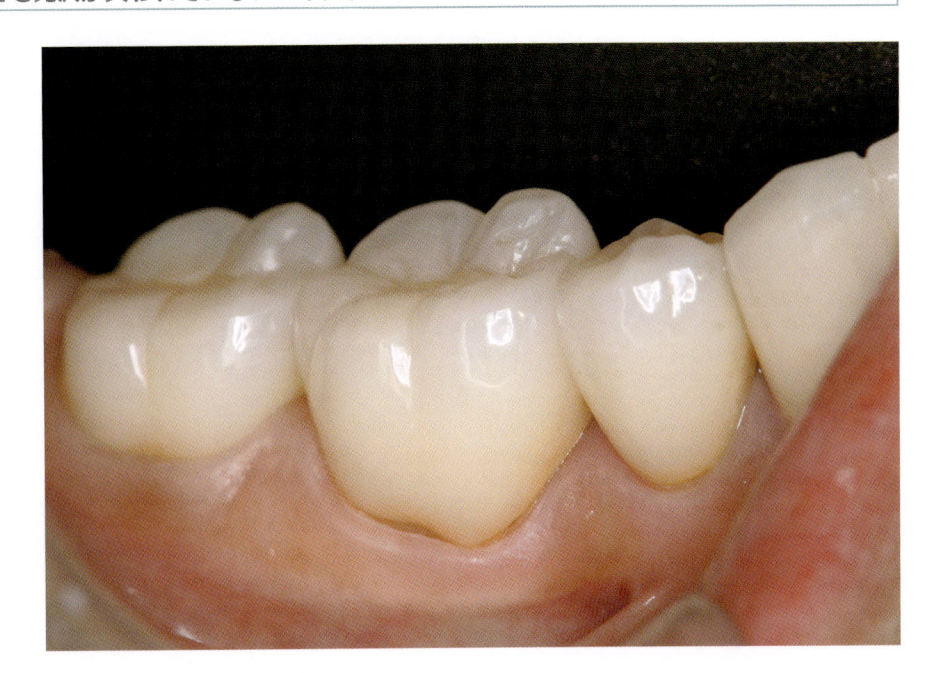

図31 装着後、5年6ヵ月以上経過しているが、光沢は失われていない。プロケアでは研磨材を用いたPMTCは行っておらず、セルフケアで使用する歯磨剤もコントロールしている。

プロケアとしてセルフケア時の歯磨剤をコントロールする必要性

　各種市販歯磨剤は研磨力が把握しにくいため、選択を誤ると補綴材料にも悪影響を及ぼしかねない。しかし現実的には、自分の口腔内にあった歯磨剤を選択できるだけの情報を得ることは困難であり、患者は商品イメージやうたい文句をもとに購入するケースがほとんどであろう。そこで、少なくともわれわれ歯科医療従事者は、自院で治療を受けた患者側に適確な情報とアドバイス、提案ができるように、歯科専売品を中心に歯磨剤の特徴を把握しておく必要がある[9〜12]。特にハイブリッドセラミックスなどの複合材料は、その特性からデリケートな扱いが要求されるため、セルフケアまで踏み込んだケアを心がけたい。

　次ページ図32に示す実験は、各種歯磨剤がハイブリッドセラミックスの光沢度に及ぼす影響について調べた、歯ブラシ摩耗試験である。400g荷重下で歯ブラシを1万回往復させ、90度回転してさらに1万回往復、合計2万回まで実施している（図32-1）。結果を図32-2と表1に示す。歯を白くするとうたっているものはやはり研磨力は強く、歯ブラシ摩耗試験1万回でかなり光沢は失われる。一方、歯周疾患をターゲットにしている製品の研磨力は比較的弱いと判断できる。しかし、RDA60程度の低研磨力とされる製品でも影響の大きいケースもあることから、「RDAは参考にはなるが、あくまで1つの指標でしかない」と考えておくべきであろう。図32-3は、実際に研磨された試片である。傷が大きいほど光沢が失われ光が乱反射するため、円形が不明瞭となって観察される。

　口腔内にはさまざまな材料が存在することは珍しくなく、またメタルフリーの傾向が強まっていることから、レジン系材料が占める割合も大きくなってきている。このような材料を主体に修復されている症例では、材料の特性を患者自身にも理解してもらい、セルフケアに用いるブラシや歯磨剤も推奨できるものを使用してもらうようコントロールすることは大切なポイントであろう。図29と図31のように、メンテナンスを継続していくと、コントロールがうまくいっているかいないかで、差がはっきりと感じられるものである。

図32-1 歯磨剤によるハイブリッドセラミックスの光沢への影響　歯ブラシ摩耗試験の実験条件

歯磨剤スラリー
各種歯磨剤／蒸留水＝70wt%／30wt%を50ml準備。1万回ごとにスラリーを交換する。試験中の水添加なし。

歯ブラシ
ビトイーンレギュラー（ライオン）。大きい山切りカットで、毛のかたさは「ふつう」。

使用サンプル
エステニアC＆B（E1）
重合条件は、αライトⅡ5分×2＋110℃15分間加熱。

摩耗試験
400g荷重下で、1万回往復毎に90度回転（右図）。合計2万往復まで実施。

光沢度測定
Σ90、60度

図32-1　歯磨剤によるハイブリッドセラミックスの光沢への影響の実験概要。

図32-2および表1　歯磨剤によるハイブリッドセラミックスの光沢への影響　実験結果（データ）

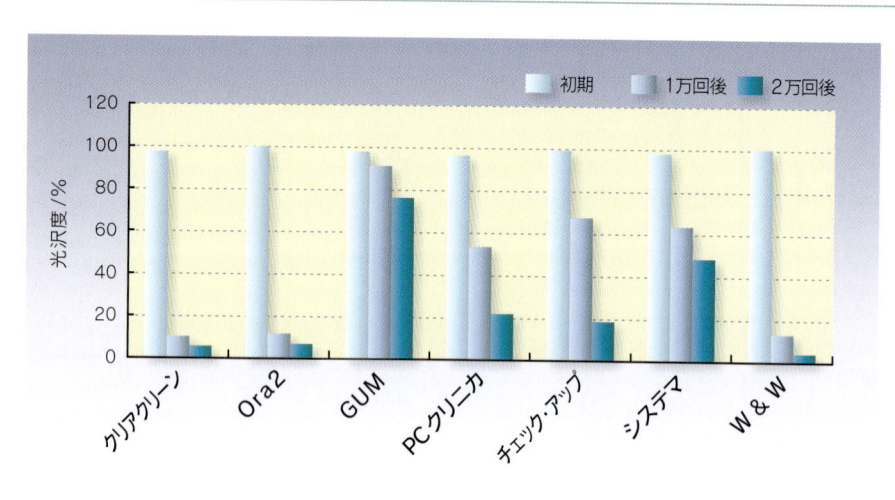

図32-2　各種歯磨剤による歯ブラシ摩耗試験結果。エステニアC&B(E1)の光沢度の変化。

表1　各種歯磨剤による歯ブラシ摩耗試験結果の詳細

Run	呼称	販売名	研磨材・清掃剤	RDA値	メーカー	光沢度 初期	1万回後	2万回後	表面状態
1	クリアクリーン	クリアクリーンRB	無水珪酸、炭酸Ca3種		花王	98	10	6	スリガラス傷
2	Ora2	薬用サンスターオーラツーAS	無水珪酸		サンスター	100	12	7	スリガラス傷
3	GUM	薬用G・U・MデンタルペーストEA	リン酸水素Ca、ベタイン[1]		サンスター	98	91	76	傷少ない
4	PCクリニカ	PCクリニカライオンFa	水酸化アルミニウム		ライオン	97	53	22	ややスリガラス傷
5	チェック・アップ	チェック・アップSTDa	非晶質無水珪酸	60	ライオン	99	67	19	スリガラス傷
6	システマ	システマSDa	非晶質無水珪酸	110	ライオン	98	63	48	ややスリガラス傷
7	W&W	ホワイトアンドホワイトライオンCAa	リン酸水素Ca、酸化Al		ライオン	100	13	4	スリガラス傷

[1] ヤシ油脂脂肪アミドプロピルベタイン液

図32-3　歯磨剤によるハイブリッドセラミックスの光沢への影響　実験結果(実際の試片)

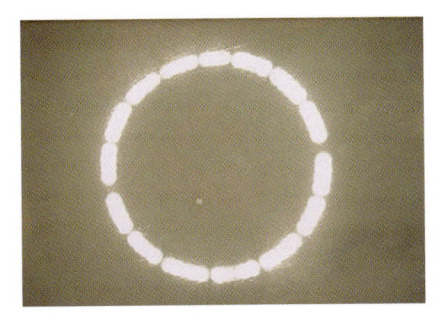

試験前の試片
試験片の正面より照射されたリングストロボ光は、研磨傷によって乱反射する。傷が多いほど、ストロボ光の写り込みが不鮮明になる。

審美系歯磨剤の代表例

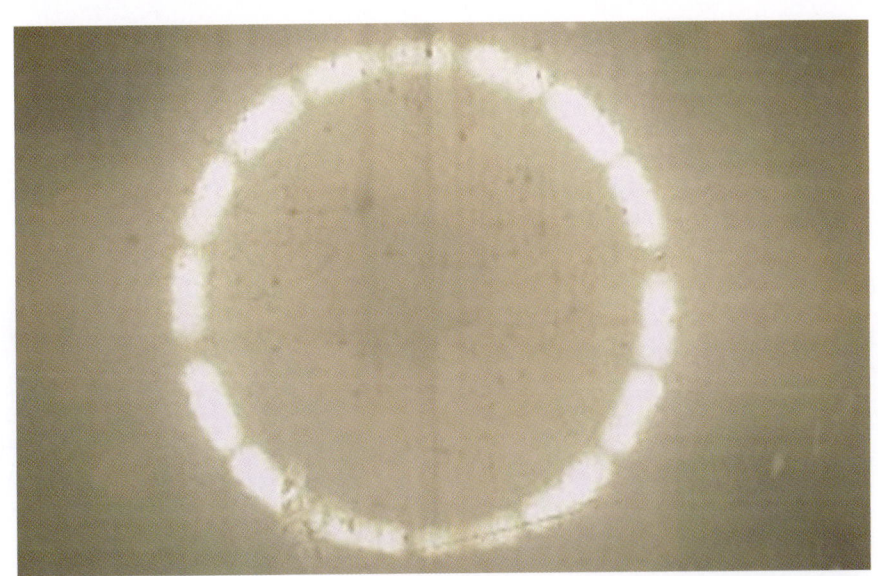

う蝕予防歯磨剤の代表例

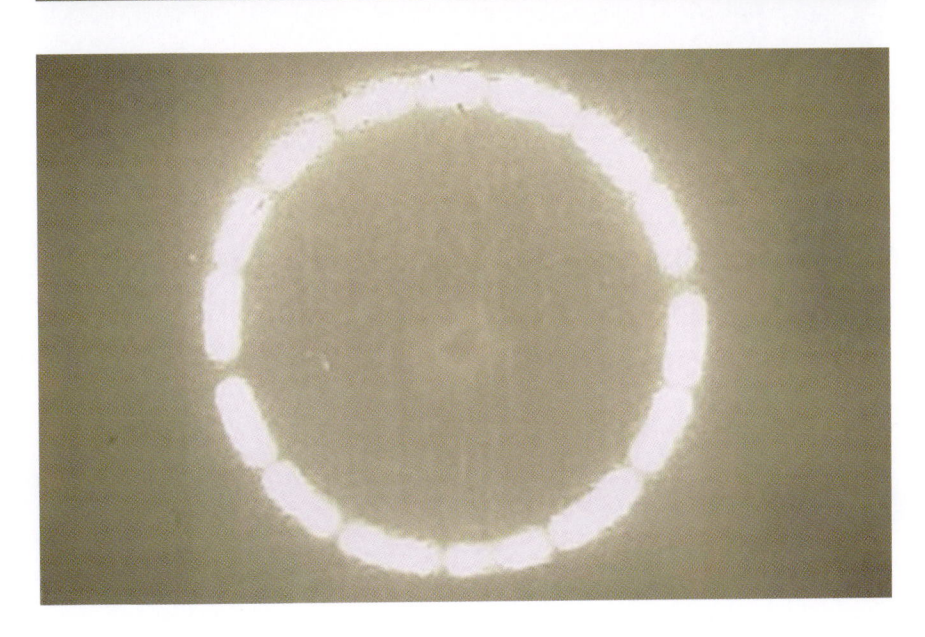

歯周病予防歯磨剤の代表例

図33-1〜6 ハイブリッドセラミックスへの低侵襲なPTC実施例

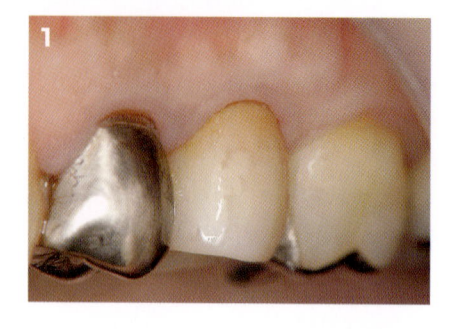

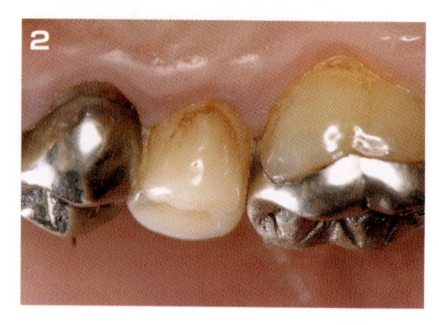

図33-1、2 ５ハイブリッドセラミックスクラウンに強固に付着したバイオフィルムとステイン。頬側にはバイオフィルム付着が、舌側にはステイン沈着が認められる。

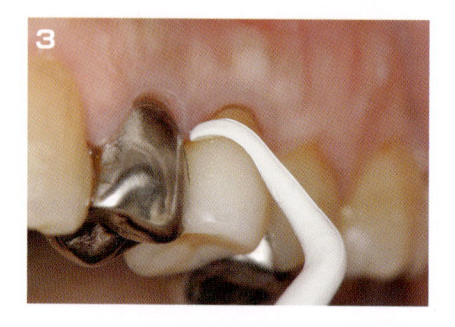

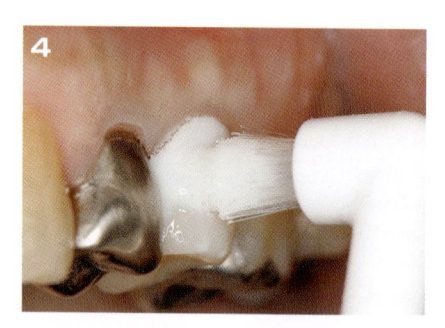

図33-3 プラスチックキュレットにて付着物の厚みを減じる。
図33-4 その後、ADゲルにて付着物を溶解する。

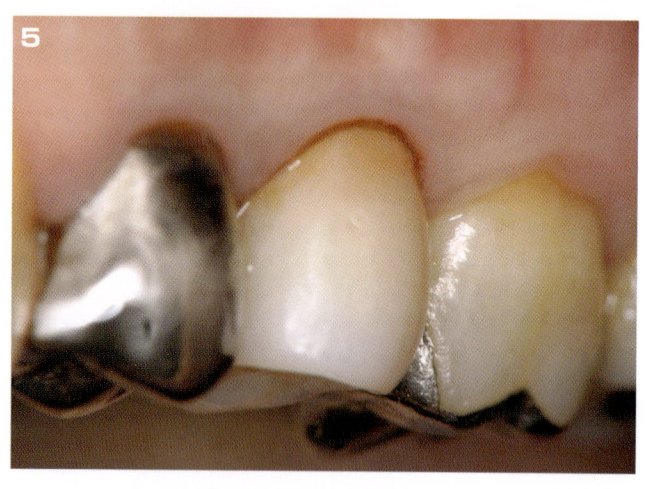

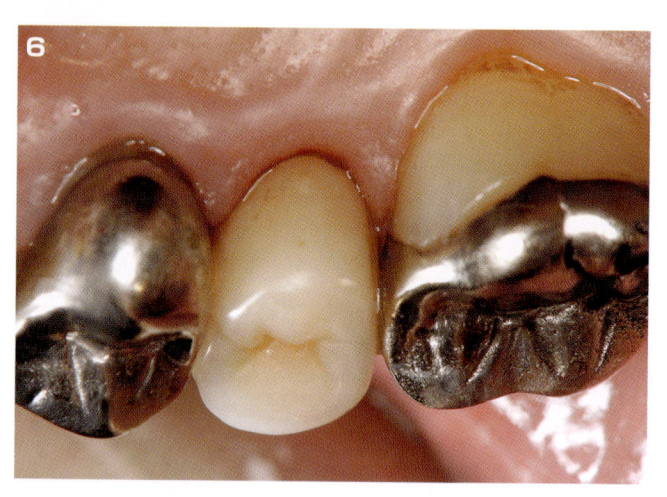

図33-5 水洗後、乾燥させると、ステインやバイオフィルムが溶解除去されたようすが確認できる。

図33-6 このハイブリッドセラミックスクラウンのように光沢が失われている場合は、ダイヤモンドペーストやルージュなどでツヤ出ししておくほうがよい。

Case 1　ハイブリッドセラミックスへの低侵襲なPTC実施例

　ハイブリッドセラミックス表面に付着したバイオフィルムやステインは、先述したように補綴物の表面が粗造になるほどバイオフィルムは剥離しにくくなるため、装着直後から光沢を維持するように努めることが大切である。しかし、すでに荒れてしまっている面や長期経過症例では、研磨ペーストなしでは落としにくくなっている場合もある。

　通常は先述の手法で非侵襲的にケアを行うが、強固に付着して容易には落とせなくなっている場合（図33-1、2）には、プラスチックキュレットで厚みを減じ（図33-3）、その後、天然歯同様に10％次亜塩素酸ナトリウム（ADゲル）で溶解すれば、非侵襲的に落とすことができる。

　ただし、低カラットや卑金属は次亜塩素酸ナトリウムで腐食を起こすことがあるので、周囲の状況を確認して行うようにする必要がある。

　なお、図33-6のように光沢が失われている場合は、ダイヤモンドペースト、ルージュなどでツヤ出ししておくほうが望ましい。

図34-1〜4　口腔内でのハイブリッドセラミックスの再研磨例

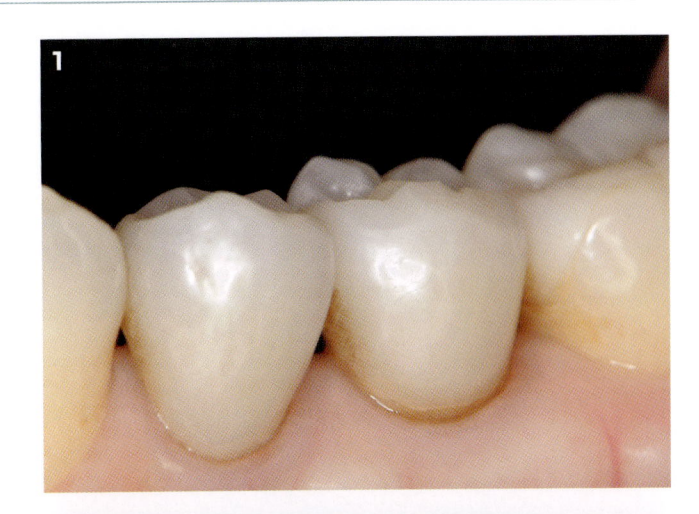

図34-1　4 5のハイブリッドセラミックスクラウンは、装着後6年ほど経過し、光沢が失われてきている。

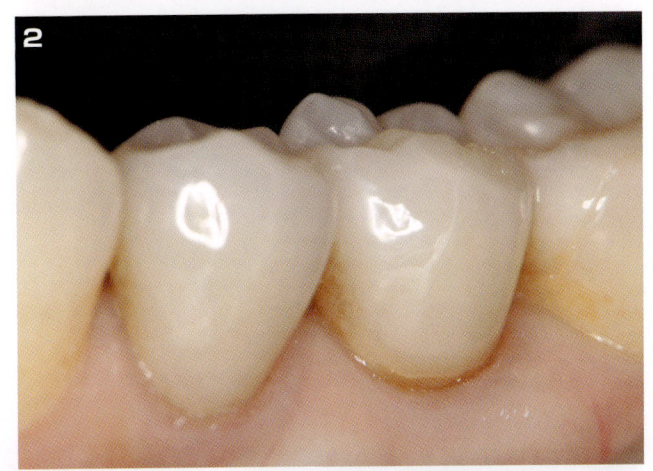

図34-2　ダイヤモンドペーストとロビンソンブラシにて、口腔内でツヤ出しを行った。

図34-3　口腔内再研磨用ペースト。左よりダイレクトダイヤペースト（松風）、スーパースタースマイル（日本歯科工業社）、ダイヤポリッシャーペースト（ジーシー）。

図34-4　コントラに装着できるブラシ、バフ類。左はスーパースナップバフ（松風）、右は研磨ブラシおよび研磨フェルト（ジーシー他）。

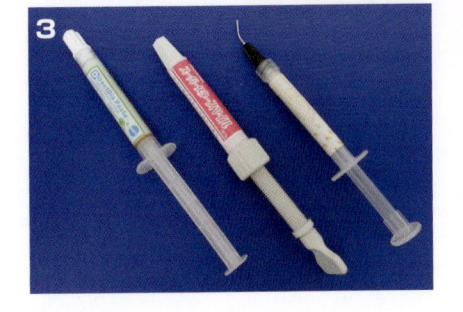

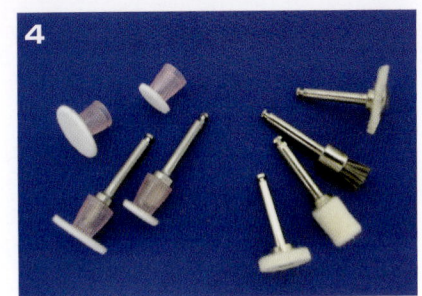

Case 2　口腔内でのハイブリッドセラミックス再研磨症例

　図34-1の4 5に装着されたハイブリッドセラミックスジャケットクラウンは、装着後6年経過し、光沢が失われてきたため、ダイヤモンドペーストおよびロビンソンブラシを使用して口腔内にてツヤ出し研磨を行った（図34-2〜4）。
　しかし隣接部の研磨は困難であることから、少なくとも研磨ペーストを用いたPMTCで面を荒らしてしまうことは絶対に避けなければならないことがわかる。

図35-1〜3 口腔内でのオールセラミックス再研磨症例

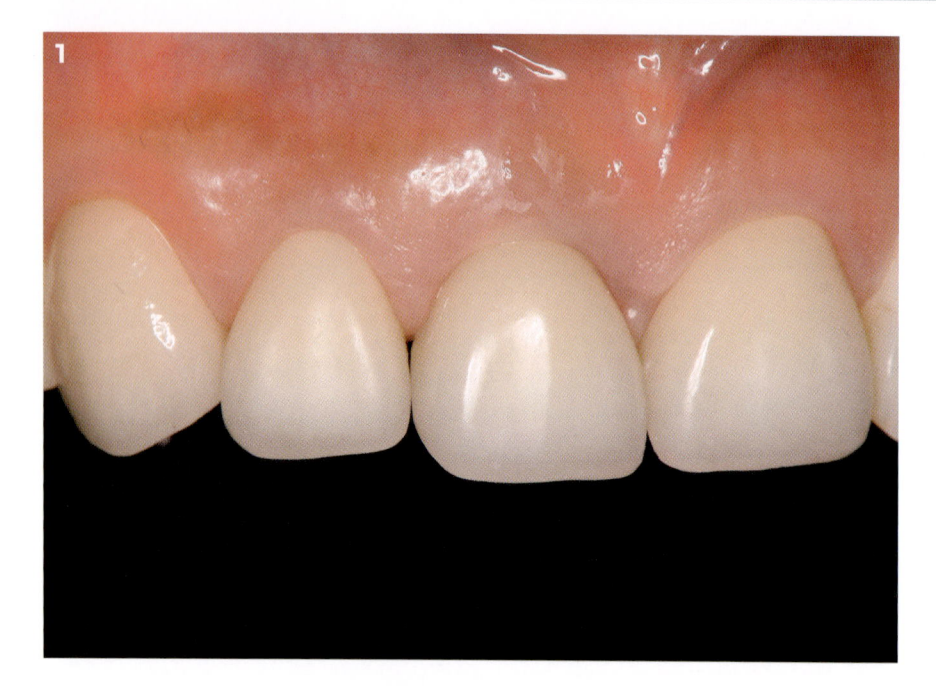

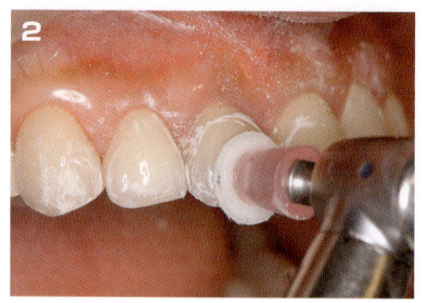

図35-1 2 1|1 に装着されたオールセラミックスジャケットクラウン。セルフケアでは研磨力の強いペーストを使用していた。歯頸部や隣接隅角部以外はツヤが消失している。

図35-2 スーパースタースマイルを用いて、口腔内再研磨を行った。ブラシ研磨後、バフで仕上げる。

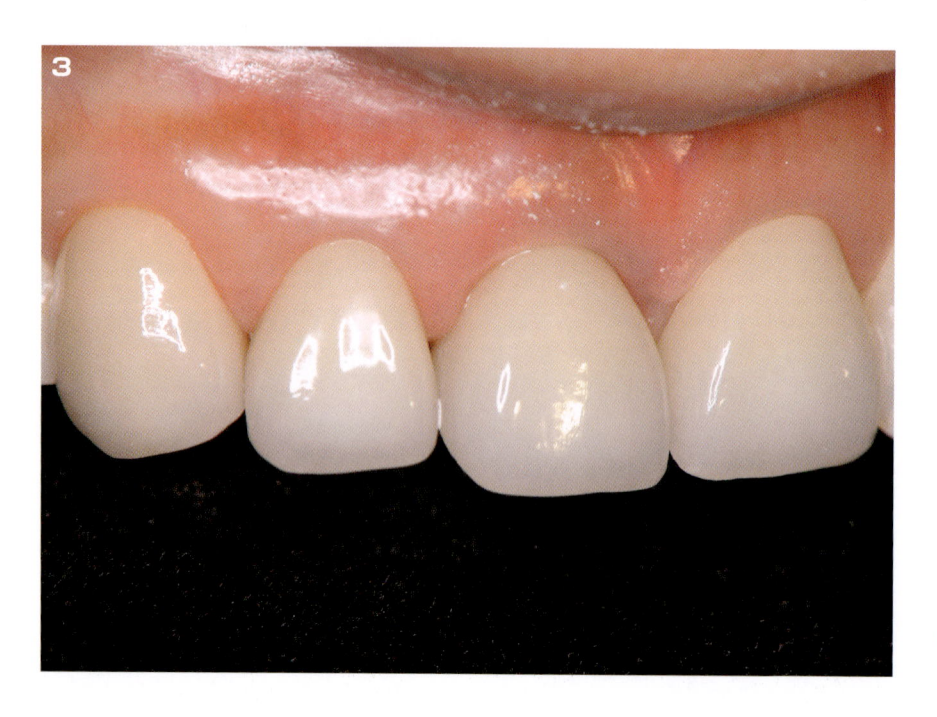

図35-3 装着後間もない 3|と同程度にツヤが回復した。

Case 3　口腔内でのオールセラミックス再研磨症例

　図35-1の 2 1|1 に3年前に装着されたオールセラミックスジャケットクラウンであるが、セルフケアにおいて研磨力の強い歯磨剤を継続使用したため、ブラッシング圧が強くかかりやすい唇面の光沢が消失している。
　Case 3では、口腔内再研磨用ダイヤモンド粒子配合ルージュ・スーパースタースマイルを用いて再研磨を行った（**図35-2**）。

コントラに装着できるロビンソンブラシで研磨後、バフを使用して仕上げると、ツヤが回復した（**図35-3**）。

【参考文献】

1. 吉成正雄，加藤正治，小林明子．歯と補綴物にやさしいプロフェッショナルケアの新時代．デンタルハイジーン 2009; 29(1):32-42.
2. 小林明子．補綴物とPMTC．素材との関連を考えて．歯科衛生士 2002;26(9):23-34.
3. 川口裕之，今西泰彦，桑名裕一郎，金子守男，久保一美，北村隆，奥森直人，五十嵐俊男，吉成正雄．各種スケーラーチップを用いたインプラント体への細菌付着(会議録)．日口腔インプラント誌 1999;12(2):307-308.
4. Nakagawa M, Matsuya S, Shiraishi T, Ohta M. Effect of fluoride concentration and pH on corrosion behavior of titanium for dental use. J Dent Res 1999;78(9):1568-1572.
5. Nakagawa M, Matsuyai S, Udoh K. Corrosion behavior of pure titanium and titanium alloys in fluoride-containing solutions. Dent Mater J 2001;20(4):305-314.
6. Ikeda M, Matin K, Nikaido T, Tagami J. Effect of surface roughness and composition on biofilm adherence to indirect resin composites. Adhes Dent 2005;22(4):405.
7. 田上順次．3-3 修復処置とPMTC. In: 花田信弘(監修)．目的別PMTCとオーラルケア．バイオフィルム制御とオーラルケアの到達点．東京：クインテッセンス出版，2006.
8. 相澤真奈美．こんなフロスがほしかった!!「ルシェロフロス アンワックス」の臨床用途とその効果．ジーシーサークル 2010; 132:14-17.
9. 加藤正治，相澤真奈美．歯面改質剤によるナノケアの実践．In: 腕を上げたいうまくなりたい．自由診療のステップbyステップ．東京：デンタルダイヤモンド，2005.
10. 相澤真奈美，佐藤えい子，相原悠里．みんなで実験してみよう．私たちのチャレンジ(1)．デンタルハイジーン 2005;25(11):1120-1123.
11. 加藤正治，相澤真奈美．どうする？ プロケア＆セルフケアグッズの効果的な選び方．高輪歯科編．DHstyle 2007;1(2):17-37.
12. 加藤正治，相澤真奈美，ほかスタッフ一同．私たちがつくる！ 魅力的な歯科医院．デンタルハイジーン 2006;26(8):782-789.

【掲載写真および症例関連執筆論文・書籍】

図1 加藤正治(監修)．素材を考慮したプロフェッショナルケア．患者さんに喜ばれるメインテナンスとは．東京：ジーシー，2008.

吉成正雄，加藤正治，小林明子．歯と補綴物にやさしいプロフェッショナルケアの新時代．デンタルハイジーン 2009; 29(1):32-42.

図4、図7、図12、図22、図29、図31
加藤正治(監修)．素材を考慮したプロフェッショナルケア．患者さんに喜ばれるメインテナンスとは．東京：ジーシー，2008.

図6 加藤正治，相澤真奈美．どうする？ プロケア＆セルフケアグッズの効果的な選び方．高輪歯科編．DHstyle 2007;1(2):17-37.

図8、図9
吉成正雄，加藤正治，小林明子．歯と補綴物にやさしいプロフェッショナルケアの新時代．デンタルハイジーン 2009; 29(1):32-42.

図18 加藤正治，相澤真奈美．どうする？ プロケア＆セルフケアグッズの効果的な選び方．高輪歯科編．DHstyle 2007;1(2):17-37.

加藤正治(監修)．素材を考慮したプロフェッショナルケア．患者さんに喜ばれるメインテナンスとは．東京：ジーシー，2008.

吉成正雄，加藤正治，小林明子．歯と補綴物にやさしいプロフェッショナルケアの新時代．デンタルハイジーン 2009; 29(1):32-42.

図21 吉成正雄，加藤正治，小林明子．歯と補綴物にやさしいプロフェッショナルケアの新時代．デンタルハイジーン 2009; 29(1):32-42.

第6部
細菌をターゲットとしたメンテナンスの実践

Chapter 1

細菌叢の動向をメンテナンスに活かす

細菌をターゲットとしたメンテナンス

　メンテナンスと単純に言った場合、その実体は診療室にて行われるプロフェッショナルによる定期的な清掃（プロケア）を指していることが多い。場合によってはPMTCが同義語として用いられていることもある。しかしメンテナンスに求められることは歯面清掃にとどまらず、広い視野で症例を観察することである。

　たとえばバイオフィルムの除去、歯周組織の再評価、補綴装置や修復物の不具合のチェック、咬合バランスのチェックなど、口腔内の把握だけでも見るべきポイントは多い。さらに全身状態についても、各種検査値とともに、食や生活習慣の変化、高齢者であれば歩きかたや手の動きの変化なども感じ取りたい。いずれもメンテナンスで行うべきこととして成書にて触れられている事項である。第6部では、これらに加えて、従来とは違う視点でメンテナンスを検討してみたい。

　まず、これまでのパートで述べてきたことを振り返ってみよう。

　はじめにサイズにこだわったのはなぜか？　それは細菌が相手だからである。細菌よりも大きい粒子が作り出す表面粗さのマイナス効果と、細菌よりも小さい粒子が作り出すプラス効果を理解できたことであろう。

　エナメル質の新コンセプトでは、細菌の酸に抵抗し再石灰化優勢の環境を作り出すことがテーマであった。そして細菌が入り込む余地のない表面性状を作り上げることが目標になった。

　象牙質の新コンセプトのテーマは、象牙細管の攻略であった。すなわち象牙細管を封鎖して根面う蝕や知覚過敏に抵抗し、アパタイトリッチな象牙質表層に改質することで、象牙質のエナメル質化を目指すものであった。

　最後の補綴材料別プロケアでは、極力傷をつけない非侵襲的なケアの実践により、バイオフィルムの付着に抵抗する表面性状を維持することがテーマとなった。

　これらの点に注目してまとめるならば、本書がこれまで述べてきたプロケアとは、「汚れをどう落とすか」、「傷をつけないようにするにはどうしたらよいか」がテーマではなく、細菌をターゲットに、いかにそのアタックに対して抵抗できる歯面を獲得し、正常な細菌叢を保って健康へ導くかがメインテーマになっていることを、改めて理解できることだろう（**図1**）。

　筆者は、これまで述べてきたことを個々のケースにあてはめ、価値の高いメンテナンスを行うことが今後求められると考えている。

細菌叢の変化を指標にする

　細菌をターゲットにするためには、見えない相手を見えるようにすること、つまり臨床検査の実施と評価が求められる[1]。

　まず位相差顕微鏡による細菌の観察は、ぜひ有効活用したい。位相差顕微鏡像をデジタルカメラを介して大型モニタに表示することで、興味深い動画を得ることができる。P.g.菌のような非運動性菌は位相差顕微鏡では確認できないが、T.d.菌のようにわかりやすい運動性菌や運動性桿菌は確認することができる。実際、健康な状態に比べポケット内の細菌叢が運動性菌優勢になってくると、歯周組織の炎症が顕著になってくることから[2]、位相差顕微鏡による細菌の観察はメンテナンスで毎回実施したい検査である。

　また唾液やポケット内から検体を採取する歯周病関連細菌数検査は、P.g.菌をはじめとするRed Complex構成菌の定量に利用できる。現在は、宿主反応を知る手がかりとして指尖採血による血漿抗体価検査[3〜10]の数値も追うことで、真の意味での予防が実践できると筆者は考えている（**図2**）。

　もちろん従来の歯周組織検査も、こ

図1 本書の真のテーマは「細菌との戦い」である

サイズを考慮したプロケア
ケア剤、ケア対象のサイズを把握する
- 細菌のサイズ
- 研磨粒子のサイズ
- リン酸カルシウム成分のサイズ
- 各処理後の表面粗さの変化

↓
プラス指向の効率のよい予防法

エナメル質のプロケア
歯面修復・歯面改質
- 微小欠損の修復
- 初期脱灰病変の再石灰化
- 表面性状の改善
- セルフケアの処方

↓
細菌・酸・歯面付着物、沈着物に抵抗

細菌をターゲットにしたメンテナンス

象牙質のプロケア
露出根面のエナメル質化
- エナメル質との違いを認識する
- 象牙細管の封鎖
- 複雑な根形態への対応
- セルフケアの処方

↓
根面う蝕、ステイン、知覚過敏を抑制

補綴物のプロケア
完成時の表面性状をキープする
- 非侵襲的ケア
- 既存補綴物の表面粗さの回復
- 複雑な補綴装置、可撤性補綴装置への対応
- セルフケアの処方

↓
バイオフィルム付着を抑制

れまで一定の成果が得られていることから、メンテナンスの指標となることを否定するつもりはない。しかし歯周組織検査から得られるものは、「結果」である。戦場にたとえるならば、歯周ポケットや動揺度は戦いによる被害状況を表しているといえるであろう。出血点は戦闘が激化している地点を表していて、排膿は死者がどのくらい出たかを表している。こう考えると、われわれが目指したいのはいかに戦争を回避して、敵の侵入に備えるかということである。

臨床的に、感染と発症は異なる。予防的にメンテナンスを行うならば、敵の侵入をレーダーで監視し、大軍が押し寄せる前に対処する必要があるだろう。細菌検査や血漿抗体価のような数値を指標[11～13]にして見張ることが、まさにそれにあたるものである。

図2 DEMECAL® 血液検査セット

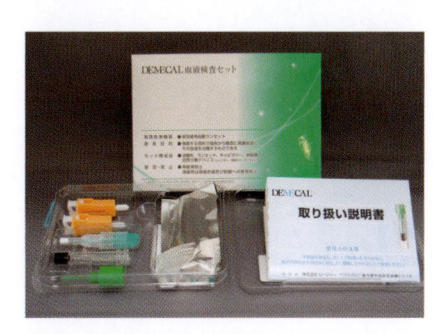

図2 指尖採血による歯周病原因菌の血漿抗体価検査が行える。

過度な咬合力負担のコントロールも細菌叢の好転に寄与する

細菌の上昇を抑えるためには、力のコントロールも大切なポイントである。ブラキシズムや前歯の突き上げなどは歯周組織の破壊へとつながり、歯周病関連細菌にとってもポケット形成を助長することになる。また過度な力は歯頸部に発生した初期う蝕の進行に悪影響を及ぼしたり、知覚過敏の主たる原因となっていることも多い。

筆者の医院では、このような自己ではコントロールが難しい無意識に働く咬合力負担に対して、装着感のよいシートポジショナーで対応することも多い。敵の侵入に対して守りを固めるイメージである。

図3-1〜3　来院時の状態

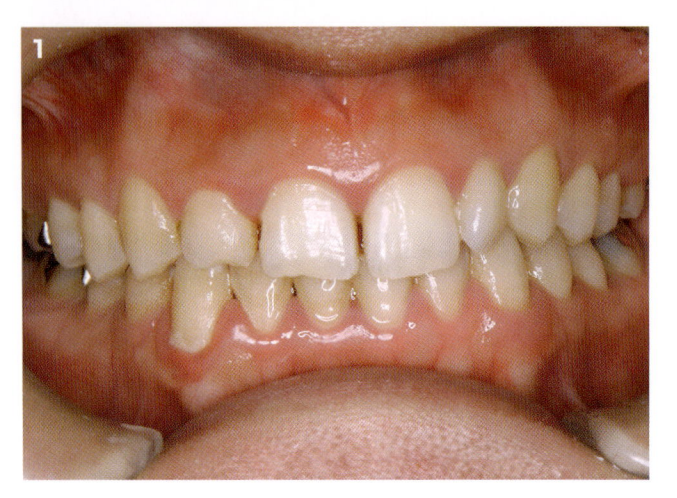

図3-1　31歳女性。歯肉からの出血を主訴に来院した。

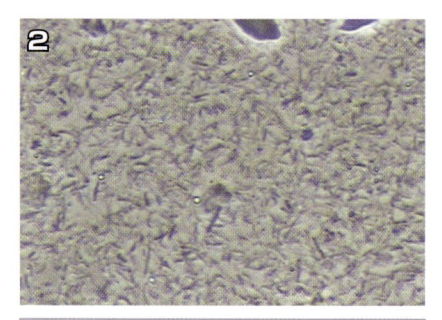

図3-2　歯周基本治療にあたり位相差顕微鏡観察を行ったところ、運動性菌の活発な動きが認められた。

歯周病原菌　血漿抗体価検査
P.g. 菌：5.4

図3-3　血漿抗体価検査結果は、ボーダー（1.5）を上回っていた。

図3-4〜6　1年後の評価

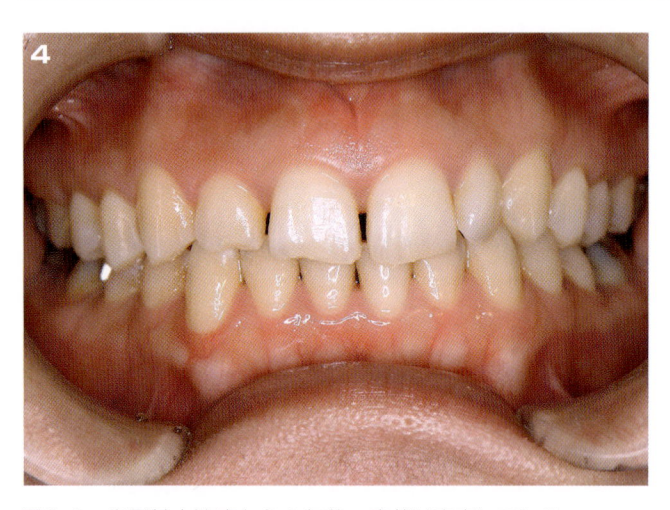

図3-4　歯周基本治療から1年後。病状は安定している。

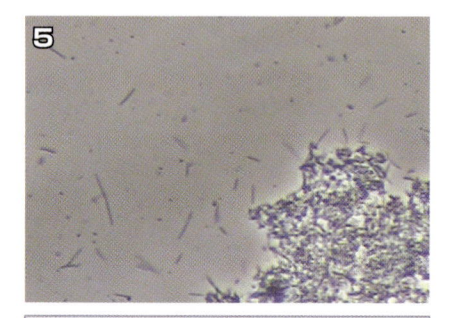

図3-5　位相差顕微鏡観察から、運動性菌が減少し細菌層が大きく変化したことがわかる。

対総菌数比率
P.g. 菌：1.8%
T.f. 菌：4.3%

図3-6　細菌検査では、P.g. 菌、T.f. 菌の対総菌数比率が高く、除菌をメンテナンスに取り入れることにした。

参考症例 1　細菌叢の変化を指標に行ったメンテナンス症例

　31歳女性。歯肉からの出血を主訴に来院され、中等度歯周炎と診断された（図3-1）。歯周基本治療にあたり位相差顕微鏡観察を行ったところ、運動性桿菌をはじめとする運動性菌の活発な動きが認められた（図3-2）。
　血漿抗体価検査ではP.g. 菌が5.4とボーダーを上回り、菌数検査においてもP.g.、T.f. の2菌の比率が上昇しハイリスクであった（図3-3）。
　P.g. 菌にはアジスロマイシンが有効とされている。菌体外マトリックスに影響を及ぼし、さらに個々の菌体細胞のタンパク合成を阻害することが報告[14]されていることから、**参考症例1**では歯周基本治療前に歯周内科治療としてアジスロマイシン（ジスロマック）を処方し、内科的に除菌後、歯周基本治療を行っている。
　約1年後、歯周基本治療後は細菌叢も変化し、病状は安定したが、P.g. 菌とT.f. 菌の対総菌数比率から、引き続き警戒が必要である（図3-4〜6）。
　メンテナンスの目標をP.g. 菌とT.f. 菌の除菌に設定し、位相差顕微鏡で細菌叢の変化を監視する——このようにメンテナンスの目標を明確にすることは大切なポイントである。歯周ポケットや出血点は従来どおり指標として有効であるが、細菌を指標として取り入れることで、患者もメンテナンスの意義を理解し、動機づけにもつなげることができる。

図4-1～3　来院時の状態

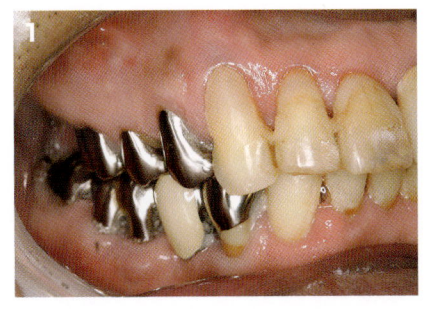

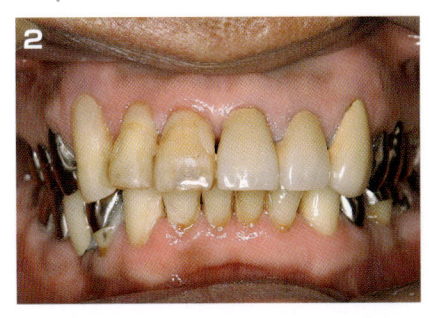

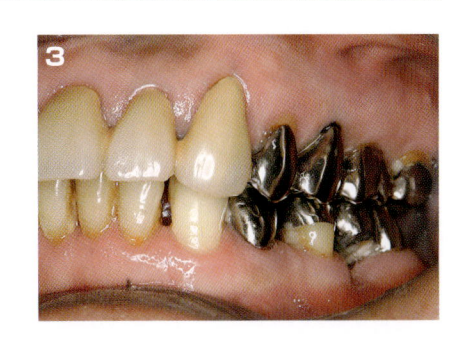

図4-1～3　63歳男性。重度歯周炎の患者であり、たびたび急発を繰り返している。

図4-4～6　位相差顕微鏡像の経時的変化

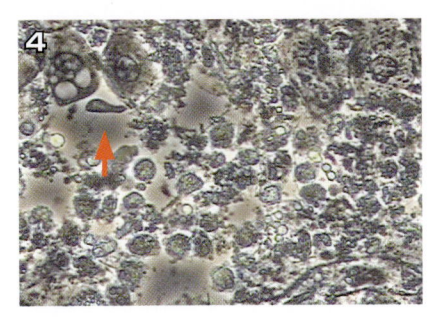

図4-4　初回。トリコモナス原虫が確認された。

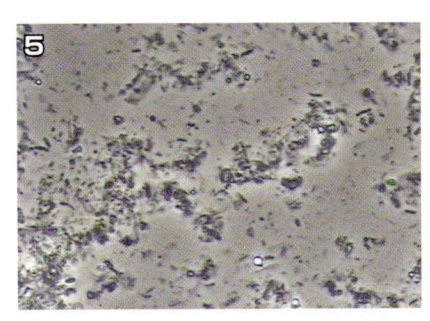

図4-5　1ヵ月後。ポケット内の機械的洗浄とクロルヘキシジンにて、原虫は観察されなくなった。

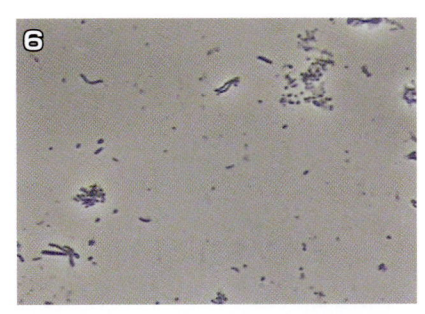

図4-6　さらに1ヵ月後。IPMP製剤をセルフケアに取り入れながら、超音波スケーラーを用いたプロケアを継続したところ、正常な細菌叢へ改善した。

図4-7～9　来院時の状態

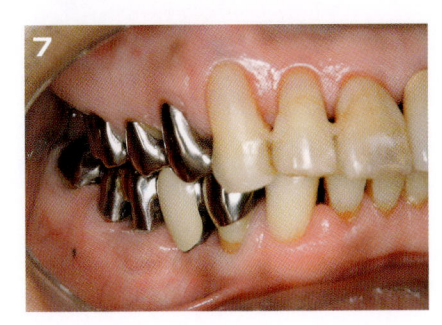

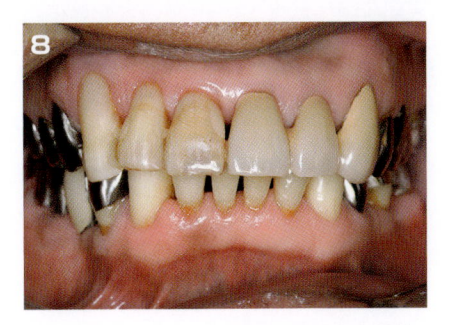

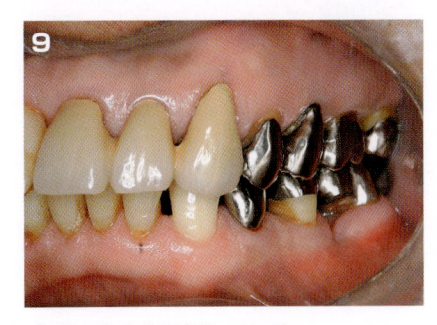

図4-7～9　除菌後の状態。プロフェッショナルメンテナンスは1ヵ月に2回程度実施し、細菌層の変化を監視している。

参考症例2　位相差顕微鏡で原虫が確認された患者への対応症例

　63歳男性。重度歯周炎の症例で、たびたび急発を繰り返していた。高血圧、喫煙のリスク因子があるが、定期的なメンテナンスを受けるまでには至っていなかった（図4-1～3）。

　2006年、初回の位相差顕微鏡観察で原虫（トリコモナス）が認められたため（図4-4）、通常の投薬（アジスロマイシン）では効果が得られないことがわかった。ポケット内の機械的洗浄とクロルヘキシジンによる殺菌を繰り返し行い、1ヵ月後には原虫は観察されなくなった（図4-5）。その後、IPMP製剤をセルフケアに取り入れながら、超音波スケーラーを用いたバイオフィルムの破壊をメインにしたプロケアを継続したところ、さらに1ヵ月後、正常な細菌叢へと改善した（図4-6）。

　病状安定後（図4-7～9）も、セルフケアではIPMP製剤（主に洗口液）を主体に取り入れるように提案している。咬合の安定化のため、シートポジショナーも就寝時およびスポーツ時に使用するよう作製した。

　メンテナンスは1ヵ月に2回程度実施し、細菌叢の変化を監視することとしている。

図5-1〜4　来院時の状態

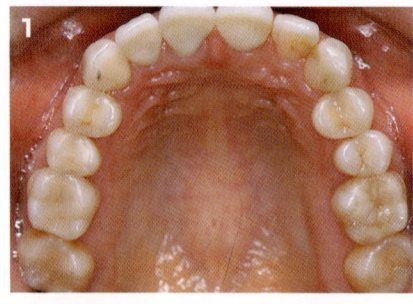

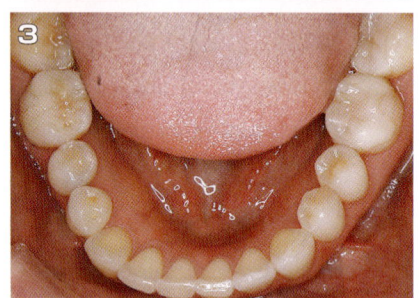

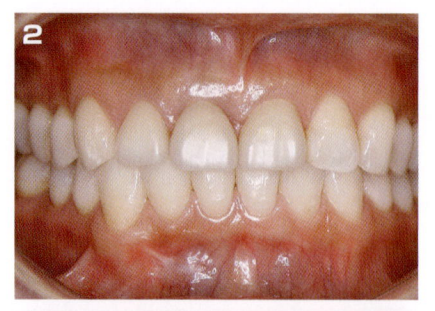

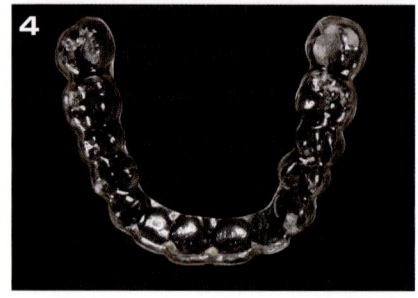

図5-1〜3　39歳女性。歯周基本治療終了後もブラキシズムの問題が課題となっていた。上顎前歯に動揺が認められる。
図5-4　就寝時の咬合負担の軽減を目的に、シートポジショナーを装着するように指導した。

図5-5、6　シートポジショナーの調整

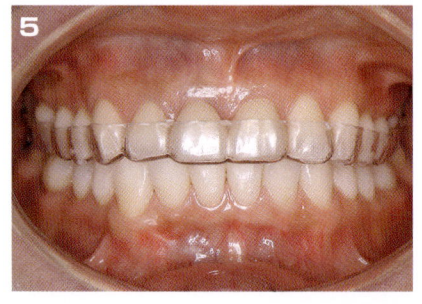

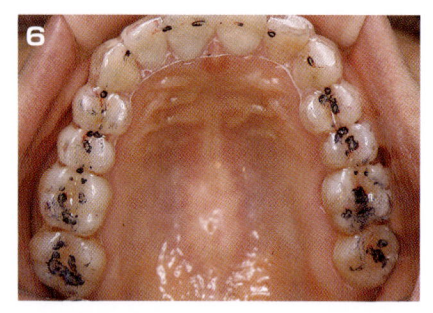

図5-7　血漿抗体価検査の推移

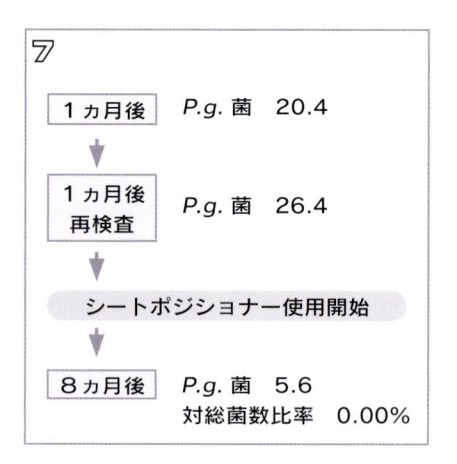

図5-5、6　シートポジショナーは装着状態で咬合調整を十分に行った。
図5-7　経過観察していた上顎前歯の動揺の改善とともに、P.g. 菌の血漿抗体価は低下し、対総菌数比率は0%、リスク判定も問題のない状態になった。

1ヵ月後	P.g. 菌　20.4
1ヵ月後 再検査	P.g. 菌　26.4
シートポジショナー使用開始	
8ヵ月後	P.g. 菌　5.6 対総菌数比率　0.00%

参考症例3　ブラキシズムを伴う歯周疾患への対応症例

　参考症例3は、39歳女性の患者で、歯周基本治療後もブラキシズムの問題が課題となっていた症例である（図5-1〜3）。
　咬合が緊密で、上顎前歯の動揺が認められる。臼歯部、前歯ともにメタルフリーの補綴修復が施されているため、補綴材料にも配慮したメンテナンスを定期的に実施することにした。
　位相差顕微鏡観察や歯周組織検査では判断できないが、血漿抗体価検査ではP.g. 菌が20.4と高い値であった。

1ヵ月後の再検査でもP.g. 菌が検出され、血漿抗体検査値もさらに上昇して26.4であった。
　就寝時咬合負担軽減を目的に、シートポジショナーを作製して装着するように指導し、あわせて歯周内科的にアジスロマイシンによる除菌を行った（図5-5、6）。
　シートポジショナー使用開始から3ヵ月後、経過観察していた上顎前歯部の動揺は改善した。また8ヵ月後、P.g. 菌の血漿抗体価は5.6まで低

下し、対総菌数比率は0%で、リスク判定では問題ない状態に回復した（図5-7）。
　歯周疾患のメンテナンスでは、除菌目的のメンテナンスとともに、力のコントロールも考慮に入れた幅広い視点での対応が望まれる。ここでは、このような視点を変えたアプローチも、結果として過度で不必要なPMTCを回避することへとつながっていくことを十分認識しておきたい。

Chapter 2

ナノ粒子ハイドロキシアパタイト製剤の除菌効果の応用

メンテナンスの目的はさまざまであるが、その主たる目的はバイオフィルムを除去して、う蝕や歯周病のリスクを軽減することである。しかし、視点を変えて、機械的な除去だけに頼らず除菌を併用することで、PMTCやブラッシングでは困難であった問題を克服できる可能性がある。

メンテナンスにおけるプロフェッショナルケアでは、除菌が1つのテーマとして注目されている。これまでも3DSに代表される除菌の手法が紹介され、予防の有効な手段として認知されている[15]。ここでは、ナノ粒子ハイドロキシアパタイト（nanoHAP）製剤を用いた除菌法について解説する。

筆者の医院では、RENAMEL® の除菌効果に注目し、プロケアとセルフケアの双方に積極的に取り入れて成果を上げている。治療が終了してメンテナンスに移行した症例では、ドラッグリテーナーを作製し、良好な状態を維持している症例も数多い。

以下、う蝕細菌と歯周病細菌に対するnanoHAPによる除菌効果について解説する。

う蝕細菌（レンサ球菌）に対する nanoHAP の吸着効果

レンサ球菌に対して、nanoHAPは吸着効果を発揮するため、除菌剤として有効である[16〜19]（**表1**、次ページ**図6**）。nanoHAP単体では90％前後の高い菌吸着率があり、唾液コートされたnanoHAPも若干低下するものの高い吸着率が認められる。

nanoHAPが3DS薬剤として有効であることは、すでに花田らのグループによって研究されている。nanoHAPはミュータンス菌1μmのサイズよりもさらに小さく、比重が3.16と重いため、プラークの成分である菌体や多糖類などに対して優れた吸着能力があり、機械的に除菌効果が発揮されることが報告されている[20〜22]（次ページ**図7-1**、**2**、**図8-1**、**2**）。これを応用することで、これまでクロルヘキシジンを用いていた3DSが、より安全性の高い手法となる。さらに、3DSに限らず日常的なセルフケアにnanoHAP製剤（RENAMEL®）加えることで、患者自身のブラッシングだけでは限界のあった症例や、補綴物が多数装着されているような症例においても成果を上げることができる。

表1 nanoHAPのレンサ球菌への吸着効果（データ）

	菌付着率（％）	
	nanoHAP単体	唾液コートnanoHAP
S. mutans	92.6	89.1
S. sobrinus	88.7	69.8
S. sanguis	91.7	86.2
S. mitis	93.3	92.5
S. salivarius	91.7	72.8
S. anginosus	91.7	73.1

（データ提供：国立感染症研究所およびサンギ中央研究所）

図6　nanoHAPのレンサ球菌への吸着効果（グラフ）

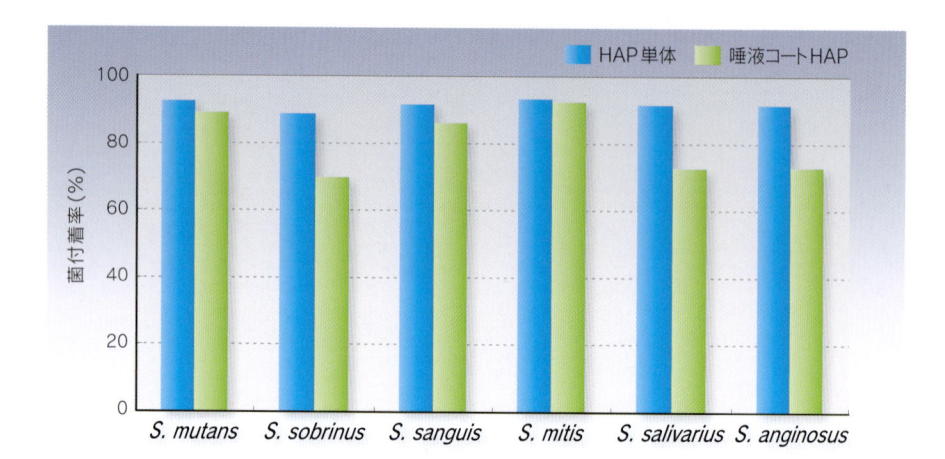

図6　nanoHAP単体では90％前後の高い菌吸着率がある。唾液コートされたnanoHAPも、若干低下するが高い吸着率である。（データ提供：国立感染症研究所およびサンギ中央研究所）

図7-1、2　nanoHAPに吸着したレンサ球菌

図7-1　レンサ球菌。約1.0μmほどのサイズであることがわかる。（写真提供：サンギ中央研究所）
図7-2　nanoHAPに吸着したレンサ球菌。nanoHAPは、プラーク成分である菌体や多糖類などに対して優れた吸着能力がある。（写真提供：サンギ中央研究所）

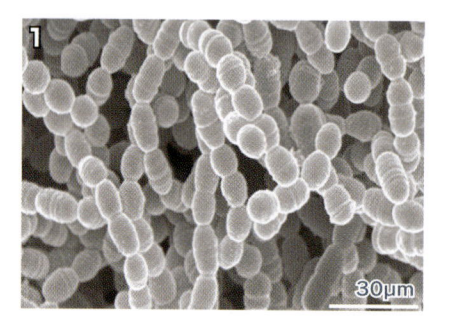

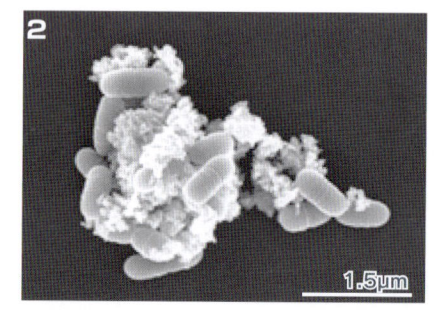

図8-1、2　ミュータンス懸濁液を用いたnanoHAPの吸着実験

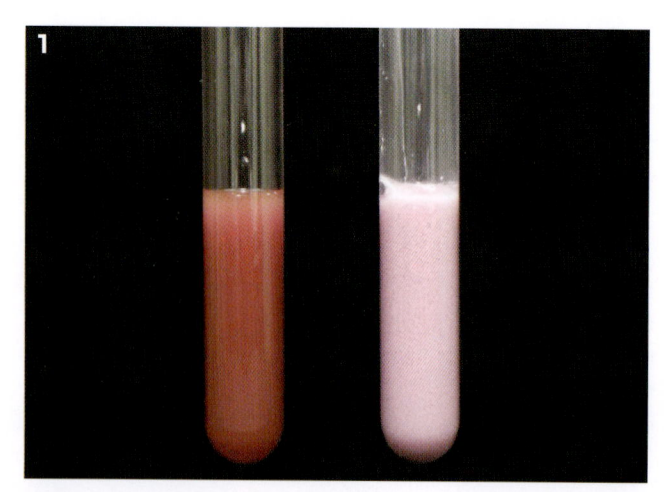

図8-1　左の試験管はミュータンス懸濁液。試料の菌体には赤く発色するように色をつけてある。右の試験管は、nanoHAP溶液を1ml入れて撹拌した状態のもの。

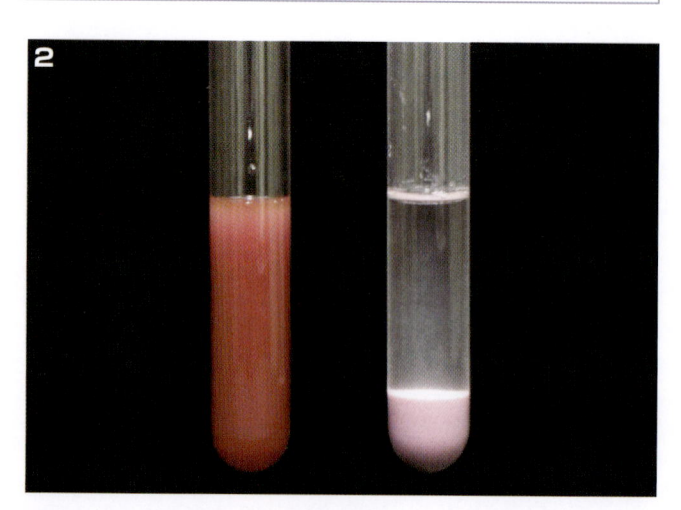

図8-2　撹拌1分後。nanoHAPを混ぜた右試験管では、ミュータンス菌はnanoHAPに吸着されて沈澱している。浮遊性のミュータンス菌に対しての高い吸着能がわかる。

表2　nanoHAPの口腔内細菌に対する吸着効果

	菌株	吸着率（%）	
		nanoHAP製剤	唾液コートnanoHAP製剤
歯周病関連細菌 *p. gingivalis*	ATCC33277 W83	86.1±6.8 81.9±10.1	72.5±9.4 24.7±4.4
歯周病関連細菌 *A. actinomycetemcomitans*	ATCC25922 Y4	65.4±4.2 39.1±4.5	54.7±2.4 24.3±4.5
日和見感染による誤嚥性肺炎の原因菌 *C. albicans*	SC5314	54.9±7.5	51.7±7.3

（データ提供：国立感染症研究所およびサンギ中央研究所）

図9-1、2　nanoHAPの歯周病関連細菌に対する吸着効果の実際

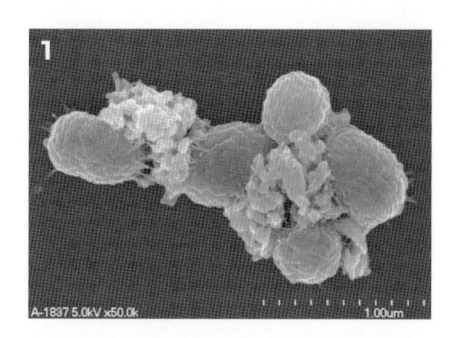

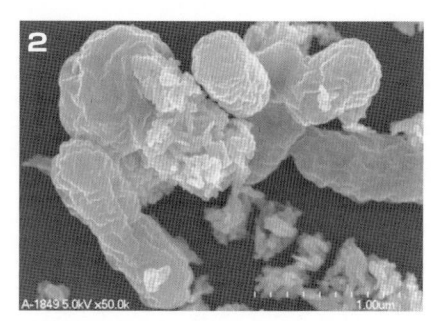

図9-1　*P.g.*菌。もっとも高頻度で検出される*P.g.*菌には、nanoHAPがよく吸着する。（写真は国立感染症研究所・泉福英信先生のご厚意による）

図9-2　*A.a.*菌。*A.a.*菌にも、*P.g.*菌同様にnanoHAP吸着効果が認められる。（写真は国立感染症研究所・泉福英信先生のご厚意による）

図10　nanoHAPのカンジダ菌に対する吸着効果の実際

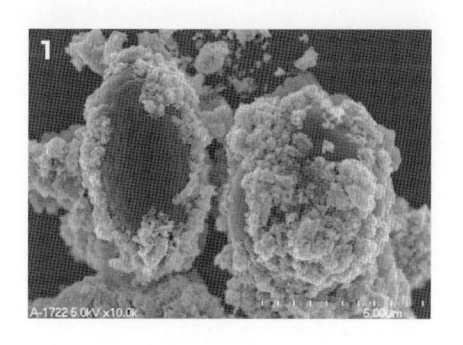

図10　カンジダ菌。約50％以上の吸着率が得られたことから、継続使用が効果的と考えられる。（写真は国立感染症研究所・泉福英信先生のご厚意による）

歯周病関連細菌に対するnanoHAPの吸着効果

われわれが日々行うメンテナンスではう蝕のコントロールが中心の場合もあるが、歯周治療を行ったケースを継続的にコントロールする場合も多い。この時も、バイオフィルムの除去と歯肉溝内の歯周病菌のコントロールが主目的になる。現在では、歯周病関連細菌の血漿抗体価や菌数が歯周治療の指標として利用できるようになったことから、これまでの歯周組織検査だけでなく、細菌をターゲットにした進めかたが、メンテナンス移行後も効果的である。

nanoHAPの吸着効果に関しては、う蝕細菌（レンサ球菌）のみならず、歯周病関連細菌に対する吸着効果についても報告されている[23]（表2、図9-1、2）。菌種により差があるが、唾液コートすると低下する傾向が認められる。

また、*P.g.*菌、*A.a.*菌のほか、誤嚥性肺炎に関連するカンジダ菌にも効果が認められている（図10）。

実際の臨床では、nanoHAP製剤であるRENAMEL®を5分程度歯面に作用させる必要があるため、唾液の影響を排除しつつ効率を高めるためにはドラッグリテーナーの使用が有効と考えられる。ドラッグリテーナーはプロケアの仕上げに使用することができるほか、セルフケアでも定期的に使用を薦めることで、メンテナンス効果を維持するように導入する（詳細は次項参照）。

Chapter 3

nanoHAPとドラッグリテーナーを活用したプロケア＆セルフケアの実践

プロケアとセルフケアにドラッグリテーナーをプラスする

　口腔内にさまざまな補綴物や補綴材料が存在する患者のメンテナンスは難易度が高い。まして、歯周疾患を抱えていたケースでは、メンテナンス頻度も多くなりがちであり、不必要に器具で補綴物を触る機会も増えてしまう。

　またセルフケアといえば患者自身によるブラッシングが主体であるが、高齢患者ともなればセルフケアのクオリティ維持を患者自身のブラッシング技量に依存することは困難なことも多い。

　そこで筆者は、nanoHAPの除菌効果を活用する方法として、ドラッグリテーナーにRENAMEL®を入れて使用するリテーナー法を、プロケアとセルフケアの双方で導入し成果を上げている。本法は、来院が困難となった高齢者や要介護者をサポートする人にとっても扱いやすい点で、口腔ケアとしても継続可能な有効な手法である。

　ドラッグリテーナーを使用することで、プロケア時に不必要に器具で補綴物を触る機会を格段に減らすことができ、またセルフケアで患者を必要以上に追い込まないことから、機械的刺激による歯肉退縮を抑えることもできると考えている（表3）。

表3　ドラッグリテーナー & nanoHAPによる除菌のメリット

①確実性：届かない部位に作用させることができる
②効率化：唾液を排除して一定時間作用させることができる
③簡便性：高度なテクニックを必要としない
④易操作性：介助者が扱うことができる
⑤機械的刺激排除：歯肉に対してブラッシングによる過度な機械的刺激を抑制できる
⑥安全性：ハイドロキシアパタイトの生体安全性・誤飲防止に有効

発想の転換　プロケア＝インスツルメンテーション主体
セルフケア＝ブラッシング主体

↓

ドラッグリテーナーをプラス！
不必要に補綴物を触らないプロケア
ブラッシングで追い込まないセルフケア

図11-1～3　初診来院時の状態（66歳）

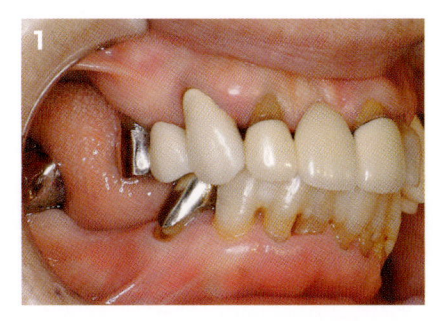

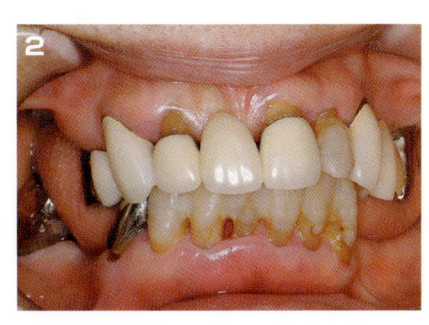

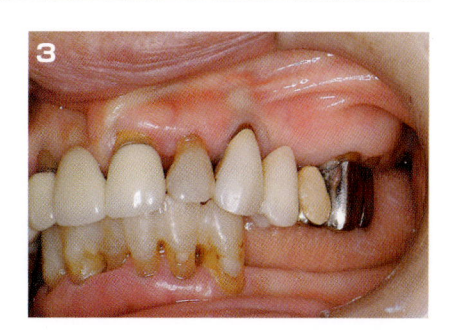

図11-1～3　66歳女性。歯周治療から補綴まで総合的なアプローチが必要な症例であろう。

図11-4～6　メンテナンス5年目（72歳）　セルフケアにリテーナー法を導入する前

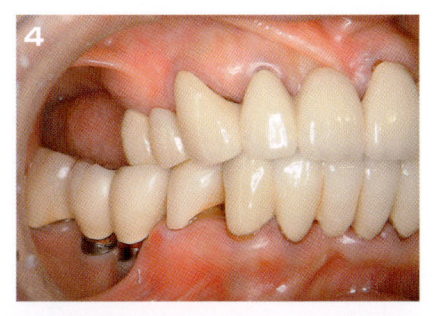

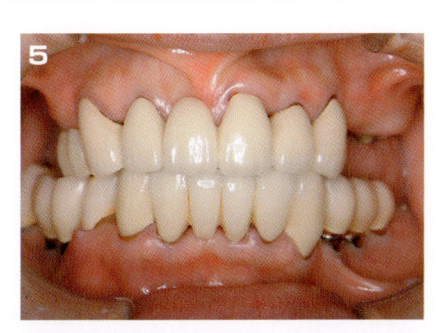

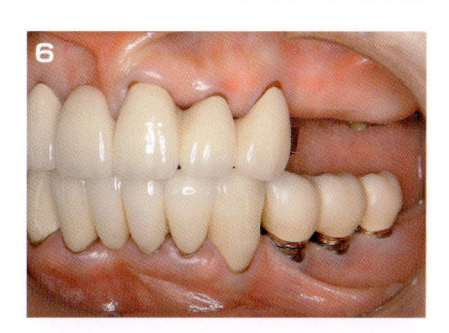

図11-4～6　歯周治療後、上顎欠損部は部分床義歯、下顎欠損部はインプラントで対応した。写真はメンテナンス5年目の状態。まだセルフケアにリテーナー法は導入されていなかった。

Case 1　歯周治療後のインプラント・アタッチメント義歯装着患者への応用

　Case 1は初診時66歳女性で、歯周治療から補綴まで総合的なアプローチが必要となった症例である（図11-1～3）。歯周治療後、上顎欠損部は部分床義歯、下顎欠損部はインプラントで対応した。補綴終了後はメンテナンスを継続している（図11-4～6）。

　メンテナンス開始5年目に位相差顕微鏡観察を行ったところ、細菌の動きが活発化していた（次ページ図11-7）。血漿抗体価を計測した結果、P.g.菌が16.8まで上昇しており、慢性歯周炎の進行が疑われた。そこでプロフェッショナルケアにおいて、歯周内科的処置によりアジスロマイシン（ジスロマック）を処方した（図11-8）。

　また、ドラッグリテーナーを作製し、プロフケア時にRENAMEL®による除菌操作を行っていたが、セルフケアでも同じくドラッグリテーナーにRENAMEL®を入れて定期的に使用するように処方した。さらにバイオフィルム対策として、IPMP製剤（リンスおよびジェル）を併用するように処方している。

　現在メンテナンス7年目だが（図11-10～12）、RENAMEL®をドラッグリテーナーに入れて使用するリテーナー法をセルフケアに取り入れてからは、発赤や歯肉退縮の進行も抑えられ、良好な状態を維持している（図11-15）。

図11-7〜9　メンテナンス時の細菌叢の変化

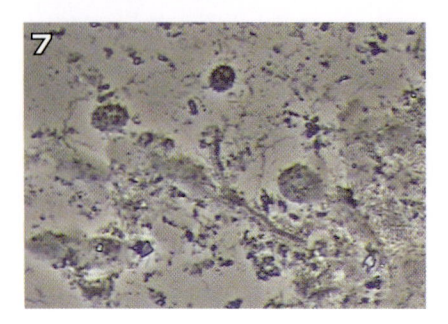

図11-7　メンテナンス開始5年目の位相差顕微鏡像。運動性桿菌、T.d.菌の動きが活発化している。血漿抗体価はP.g.菌16.8。

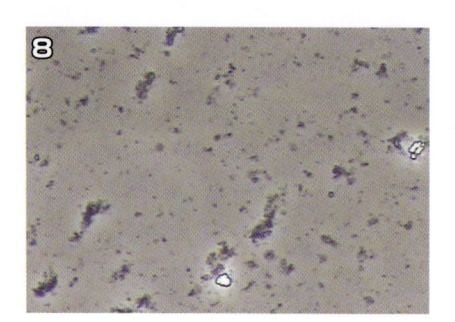

図11-8　アジスロマイシンの処方など歯周内科的処置2ヵ月後の位相差顕微鏡像。歯周病関連細菌の活発な動きはおさまっている。細菌検査を実施したところ、P.g.菌はリスクなしと判定さた。

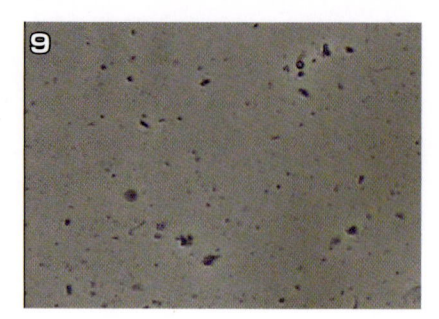

図11-9　セルフケアにドラッグリテーナーを使用したRENAMEL®による除菌（リテーナー法）を導入してから、歯面の菌数は減少している。血漿抗体価はP.g.菌11.6に減少。

図11-10〜12　メンテナンス7年目（74歳）　セルフケアにリテーナー法を導入後の状態

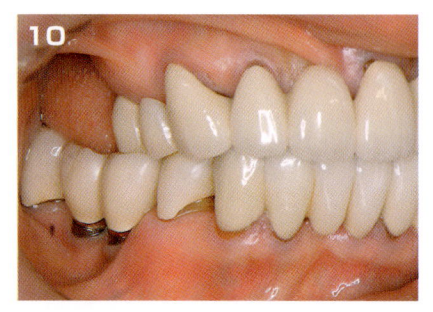

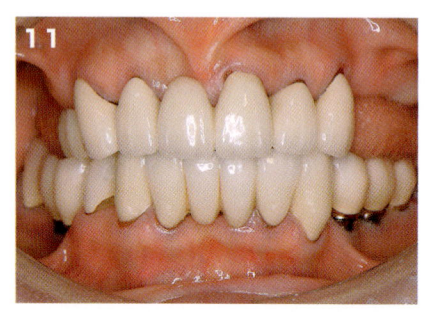

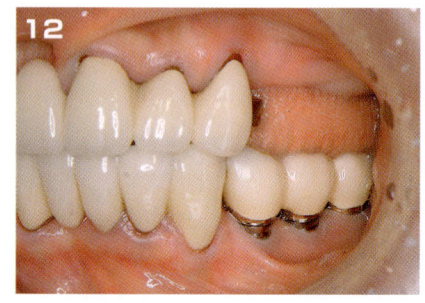

図11-10〜12　すべて補綴歯であることから、プロケアでは研磨ペーストは使用せず、プラスチックキュレットおよび超音波スケーラーのプラスチックチップにてリスク部位の清掃を行い、音波歯ブラシと歯間ジェルによる清掃後、ドラッグリテーナーにRENAMEL®を入れて5分間保持している。上顎部分床義歯はミリング、ブレーシングアームの清掃を必ずチェックする。

図11-13〜15　上顎口蓋側歯肉の炎症の変化にみる細菌のコントロールの影響

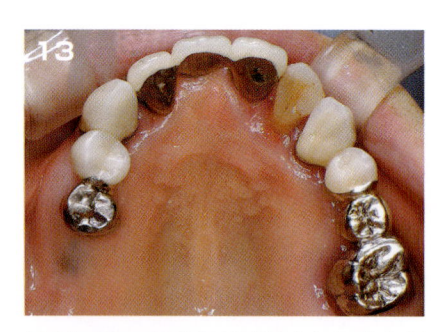

図11-13　初診時（2002年）の咬合面観。全顎的に歯周炎が進行しており、隣接面、口蓋側の歯周ポケットは平均5mm、深いところでは8〜10mmで発赤・腫脹が認められた。

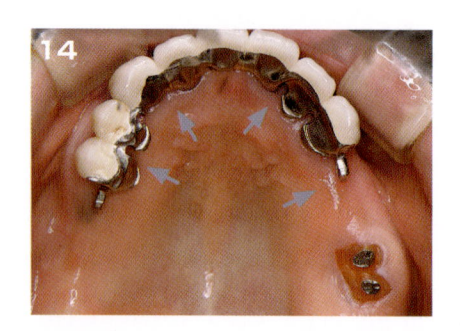

図11-14　セルフケアにリテーナー法による除菌を導入する前は、清掃の難しい口蓋側に若干の発赤と軽度の炎症が慢性的に認められていた（矢印部）。なお上顎部分床義歯部のプロケア時には、ミリング、ブレーシングアームの清掃状態を必ずチェックしている。

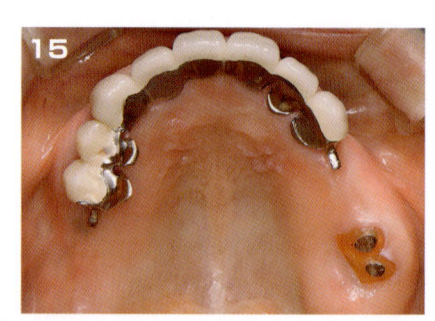

図11-15　セルフケアにリテーナー法による除菌を導入した後では、口蓋側の発赤がなくなり、健康な歯肉の状態が維持できるようになった。

図12-1、2　初診来院時の状態

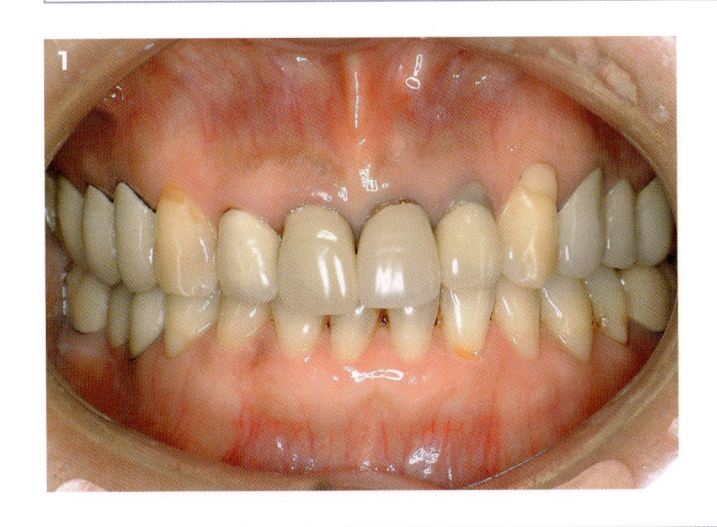

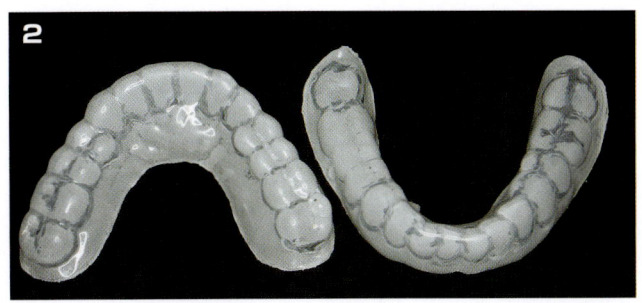

図12-1　歯頸部歯肉退縮に伴うブラックマージンを気にして来院。ブラッシングによる機械的刺激が主因と考えられた。
図12-2　再補綴治療後、処方されたドラッグリテーナー。プロケア・セルフケア双方で、RENAMEL® を入れて使用するようにした。

図12-3、4　メンテナンス時の状態

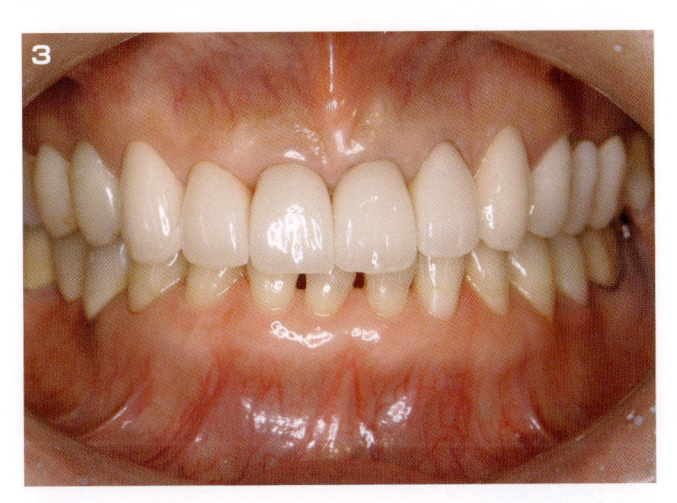

図12-3　再補綴後7年の状態。歯肉に発赤・退縮が見られない。

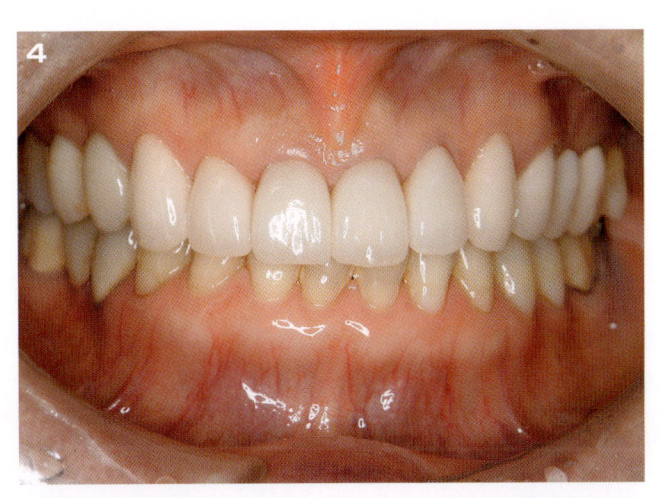

図12-4　再補綴後9年の状態。来院時、下顎前歯に歯石が認められるが、ジャケットクラウン装着部位の歯肉は良好である。

Case 2　セラミックスジャケットクラウン装着患者への応用

　Case 2は51歳女性である。初診時は全顎的にメタルボンドによる補綴が施されていたが、歯頸部歯肉退縮に伴うブラックマージンを気にして、一部コンポジットレジンなどで修復されていた（図12-1）。前歯の審美的理由および全顎的な二次う蝕を主訴に、再補綴を行った。歯肉退縮は補綴後3年ほどで生じたとのことであるが、ブラッシングによる機械的刺激が主因と考えられた。

　前歯部にはプロセラを、臼歯部にはハイブリッドセラミックスエステニアを装着し、再補綴治療が終了した。メンテナンスでは、歯肉退縮防止のため、定期的な咬合チェックに加え、歯肉への機械的刺激を抑えるべくドラッグリテーナーを使用した RENAMEL® による歯肉溝内の除菌（リテーナー法）を、プロケア・セルフケアの双方にて行っている（図12-2）。

　プロケアは3ヵ月毎に実施している。補綴部位が大半を占めるため、研磨ペーストによる歯面研磨は一切行わず、手用清掃器具を中心に清掃し、最終仕上げとしてドラッグリテーナーに RENAMEL® を入れて5分間保持している。

　セルフケアでは、nanoHAP 含有研磨剤無配合歯磨剤のアパガードリナメルを使用してもらい、週1回ドラッグリテーナーを使用するように処方している。

　全顎再補綴後7年経過時（図12-3）では、リテーナー法による除菌が効果的で、歯肉に発赤が認められない。また、再補綴後からリテーナー法をセルフケアにも導入したことで、患者を必要以上にブラッシングで追い込まず、術前のような機械的刺激による歯肉退縮が抑えられている。ドラッグリテーナー使用症例では、共通して歯肉の発赤、退縮が認められないことが多く、長期的にマージンラインが安定している（図12-4）。

図13-1〜3　初診来院時の状態

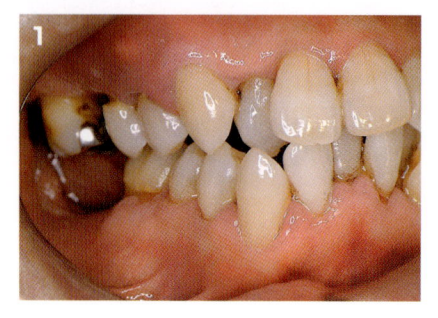

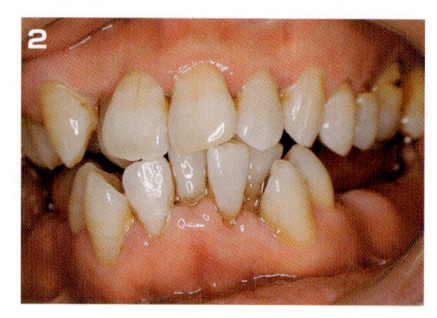

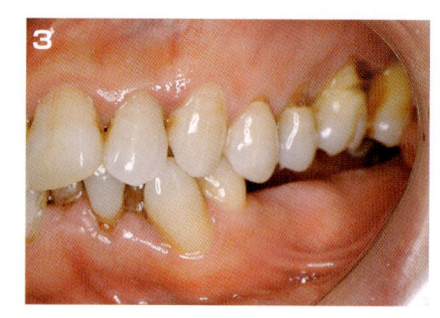

図13-1〜3　歯周病、う蝕、欠損、叢生などの問題を抱えているが、歯科医院に通うことなく放置されていた。

図13-4〜6　補綴治療終了時の状態

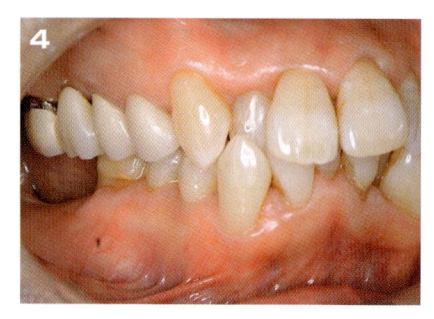

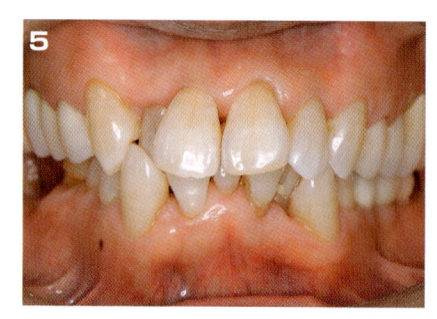

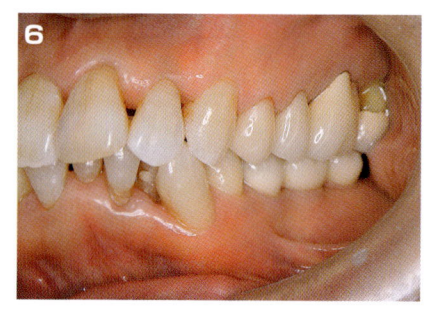

図13-4〜6　補綴治療終了時。まだこの時期は、ドラッグリテーナーをプロケアに導入していない。

図13-7、8　位相差顕微鏡増に見る細菌叢の変化

図13-7、8　リテーナー法導入前後の7遠心根分岐部ポケットの細菌叢の違い。7の導入前に比較して、8では明らかに除菌効果が確認できる。

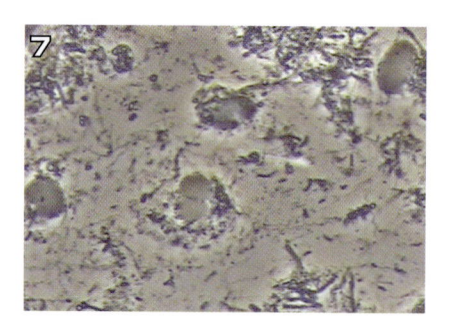

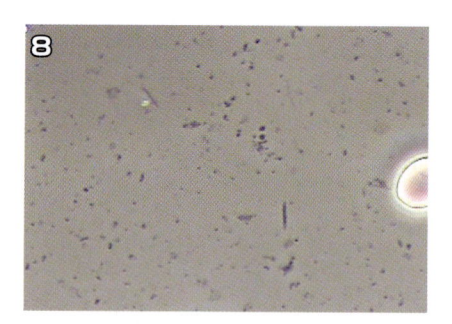

Case 3　歯周治療後の前歯叢生を伴うインプラント装着症例への応用

　Case 3は、歯周病、う蝕、欠損、叢生などの問題を抱えていた65歳男性である（図13-1〜3）。歯周基本治療を開始したものの、下顎前歯叢生部と露出した上顎大臼歯根分岐部のセルフケアが課題として残った。
　左下にはインプラント、他の臼歯部はハイブリッドセラミックスによる補綴を行い、治療は終了している（図13-4〜6）。
　Case 3では、清掃困難な7遠心根分岐部のポケットが、もっともハイリスク部位となっている。メンテナンス開始前の同部位の位相差顕微鏡観察では、T.d. 菌を中心に運動性菌の動きが活発になってきていることがわかる（図13-7）。しかしドラッグリテーナーにRENAMEL®を使用したリテーナー法による除菌を行うと、除菌効果が明確に認められた（図13-8）。簡易的な位相差顕微鏡観察結果ではあるが、1ヵ月ほどで菌叢が悪化する傾向が認められたため、メンテナンス間隔も1ヵ月とした。

図13-9～11　メンテナンス10年目の状態（75歳）

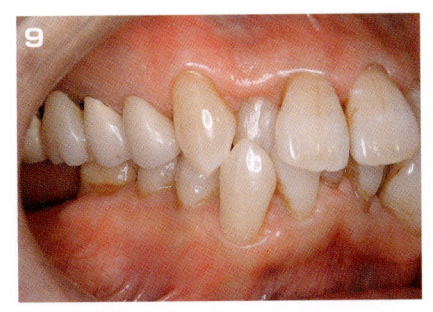

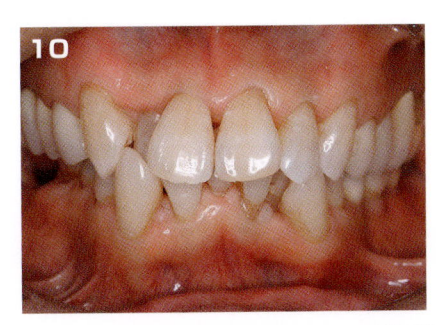

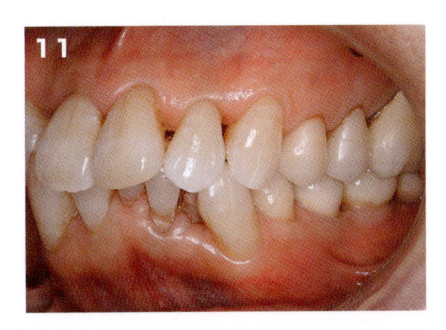

図13-9～11　患者は現在75歳。ドラッグリテーナーの導入により、セルフケアが困難であるにもかかわらず良好な状態を維持している。

　また、ドラッグリテーナーを使用したメンテナンス開始から1年後の血漿抗体価検査では、*P.g.* 菌は17.0であったが、除菌ケアを継続してさらに1年後の再検査では8.3となり、減少傾向を示した。

　Case 3はプロケア時のみドラッグリテーナーを使用しているが、セルフケアでも取り入れられる症例では、メンテナンス間隔を長く設定することも可能となる。細菌をターゲットにしたメンテナンスでは、従来の歯周組織検査に加え、位相差顕微鏡による細菌叢の変化や、細菌検査値、血漿抗体価の変化を指標に再評価、ケアの見直しを行うとよいだろう。

　Case 3は、理想的には叢生部を矯正により改善し欠損補綴を行うことが望ましいと考えられるかもしれない。あるいはもっと別の治療計画があったかもしれない。しかしながら高齢者にあたる男性で、初診時の状況から考えると、セルフケアだけでは維持が困難と思える症例である。

　ドラッグリテーナーを使用することで、10年間、叢生を残したままではあるが歯周は良好に維持され、インプラントも良好な状態が月1回のメンテナンスで得られている。しかもセルフケアではまったく無理を強要していないことに注目したい。患者満足度はきわめて高いのである（**図13-9～11**）。

　発想を転換することにより、高度なテクニックで清掃器具を使いこなすことを要求したり、難易度の高いプロケアを行ったりしなくても維持できる状況を作り出すことに、われわれプロは注力すべきである。

　Case 3に限らず、すべてが医療従事者側の考える完璧な方針で進められメンテナンスに至るわけではない。序で述べた Personalized Professional Care に振り返って言うならば、口腔内だけを見て歯科医療が進められるわけではなく、全身状態や経済状態、セルフケアの協力度などさまざまな制約の中で、その個性を考えたベストを模索し患者本人と共に追求していくことを理想と考えたい[24〜26]。

Chapter 4

メンテナンスにおけるナノケア 掲載Case別 セルフケア処方一覧

　Chapter 4では、掲載症例のプロケアに連動して行ったセルフケア処方を示す。セルフケアの処方は、患者の認識度、理解度、協力度に応じて変化させることがポイントである。同じような症例であっても、われわれの一方的な処方にならないよう、患者側の受け入れ状況を考慮しながら提案する。

　ここではケア剤を中心に処方の変化を掲載している。歯ブラシ類については、44ページ記載の理由により症例・状況に応じて適正な選択をあおぐこととし、本項では省略している。

Case1　歯周治療後のインプラント・アタッチメント義歯装着患者への応用

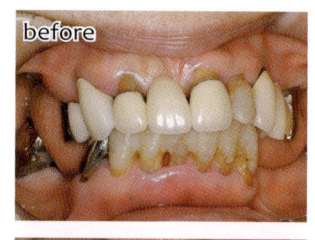

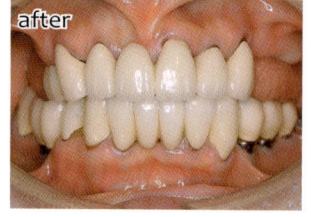

時期	プロフェッショナルケア 主な内容	セルフケア ペースト類／洗口液	ブラスα
メンテ開始期 2003	P-Max ペリオソフト　プラスチックチップ 染め出し	リペリオ コンクールF	
メンテ初期 2005 1ヵ月毎	P-Max ペリオソフト　プラスチックチップ　プラスチックキュレット	リペリオ コンクールF ドラッグリテーナー　（ニュートラガード）週1回	
安定期 2006 2ヵ月毎	P-Max ペリオソフト　プラスチックチップ　プラスチックキュレット　ドラッグリテーナー　（RENAMEL®）	同上	
2008 除菌療法開始	P-Max ペリオソフト　プラスチックチップ（必要箇所のみ）　プラスチックキュレット　プリニア+システマ歯間ジェル　ドラッグリテーナー　（RENAMEL®）	リペリオ ドラッグリテーナー　（RENAMEL®）週3回 ドラッグリテーナー　（ニュートラガード）週1回 システマ歯間ジェル＆システマ洗口液併用（2008.08～）	システマ歯間ジェル
継続中 2009 4ヵ月毎	同上	同上	同上

毎回、位相差顕微鏡観察
血漿抗体価検査　年1回実施（2008.08、2009.10）
ジスロマック服用（2007.03、2008.08）

Case2　セラミックスジャケットクラウン装着患者への応用

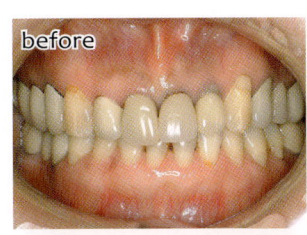

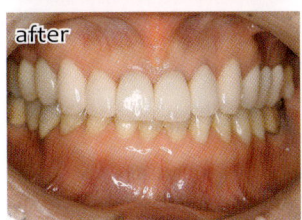

時期	プロフェッショナルケア	セルフケア	
	主な内容	ペースト類／洗口液	プラスα
メンテ開始前		プロスペック®デンタルペースト	
メンテ開始期	P-Max ペリオソフト 　プラスチックチップ 　プラスチックキュレット	アパガードリナメル RENAMEL® （ドラッグリテーナー使用）月2回	ポスカム
回復期	ADゲル（必要箇所のみ） ドラッグリテーナー（RENAMEL®）	同上	同上
安定期	ドラッグリテーナー使用	同上	同上

Case3　歯周治療後の前歯叢生を伴うインプラント装着症例への応用

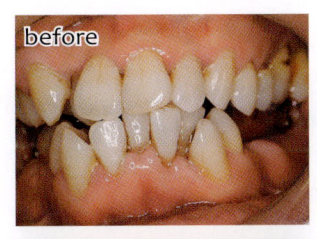

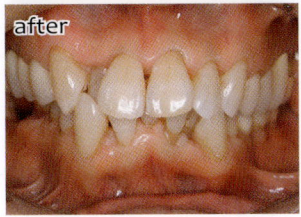

時期	プロフェッショナルケア	セルフケア	
	主な内容	ペースト類／洗口液	プラスα
除菌開始前		リペリオ ジェルコート	
除菌開始期 2007 1ヵ月毎	P-Max ペリオソフト 　プラスチックチップ 　プラスチックキュレット ADゲル（必要個所のみ） ドラッグリテーナー（RENAMEL®）	バトラーデンタルケアペースト	システマ歯間ジェル
安定期 1ヵ月毎	同上	同上	同上
メンテ継続中 1ヵ月毎	同上	同上	同上

毎回、位相差顕微鏡観察
血漿抗体価検査　年1回実施（2008.07、2009.07）

【参考文献】

1. 三辺正人，吉野敏明．細菌検査を用いた歯周治療のコンセプト．リスクコントロールとしての抗菌療法．東京：医学情報社，2005．
2. Lindhe J, Liljenberg B, Adielsson B. Effect of long-term tetracycline therapy on human periodontal disease. J Clin Periodontol 1983;10(6):590-601.
3. Maehata E, Maehata Y, Lee Masaichi-Cong-il, Kudo C, Takashiba S, Shimomura H, Yamakado M, Yano M, Shiba T, Hatakeyama I, Inoue M, Kouka K, Adachi T, Kishikawa N, Kuroda N, Sugimoto S, Watanabe H, Koga K, Ikoshi N, Shimizu K. Evaluation of immunoglobulin G antibody titer measurement in the simplified test for multiple bacterial infection in periodontal disease based on self-sampling of fingertip capillary blood. Focusing on porphyromonas gingivalis antigen. Ningen Dock 2008;22(6):35-41.
4. 久枝 綾，成石浩司，工藤値英子，安孫子宜光，小方頼昌，島内英俊，長澤敏行，永田俊彦，沼部幸博，野口俊英，日野孝宗，村上伸也，山崎和久，吉村篤利，新井英雄，高柴正悟．歯周病細菌感染度診断のための血清IgG抗体価検査の臨床的有用性．血清バンク（バイオバンクジャパン）試料での検討．日歯周誌 2008;50(春季特別号):214.
5. 工藤値英子，成石浩司，久枝 綾，安孫子宜光，小方頼昌，島内英俊，長澤敏行，永田俊彦，沼部幸博，野口俊英，日野孝宗，村上伸也，山崎和久，吉村篤利，新井英雄，高柴正悟．歯周病細菌感染度診断のための指尖血漿IgG抗体価臨床的評価．中間報告．日歯周誌 2008;50(春季特別号):215.
6. 内藤仁美，工藤値英子，岩本義博，成石浩司，新井英雄，高柴正悟．ある侵襲性歯周炎患者の歯周病治療の経過と血清IgG抗体価の関連性の検討．症例報告．日歯周誌 2008;50(春季特別号):216.
7. 高柴正悟．指尖毛細血管採血による血漿IgG抗体価測定を用いた歯周病細菌感染度判定法の確立．日歯周誌 2007;49(秋季特別号):149.
8. 江口 徹，高柴正悟．3．血漿抗体価検査．In: 三辺正人，吉野敏明（編）．細菌検査を用いた歯周治療のコンセプト（補訂版）．東京：医学情報社，2008．
9. 高柴正悟．V 唾液検査の基礎知識．3．歯周病に関連する生体物質（血液）．In: 鴨井久一，花田信弘（監修）．歯科医師・歯科衛生士のための唾液検査ハンドブック．東京：ヒョーロン・パブリッシャーズ，2008．
10. 高柴正悟．歯周病と全身的疾患の関係を理解するための医科歯科共通マーカー．歯界展望 2009;113(3):434-441.
11. 吉野敏明．細菌検査に基づく歯周病診断および抗菌療法．歯周病と全身疾患との関わりから．DENTAL DIAMOND 2007; 32(457):28-38.
12. 高柴正悟．内科的歯周治療？ 根拠と検査．DENTAL DIAMOND 2007;32(457):39-49.
13. 工藤値英子．歯周病検査としての歯周病原細菌に対する血漿IgG抗体価の臨床的有用性の評価に関する研究．岡山歯誌 2009; 28(1):1-14.
14. 野口展生，野杁由一郎，山口幹代，恵比須繁之．各種のPorphyromonas gingivalis バイオフィルムに対するアジスロマイシンの影響．日歯周誌 2006;48:115.
15. 武内博朗，阿部井寿人，泉福英信，花田信弘．3-3 う蝕の微生物学的リスク低減治療．Dental Drug Delivery System (3DS)による病原口腔細菌の制御．In: 小松久憲（監修）．初期う蝕のマネージメント．う蝕を進行させないために．東京：クインテッセンス出版，2004．
16. 安室 操，近藤慶一郎，前原純子，杉山眞次，石崎 勉，村上幸孝，前田伸子，尾崎哲則，吉田 茂．歯面モデルに付着したStreptococcus mutans に対するハイドロキシアパタイトの影響．口腔衛生会誌 1999;49(4):616-617.
17. 近藤慶一郎，秋本文子，大谷浩淑，杉山眞次．石崎勉，村上幸孝，前田伸子，尾崎哲則，吉田 茂．ハイドロキシアパタイトへのStreptococcus mutans の付着に関する研究．口腔衛生会誌 1999;49(4):614-615.
18. Arakawa T, Ishizaki T, Hayman RE, Hanada N, Senpuku H. Adsorption effect of hydroxyapatite to oral Streptococci. J Dent Res 2002;81(Special Issue A);1478.
19. Arakawa T, Ishizaki T, Hayman RE, Hanada N, Senpuku H. Interaction of small crystal form of hydroxyapatite with Mutans Streptococci. J Dent Res 2003;82(Special Issue C):547.
20. Arakawa T, Ishizaki T, Hayman RE, Hanada N, Senpuku H. Reduction of oral Mutans Streptococci by small-crystal hydroxyapatite. J Dent Res 2004;83(Special Issue A):2036.
21. 泉福英信，荒川正嘉．ハイドロキシアパタイトペーストはう蝕撲滅の救世主になるか．DENTAL DIAMOND 2002;27(9): 62-66.
22. 荒川正嘉，石崎 勉，花田信弘，泉福英信．口腔レンサ球菌に対するハイドロキシアパタイトの付着効果に関する研究．J Dent Hlth 2002;52:574-575.
23. Fujimaru T, Ishizaki T, Hayman RE, Senpuku H. Adsorption of oral pathogenic microbes by small crystal hydroxyapatite. J Dent Res 2007;86(Special Issue A):1121.
24. 吉成正雄，加藤正治，小林明子．歯と補綴物にやさしいプロフェッショナルケアの新時代．デンタルハイジーン 2009; 29(1):32-42.
25. 加藤正治，相澤真奈美．どうする？ プロケア＆セルフケアグッズの効果的な選び方．高輪歯科編．DHstyle 2007;1(2):17-37.
26. 加藤正治，相澤真奈美，ほかスタッフ一同．私たちがつくる！ 魅力的な歯科医院．デンタルハイジーン 2006;26(8):782-789.

【掲載写真および症例関連執筆論文・書籍】

図13 加藤正治（監修）．素材を考慮したプロフェッショナルケア．患者さんに喜ばれるメインテナンスとは．東京：ジーシー，2008．

おわりに

　本書で取り上げたテーマは、エナメル質、象牙質、補綴物表面の微妙な変化である。したがって、審美修復のように劇的に変化が感じ取れるものではないかもしれない。しかし観察力が研ぎ澄まされてくると、その変化は大きく感じとれるものである。掲載した口腔内写真は、日々の記録として筆者をはじめスタッフ全員が携わって撮り集めたものである。それゆえに統一性、規格性などの点で不十分なものもあるが、お許しいただきたい。そのうえでできる限りたくさんの写真を大きく載せることで、その変化を感じとっていただけるような構成を心がけた。また、顕微鏡観察などは多くの研究者の方々の協力の下に遂行することができたものであり、ご提供いただいたデータを含め、エビデンスとして必要と思われるものは可能なかぎり掲載した。

　しかしながら、同じような症例であっても、同じアプローチではうまくいかないことがある。すなわちマニュアルは存在しないのである。序で提言した Personalized Professional Care（PPC）として、個性を特徴づける要素を考慮しながら「観察力」と「判断力」をもって自己評価を繰り返しながら模索する以外に王道はない。本書に取り上げた内容は PPC のなかのほんの一部分でしかないが、これからの予防に期待されることを新しい視点で盛り込んだつもりである。これまでの進化の過程として参考にしていただき、予防の本質を追究していただけたら幸いである。

　　　　　　　　　　　　　　　　　　　　＊　　＊　　＊

　出版にあたり、卒直後から現在までわが師としてご指導いただいた東京医科歯科大学臨床教授の柏田聰明先生、筆者の臨床にとって有益な研究データをご提供くださった東京医科歯科大学う蝕制御学分野教授の田上順次先生、東京歯科大学歯科理工学教室教授の吉成正雄先生、そして多くの先生方のお力添えを賜りましたことに、心より深謝いたします。また一連の研究に際して快くご協力くださいました各研究所、関連企業の方々に厚くお礼申し上げます。

　最後に、日々ともに歩んでくれているスタッフと、本書の趣旨に当初から賛同いただき、なかなか期限どおりに執筆が進まない筆者の仕事ぶりに対して常に最善の提案と迅速な編集作業で完成まで導いてくださった、クインテッセンス出版書籍編集部の木村明氏に心より感謝いたします。

加藤正治
高輪歯科 DCC

【ご協力いただいた研究所・企業一覧】

株式会社サンギ 中央研究所
江崎グリコ株式会社 健康科学研究所
株式会社ジーシー
株式会社モリタ
ライオン歯科材株式会社
株式会社プラネット
サンスター株式会社
クラレメディカル株式会社
株式会社一色歯科商店

Supplement 1

ナノケアに関するFAQ

ここでは、筆者の講演会・セミナーなどで、受講者からよく寄せられる質問のなかから、ナノケアの臨床応用時に迷いがちな質問をピックアップして、解説いたします。関連ページも一緒に参照ください。

Q ADゲル使用時の注意点と作用時間について教えてください

A 次亜塩素酸ナトリウムの取り扱いに準じて安全に使用します

ADゲルは10%次亜塩素酸ナトリウムを主成分とする有機系汚染物質溶解剤でなので、その扱いには細心の注意が必要です。使用時は、口唇、皮膚などに付着させないように、アングルワイダーやオプトラゲート(Ivoclar Vivadent社製)でガードしてください。万一付着した場合は、オキシドールを浸した脱脂綿でふき取り水洗します。衣類に付着した場合も速やかに水洗します。歯肉縁への多少の付着は通常の使用時間であれば問題ありませんが、ブラッシングやポリッシング操作で傷ついた歯肉への付着は避けるようにします。使用時は、直前に十分にボトルを振ってから採取し、少数歯ずつ処理を行ってください。作用時間は汚染物質の状況により判断しますが、手用器具で可能なかぎり堆積した有機質を除去したうえで、1分を目安に塗布します。バイオフィルムやステインは、ワンタフトブラシなどで塗布したうえで刷掃しながら反応させると落ちやすくなります。軽度のステインであれば30秒程度でも除去可能でしょう。なお、ADゲルの使用期限は製造から1年と短期間であることから、できるかぎり新しいものを使用し、採取後は直ちにキャップをしないと効力が低下するため注意が必要です。

> 関連ページ
> 第3部　Chapter 3　74ページ
> 第3部　Chapter 6　95ページ

Q 高濃度フッ化物はナノケアに使用可能ですか？

A 使用する場合は、時期とタイミングを考慮する必要があります

9000ppm以上の高濃度フッ化ナトリウムは極めて反応性がよく、フッ素イオンが歯面の最表層に作用する傾向が強いため、短期間に頻回使用すると最表層だけが高度に再石灰化し、内部にミネラル不足の層が残存してしまう可能性が指摘されています。初期う蝕症例の再石灰化を期待するならば、ナノケア開始期〜回復期の段階では低濃度フッ化物を使用して脱灰病変深部の結晶を十分に回復させ、最終段階として表面の硬度、耐酸性の向上を目的に高濃度フッ化物を使用するほうが望ましいでしょう(バーニッシュの使用法のように脱灰の進行を可及的に早く停止させることが求められる場合を除く)。高濃度フッ化物は、基本的には健全歯のう蝕予防に適すると考えています。

なおフッ化ナトリウムでは、フッ化カルシウム様物質が生成されることがよく知られています。ナノケアで作用させたハイドロキシアパタイトやCPP-ACPなどのリン酸カルシウム製剤がフッ素イオンとともにフッ化カルシウムの生成に消費されてしまうと、双方がロスする可能性があります。余剰なペーストが口腔内に残留しない状態にしてから、フッ化物の効果を与えるようにしましょう。

> 関連ページ
> 第3部　Chapter 2　66ページ
> 第3部　Chapter 3　80ページ

Q ナノケアの実施間隔やセルフケアの処方のしかたについて教えてください
A 実施間隔は、歯面の変化を観察しながらセルフケアの達成度に応じて調整します

　ナノケアは、プロケアとセルフケアのバランスが大切であるため、歯面のコンディションや難易度に応じて実施間隔を調整します。基本的には、開始期には間隔を短く設定（1～2週毎）し、施術箇所の変化を注意深く観察します。たとえば初期う蝕であれば、デジタルカメラで撮影し、白濁の面積の減少をモニタで拡大して判断したりします。またステインであれば、沈着が減少しているか、あるいは除去しやすさが向上しているかなどで判断します。

　改善傾向が認められたならば、セルフケア用品の処方を再検討しながら、改善した状態を維持できる範囲で徐々に間隔を長くしていきます。この回復期では通常1～3ヵ月間隔で必要箇所を判断してナノケアを継続します。

　メンテナンス症例では、細菌を指標にして位相差顕微鏡や細菌検査を手がかりに再評価を行うとよいでしょう。患者側の事情などで来院間隔を長くする場合は、ケアの目的を十分に理解していただき、セルフケアの充実を図ります。ケア用品は提案したものを必ず使用し、それ以外のものは使用を控えるように伝えてください。ケアの成果を受診者も術者も感じながら進めることが大切です。

関連ページ
第2部　Chapter 1　40ページ
第6部　Chapter 1　178ページ

Q RENAMEL® の作用方法とドラッグリテーナーの適応症について教えてください
A ハイドロキシアパタイト使用の目的を考えて選択します

　エナメル質の微少欠損や表層下脱灰部への積極的な充填、象牙質のエナメル質化には、ラバーカップを用いて適度なスピード（750～1000rpmを目安）と圧力で、20～30秒程度作用させます。またPMTCペーストの代わりにRENAMEL®を使用し、ソフトタイプのポリッシングブラシで研磨すると、機械的清掃効果とともに剝がれた細菌をナノ粒子ハイドロキシアパタイトがキャッチして除菌することができます。

　器具の到達が困難な部位はセルフケアでは清掃困難であることから、ドラッグリテーナーを併用して圧接することで、唾液を排除して作用させることが可能となり、効果を上げることができます。根分岐部や複雑な根面形態が露出した歯周治療後の除菌症例や根面う蝕予防、知覚過敏抑制などに有効です。

　また、ホワイトニング、ディボンディング後のケアとしてドラッグリテーナーをセルフケア・プロケア双方で使用することで、後戻り防止や表面粗さの改善が望めます。

　なお、ドラッグリテーナーにはフッ化物ジェルやMIペーストを入れて使用することもできます。

関連ページ
第3部　Chapter 3　68ページ
第4部　Chapter 3　128ページ
第6部　Chapter 3　186ページ

Q POs-Ca配合ガムはどのように活用したら効果的でしょうか？
A POs-Caは食品ですが、ケア剤と位置づけて「カルシウム供給源」として処方します

　数あるキシリトールガムのなかで「POs-Ca」（江崎グリコ）、「poscam」（モリタ）などのPOs-Ca配合ガムの最大の特徴は、摂取することにより唾液中に不足しがちなカルシウム成分をイオンとして供給することができる点にあります。再石灰化はフッ素イオンだけでは進行せず、カルシウムイオンやリン酸イオンなどのミネラルが不可欠であることから、ナノケアの最終ステップとしてチェアサイドで摂取してもらい、カルシウムイオンを豊富に含んだ唾液を浸透させることがもっとも効果的な使用法となります。また、セルフケア用品の一部として1日に3～4回、1回あたり2粒20分を目安に継続することを薦めます。POs-Caは摂取直後にプラーク内pHを中性域に回復させる特徴があるため、食直後に噛むことで脱灰域から早く抜け出すことができます。すなわち、脱灰が進行し始めて結晶が溶け出している時間帯にブラッシングを行うよりも、まず脱灰を停止させて中性域に安定してからブラッシングを行うとよいでしょう。POs-Caは継続することで非水溶性グルカンの生成量が減少することも確認されており、セルフケアとしてもタイミングをおさえて摂取すると効果的でしょう。

関連ページ
第3部　Chapter 3　77ページ
第4部　Chapter 2　127ページ

Supplement 2

索引＆逆引き索引

索引

あ
- アジスロマイシン 180
- アルミ板 42、52
- アルミホイル 41

い
- 位相差顕微鏡 15、46、178
- 院内処方 43
- インプラント 147

え
- エナメル質 20、68
- ──化 120、122
- エナメル小柱 63

お
- オプチクリーン 92
- オプトラゲート 95
- 音波歯ブラシ 164、167

か
- 回転式ブラシ 165
- 化学的清掃 74
- カルシウムイオン 68、77、128
- カンジダ菌 185
- 感染 179

き
- 機械的清掃 74
- 義歯 37、167
- 基準試料面 58
- 吸着効果 183、185

く
- グリシン 32
- グレーズ層 33、157
- クロルヘキシジン 181

け
- ケア剤 43
- 血漿抗体価検査 178
- 結晶サイズ 67、121
- 原虫 181
- 研磨材 46
- 研磨面 50、55
- 研磨力 40

こ
- 咬合力負担 179
- 口呼吸 88
- 光沢度 169
- 高濃度フッ化物 66
- コンポジットレジン 158
- 根面う蝕 28
- ──予防 131

さ
- 細菌叢 178
- 再結晶化 78
- 再研磨 173、174
- サイズ 16
- 再石灰化 66、67、77
- ──促進 68、128

し
- シートポジショナー 179、181
- 歯周内科治療 180
- 歯周病関連細菌数検査 178
- ジスロマック 180
- 実体顕微鏡 15、24
- 歯磨剤 40、43
- ──選択 168
- 歯面修復 62
- 初期脱灰病変 83
- 除菌 183、186
- 振動エアスケーラー 165

す
- ステイン 90
- ──沈着抑制 130
- ステインバスター 92

せ
- 清掃力 43
- セラミックス 33、156
- セルフケア 40
- ──処方 112、140、192

そ
- 象牙細管 120、122
- 象牙質 28、122
- 走査型電子顕微鏡 15
- 走査型プローブ顕微鏡 15
- 叢生 97、98
- ソニックブラシ 165

た
- タール 91
- 唾液緩衝能 127
- 脱灰 77
- 炭酸水素ナトリウム 32

ち
- 知覚過敏（症） 30、127、136
- チタン 147、150

て
- 低濃度フッ化物 66
- ──ジェル 68、128
- ディボンディング 102
- デンタルフロス 73

と
- ドラッグリテーナー 68、128、134、183、186
- トリコモナス 181

な
- ナノ 17
- ナノケア 62、68、128

ぬ
- ヌープ硬さ 107、108、121

は
- バイオフィルム 20、160
- ──付着抑制 131
- ハイブリッドセラミックス 35、158、169
- 白濁 66、83
- 発症 179
- 歯ブラシ摩耗試験 169

ひ
- 非水溶性グルカン 78
- 表層化脱灰 66
- 表面粗さ 16、160
- 表面性状 160

ふ
- フィラー 35
- 腐食 151
- フッ化カルシウム 80
- フッ化物 150
- 部分床義歯 37、163
- ブラキシズム 84
- プラスチックキュレット 71、148
- プロケア 40
- 噴射式歯面清掃器 32、152

へ
- 平均表面粗さ 17
- 萌出期 86、88

ほ
- 補綴物 31、146
- ポリフェノール 95
- ホワイトニング 107

ま
- マイクロファイバーフロス 71、167

み
- ミネラル 66

め
- メタル 31、152
- メンテナンス 178

ゆ
- 有機質溶解剤 70

よ
- 幼若永久歯 89

り
- 臨界pH 120
- リン酸イオン 77

リン酸カルシウム製剤 75、80

る
- ルシェロフロス 71

れ
- レジン 35、158

ろ
- 露出根面 120、128

A
- A.a.菌 185
- ADゲル 68、74、128

C
- CMR観察 85
- CPP-ACP 75

D
- DEMECAL® 179

I
- IPMP 181

M
- MIペースト 49、75

N
- nanoHAP 183

P
- P.g.菌 178、185
- PCTC 70
- Personalized Professional Care 12
- P-Max 149
- PMTCペースト 46
- POs-Ca 127
- ──配合ガム 68、128

R
- Ra 16
- RDA 16、51
- RENAMEL® 49、75
- Rz 16

S
- SEM 15
- ──観察 124、126、161
- SPM 15
- ──観察 22、64、125、153
- SUSブラシ 165

T
- T.d.菌 178

数字
- 10％次亜塩素酸ナトリウム 68、74、128

逆引き索引

ADゲルの使用法を知りたい ······ 74

ガムを再石灰化に有効活用したい ······ 77、127

根面う蝕を予防したい・進行を停止したい ······ 131、132、134

歯周病原細菌検査や血漿抗体価検査を導入したい ······ 178、179

除菌するケアをプロケアやセルフケアにプラスしたい ······ 183、185、186

ステイン沈着を落としたい・ステイン沈着を抑制したい ······ 90、130

セルフケア用品の院内処方をしたい・適切なものを選択したい ······ 43、44、54、55

知覚過敏を抑えたい・予防したい ······ 107、136、138、139

ディボンディング後のエナメル質のケアをしたい ······ 102、105、106

ドラッグリテーナーの使用法について知りたい ······ 134、186

ナノケアの基本手技を知りたい ······ 68、128

白濁（初期う蝕による）を再石灰化により回復したい ······ 83、84、86、88

PMTCペーストや歯磨剤の研磨力を確かめたい ······ 41、46、50

補綴材料にやさしいプロケアを行いたい ······ 164

補綴材料別のプロケアの注意点を知りたい ······ 147、152、156、158

ホワイトニング後のエナメル質のケアをしたい ······ 107、109、111

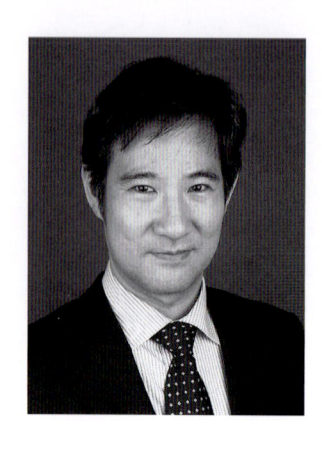

【著者紹介】

加藤正治 （かとうしょうじ） 高輪歯科　院長　歯学博士

1964年	長野県生まれ
1990年	東北大学歯学部卒業
	東京都新宿区にて勤務　柏田聰明先生（東京医科歯科大学臨床教授）に師事（～98年）
	歯科理工学を専攻しながら歯を守るためのコンセプトを学ぶ
	柏田グループにて AD ゲルの開発、耐酸性向上および歯質強化に関する研究などに参加
1998年	東京都港区にて高輪歯科（診療部門）を開設
	ハイドロキシアパタイトによる歯のケアに関する臨床研究を開始
2006年	東京医科歯科大学歯学術講演会にて「ケア型チーム医療」および「セルフケア処方」を提唱
	日本歯科保存学会にて「有機質溶解剤を応用したハイドロキシアパタイトによる歯面修復に関する研究」について発表
2007年	日本歯科保存学会にて「露出した象牙質表層のエナメル質化に関する研究」について発表
2010年	デンタルサイエンススタジオ（研究部門）を併設
2013年	日本歯科保存学会にて「フッ化物配合ジェルによるリン酸カルシウム系知覚過敏抑制材の耐酸性向上に関する研究」について発表
2014年	日本歯科保存学会にて「低濃度フッ化物の作用方法がリン酸カルシウム系知覚過敏抑制材の耐酸性に及ぼす影響」について発表
2015年	日本経済新聞社主催「健康セミナー 21 スペシャル」において一般市民向けにミネラル補給に関連するテーマで講演（～16年）
	モスクワ World Dental EXPO および国立モスクワ第一医科大学などでナノハイドロキシアパタイトの臨床について講演

【おもな所属学会】

日本接着歯学会　認定医、代議員
日本歯科理工学会　Dental Materials Senior Adviser 2 部門認定（予防歯科器材、歯科接着器材）
日本歯科保存学会
日本歯周病学会
日本口腔衛生学会
日本矯正歯科学会
日本口腔検査学会
　　　　　　　　　　ほか

QUINTESSENCE PUBLISHING 日本

エナメル質・象牙質・補綴物のプロフェッショナルケア
歯面研磨から歯面修復へのパラダイムシフト

2010年 8月10日　第1版第1刷発行
2017年 4月15日　第1版第4刷発行

著　　者　加藤正治（かとうしょうじ）

発 行 人　北峯康充

発 行 所　クインテッセンス出版株式会社
　　　　　東京都文京区本郷 3 丁目 2 番 6 号　〒113-0033
　　　　　クイントハウスビル　電話(03)5842-2270(代表)
　　　　　　　　　　　　　　　(03)5842-2272(営業部)
　　　　　　　　　　　　　　　(03)5842-2279(書籍編集部)
　　　　　web page address　http://www.quint-j.co.jp/

印刷・製本　サン美術印刷株式会社

©2010　クインテッセンス出版株式会社　　　　　禁無断転載・複写
Printed in Japan　　　　　　　　　　　　落丁本・乱丁本はお取り替えします
ISBN978-4-7812-0146-7　C3047　　　　　定価はカバーに表示してあります